持续改进之路
——医院运用 PDCA 持续改进案例集

主　审　陈晓红　王吉善

主　编　赵　娜　张艳丽

编　委　（按姓氏笔画排序）

马　丽　　王春辉　　王雅丛　　田　可　　朱　东　　乔艳玲　　刘荣军

孙　琰　　李自力　　李秀娥　　李彤娟　　李俊杰　　沈曙铭　　张　伟

陈　兵　　陈　晶　　邵亚军　　范　磊　　范宝林　　郑　钢　　郑利光

树怀友　　段虎军　　俞宏军　　施祖东　　晁永宏　　钱　勇　　倪冬梅

葛　军　　智利彩　　薛　苏　　魏海英

科学技术文献出版社
SCIENTIFIC AND TECHNICAL DOCUMENTATION PRESS

·北京·

图书在版编目（CIP）数据

持续改进之路：医院运用PDCA持续改进案例集 / 赵娜，张艳丽主编. —北京：科学技术文献出版社，2021.9

ISBN 978-7-5189-7406-1

Ⅰ.①持… Ⅱ.①赵… ②张… Ⅲ.①医院—现代化管理—案例—汇编—中国 Ⅳ.① R197.32

中国版本图书馆 CIP 数据核字（2020）第 246285 号

持续改进之路——医院运用PDCA持续改进案例集

策划编辑：胡 丹	责任编辑：胡 丹 责任校对：文 浩 责任出版：张志平

出 版 者 科学技术文献出版社

地 址 北京市复兴路15号 邮编 100038

编 务 部 （010）58882938，58882087（传真）

发 行 部 （010）58882868，58882870（传真）

邮 购 部 （010）58882873

官 方 网 址 www.stdp.com.cn

发 行 者 科学技术文献出版社发行 全国各地新华书店经销

印 刷 者 北京地大彩印有限公司

版 次 2021 年 9 月第 1 版 2021 年 9 月第 1 次印刷

开 本 787×1092 1/16

字 数 364千

印 张 18.75 彩插10面

书 号 ISBN 978-7-5189-7406-1

定 价 118.00元

国家卫生健康委医院管理研究所编写领导小组

组　长　叶全富

副组长　张旭东　王　凯

组　员（按姓氏笔画排序）

王文举　王吉善　辛利平　张艳丽　陈晓红　林方才

金群华　周永胜　赵　娜　郭　清　郭传瑛

参与编写单位

国家卫生健康委医院管理研究所

北京大学口腔医院

宁夏医科大学总医院

北京电力医院

石家庄市妇产医院

序

　　医疗卫生服务需求是人类的基本需求之一，具有明显的刚性消费特征。近年来，随着我国国民经济的发展和人们生活水平的提高，人们的健康意识不断增强，医疗服务需求持续释放。与此同时，随着国家医疗卫生政策的稳步推进和政府投入的不断加大，我国医疗卫生资源总量稳步增长，医疗卫生及健康行业正迎来前所未有的发展机遇，在保持蓬勃发展的良好态势的同时，也面临着诸多挑战。如何贯彻落实党的卫生和健康工作方针，健全现代医院管理制度，提高医疗质量，为广大群众提供安全、有效、方便的医疗服务已成为每家医院面临的新课题。

　　国内外医院管理实践经验表明，科学有效的管理工具和管理思想是提高医疗质量管理水平的重要工具。质量环（PDCA 循环）作为医疗质量管理的有力抓手之一，已经被国内外实践证明科学有效。PDCA 既是基于科学认识论形成的一种管理理论，也是一种解决问题的科学方法，其方法学本质正是"以问题为导向"。具体到医疗卫生及健康行业，"问题"既是医患的"槽点"、医院的"痛点"，也是创新的"起点"、改革的"着力点"。"以问题为导向"就是通过不断发现问题、研究问题、解决问题，如此循环往复，进而实现持续改进、不断完善。

　　当前，新冠肺炎疫情在全球蔓延，全球公共卫生形势不容乐观，同时，我国也面临多重疾病负担并存、多重健康影响因素交织的复杂局面，健康越来越成为人民群众关心的重大民生福祉问题。加快提高卫生健康供给质量和服务水平，是适应我国社会主要矛盾变化、满足人民美好生活需要的要求，也是实现经济社会更高质量、更有效率、更加公平、更可持续、更为安全发展的基础。医院作为卫生健康供给的主力军之一，其管理者们应该强化问题意识、坚持问题导向，成为运用"问题论"的高手和大师，在日常管理中运用管理工具敏锐地发现问题、科学地分析问题及妥善地解决问题，使以"问题为导向"成为健全现代医院管理制度的基础理念和根本方法之一，并能在实践中收到真切的成效。

为此，国家卫生健康委医院管理研究所编写并出版《持续改进之路——医院运用
PDCA 持续改进案例集》一书，也是落实《医疗质量管理办法》中医疗机构应当熟练运
用医疗质量管理工具开展医疗质量管理与自我评价的要求。书中精选了各地医院以问题
为导向，采用 PDCA 的管理理论与方法，改进各项工作的典型案例，集中展示了各地医
院运用 PDCA 持续改进、科学化管理的新思路、新经验、新成绩，涵盖了医院的医师、
护士、医技人员及行政后勤人员等不同专业科室群体，具有很强的参考意义和借鉴价值。
他山之石可以攻玉，我们希望更多的医院管理者能够细读书中的每个案例，借鉴 PDCA
的核心理念，从中精选几个尝试一下，或许能从已经司空见惯的日常行为和员工习惯中
发现值得改进的地方，这种发现和改进，可能正是从传统的经验管理走向现代的科学化
管理的新一轮进步的起点。

PDCA 理论具有易学易懂、科学有效的特点，可以因地制宜地解决医院日常管理中
面临的具体问题，更加适合我国经济社会发展不平衡、不充分的现实环境。相信随着
PDCA 理念的广泛传播，必将促进更多的医院加入"以问题为导向、以理论为支撑、以
实践为抓手"的医院管理持续改进中来，从而推动医院提升管理质量，使发展更加健康
有序，能更好地服务于群众健康。

本书编委会
2021 年 6 月

前　言

　　人民健康是社会文明进步的基础，也是广大人民群众的共同追求。近年，随着我国国民经济的发展和人们生活水平的提高，医疗卫生服务需求持续释放，我国的医疗市场也将逐步呈现出以公立医院为主体，其他多种所有制形式的医院并存的局面。同时在疫情防控"常态化"环境下，我国也面临多重疾病负担并存、多重健康影响因素交织的复杂状况。国内外的新形势、新情况都迫切要求医院在管理上更加科学、规范，提高运营效率、降低运营成本，进一步提高医院核心竞争力和服务能力。此外，相关部门规章也对医院评审提出了具体的要求，如《医疗机构管理实施细则》第七十三条规定"国家实行医疗机构评审制度，对医疗机构的基本标准、服务质量、技术水平、管理水平等进行综合评价"。《医疗质量管理办法》（以下简称《办法》）第四章第二十六条指出"医疗机构应当熟练运用医疗质量管理工具开展医疗质量管理与自我评价"。

　　工欲善其事，必先利其器。医院要开展医疗质量管理与自我评价，其具体使用的医疗质量管理工具应该是什么？在《办法》的第八章第四十七条明确指出"医疗质量管理工具：指为实现医疗质量管理目标和持续改进所采用的措施、方法和手段，如全面质量管理（TQC）、质量环（PDCA循环）、品管圈（QCC）、疾病诊断相关组（DRGs）绩效评价、单病种管理、临床路径管理等"。

　　党的十九届五中全会指出：坚持稳中求进工作总基调，以推动高质量发展为主题，以深化供给侧结构性改革为主线，以改革创新为根本动力，以满足人民日益增长的美好生活需要为根本目的。如何高质量管理医院、管理部门、管理学科，本书介绍了医院运用质量环（PDCA循环）解决日常管理问题、实现持续改进的实践案例，书中的很多案例用实践的经验给予了回答。本书共收集来自4家医院各临床、医技、行政职能部门的33个案例，涉及不同地域的医院，涵盖了专科医院、综合医院等多种医院类型。这些医院已将PDCA质量管理方法学懂吃透，结合本院医疗质量管理实际，通过一次次发现问题、分析问题、解决问题的PDCA循环，收到了明显的改进成效。这些PDCA案例覆盖了医院医疗管理、护理管理、药事管理、院感管理、行政后勤管理等医院管理的方方面面。

　　案例立意上秉承"授人以鱼不如授人以渔"的精神，旨在帮助读者由"以结果为导向"逐渐转变为"以问题为导向"，辅导医院学会运用PDCA的管理工具，发挥全院员工的能动性，共同管理医院，解决医院现有的具体问题，从而实现医院管理质量的持续改进，促进医院高质量发展。

案例内容选择和文本编排上力求通俗易懂、实用性强，能够接地气，保证案例方法可模仿、可复制，对各级各类医院学会运用质量管理工具、提高医院持续改进能力具有较高的参考价值和借鉴作用。

在这里，非常感谢所有的编者，感谢参与的医院及有关部门与科室领导给予的大力支持。也非常感谢读者对本书的认可与进一步的交流。我们相信，大家在学习交流中会不断更新观念、开阔思路、掌握工具，在医院与科室的科学管理实践中提升管理水平，在为患者的实践中改进质量，真正做到以患者为中心，在医疗卫生改革中创新方法，不断提升现代医院管理的水平与能力。

我们也期待在此过程中能有越来越多的典型案例涌现出来，让更多的医院学会以问题为导向，运用 PDCA 等科学的管理工具，做好补齐医院管理短板大文章。

本书在汇编过程中得到了多家医院管理者和评审专家的亲切指导，以及各地医院的热情参与支持，在此一并表示感谢。

由于时间仓促，视野局限，本书在汇编过程中难免有遗珠待采，对所录案例的编辑也必然存在一些疏漏偏差之处，敬请有关专家和广大读者批评指正，以便在今后的工作中持续改进。

目　录

第一章

持续改进之路概述及 PDCA 应用注意要点

第一节　持续改进之路概述

人类发展史已经证明推动社会经济发展的两个轮子，一个是现代科学技术，另一个是现代科学管理。通过科学管理进一步提质增效已经成为各行各业的普遍共识，也是政府管理部门关注的重点之一。

国家卫生健康委 2016 年发布了《医疗质量管理办法》，其中第四章医疗质量持续改进的第二十六条明确要求："医疗机构应当熟练运用医疗质量管理工具开展医疗质量管理与自我评价，根据卫生计生行政部门或者质控组织发布的质控指标和标准完善本机构医疗质量管理相关指标体系，及时收集相关信息，形成本机构医疗质量基础数据"。这一条要求包括了 5 个要点：一是熟练运用质量管理工具；二是要使用工具开展自我评价；三是在评价时要依据上级部门发布的质控指标；四是要根据上级部门发布的标准查看自己部门的情况；五是要查找国际、国内同行的资料数据，结合分析本单位的各种数据找出差距并改进完善。

常用的质量管理工具之一就是 PDCA 循环。这是一个基本的闭环管理程序，具有规范的标准化步骤，即"四阶段""八步骤"。"四阶段"分别是计划阶段（PLAN）、执行阶段（DO）、检验阶段（CHECK）、改进阶段（ACT），首字母缩写即 PDCA，这 4 个阶段循环往复、持续改进；"八步骤"主要包括寻找（Find）、组织（Organize）、澄清（Clarify）、理解（Understand）、选择（Select），实施（Do）、检查（Check）和改进（Act），首字母缩写即 FOCUS-PDCA。"八步骤"包含在"四阶段"里，是 4 个阶段的具体化。具体内容阐述可参考陈晓红、王吉善主编的《问题导向　易学"医"用——医院运用 PDCA 持续改进案例集》一书。

PDCA 脱胎于全面质量管理，其更加注重对过程与质量进行管控，是一种现代化、科学化、合理化的质量管理理论。从哲学的角度来讲，PDCA 的方法学本质与马克思主义哲学体系中的实践论高度契合：PDCA 是通过"发现问题—分析问题—解决问题—再发现问题—再分析问题—再解决问题"的循环来实现，而实践论作为马克思主义哲学体系中贯穿始终的精髓与要义，其核心内容是认识和实践可以相互辩证转化，具体表现为"实践—认识—再实践—再认识"的循环往复，螺旋上升，以至无穷。两者均是通过认识运动循环实现认识的飞跃。

我国抗击新型冠状病毒肺炎疫情的过程既有科学化应急管理的丰富内容，也隐含着"发现问题—分析问题—解决问题—再发现问题—再分析问题—再解决问题"的认知循环，其背后的哲学思路之一就是 PDCA 循环。

2020 年 1 月以来，新型冠状病毒持续全球肆虐，威胁全人类的生存与福祉，各行各业的生存发展也因此面临着新的困难与挑战，给人类社会持续改进发展之路带来新形势、新挑战、新问题。这就是发现问题的过程。

面对新形势、新挑战、新问题，国家基于对疫情的科学分析，提出了"坚定信心、同舟共济、科学防治、精准施策"的防控战略；采取了减少人员流动防止人传人、控制传染源、切断传播途径的科学措施，并通过建立方舱医院对感染者应收尽收、应检尽检、应治尽治、应隔尽隔；科学引导全国范围内 14 亿人口积极响应戴口罩、勤洗手、多通风、少聚集的号召。短短 2 个多月，疫情爆发流行的状况迅速得到控制，科学有效的疫情防控策略与措施达到预期效果。这就是分析问题和解决问题的过程。

"发现问题—分析问题—解决问题"的循环闪耀着实践论思想的光芒，也暗含了 PDCA 的科学管理过程。之后新疆、北京、南京、扬州等地疫情局部暴发与处置过程进一步验证了 PDCA 循环的科学性。

疫情防控过程中，PDCA 循环不仅体现在全国层面"一盘棋"的防控过程中，也体现在各行各业各部门的日常防控工作之中，呈现大环套小环、环环相扣的紧密模式。

全国层面的应对可以看作是一次大的 PDCA 循环，特别是由 32 个部委组成的国务院联防联控机制的建立，打破行政壁垒，强化顶层设计，周密组织实施，科学决策部署，围绕共同的目标，共同解决问题。以此类推，各地政府打破辖域界限，协同抗疫可以看作是中等的 PDCA 循环；各行各业各部门有机配合协同作战看作是小的 PDCA 循环。如此，在疫情防控中形成了大环套中环、中环套小环，一环扣一环，环环紧密衔接，环环互相联动，共同护佑人民健康的局面。

具体到医疗卫生系统，我们在疫情应对过程中的工作也暗含了 PDCA 循环。时任中央指导组医疗救治组成员、国家卫生健康委员会医政医管局监察专员焦雅辉说："从这次行动看到了一切就是要快，通知下达要快、组建队伍要快、到达要快、上手要快。"用"四个要快"总结了国家医疗队高效集结的特点，体现了"时间就是生命，我们在跟时间赛跑"。这相当于计划阶段（PLAN）。

国家卫生健康委员会在大年初一率先委派广州、上海委属委管医院抽调精兵强组建医疗队赶赴武汉，1 小时下达命令，24 小时到达武汉，与湖北武汉的医务人员汇合迅速投入了抗击新型冠状病毒的战斗。人员调动数量每天成百人上千，最多的一天达到了6000 人，短时间内从全国 19 个省（自治区、直辖市）集结了 4.2 万医务人员到湖北，一场围剿病毒的"阻击战"以湖北武汉市为中心打响，在全国各地也打响"保卫战"，在很短的时间有效控制了全国疫情蔓延。这相当于执行阶段（DO），各医院迅速有效的工作突显了执行力。

在抗击疫情的现场还有一支感控队伍，他们实际承担着监督检查指导的作用，用PDCA 的理论去解读这支队伍的工作，实际上是进行检查督导阶段（CHECK）的工作。感控队伍到达现场主要关注检查 4 个方面的情况：一是去发热门诊和病房，了解患者的预检、分诊、收治、交叉感染情况；二是了解医院医务人员的防护状态并进行现场培训，包括防护用品的储备情况，医护人员对防护方法的掌握情况；三是了解医院对于新型冠状病毒肺炎患者的收治能力；四是新型冠状病毒肺炎救治定点医院的建筑布局是否符合"三区两通道"的要求。在检查过程中及时总结经验、吸取教训，改进疫情防控机制。在疫情的防控管理方面起到规范要求和减少不必要损失的作用。

检查督导阶段（CHECK）工作的第二个特点是数据的跟踪、收集与及时的反馈报告。中国政府每日向世界卫生组织报告我国疫情数据的做法，为阻止疫情的进一步扩散起到了积极的效果。同时以多种方式，每日 24 小时反复向国内外播报疫情防控情况和进展，内容详尽，这些报告对于抗击疫情起到了重要的指导作用，有助于明确工作重点，及时调整人力布局，工作有目标、有重点、有方向。

2020 年武汉解封标志着我国控制新型冠状病毒肺炎疫情取得了阶段性的胜利，相当于改进处理阶段（ACT），来之不易的抗疫胜利有许多值得总结的经验，这些经验作为宝贵的财富，可为常态化疫情防控提供技术支撑。除此之外，此阶段还产生了一批新的管理与技术规范，如《新型冠状病毒感染的肺炎诊疗方案》《新型冠状病毒肺炎重型、危重型病例诊疗方案》《医疗机构内新型冠状病毒感染预防与控制技术指南（第一版）》《新型冠状病毒感染的肺炎防控中常见医用防护用品使用范围指引（试行）》《新冠肺炎疫情社区防控与服务工作精准化精细化指导方案》《静脉血液标本采集指南》《临床体液检验技术要求》《新冠肺炎出院患者健康管理方案（试行）》《关于进一步推进分区分级恢复正常医疗服务工作的通知》等。目前，疫情进入常态化防控阶段，PDCA 又开启了新一轮的循环。

新冠疫情也是对公立医院贯彻落实《建立现代医院管理制度的指导意见》的一次演练和考验。2017 年 7 月国务院办公厅印发的《关于建立现代医院管理制度的指导意见》（国办发〔2017〕67 号）明确提出："……形成维护公益性、调动积极性、保障可持续的公立医院运行新机制和决策、执行、监督相互协调、相互制衡、相互促进的治理机制……推动各级各类医院管理规范化、精细化、科学化，基本建立权责清晰、管理科学、治理完善、运行高效、监督有力的现代医院管理制度"。我国公立医院的公益性在抗击新型冠状病毒肺炎的"战疫"过程中得到了充分的体现，广大医务人员不怕牺牲舍身忘我的精神，以及主动请缨参与工作的热情也展现得淋漓尽致。

这次抗击新型冠状病毒肺炎疫情工作可以看作是一次贯彻落实《建立现代医院管理制度的指导意见》的演练，也是推进医疗卫生系统规范化、精细化、科学化进程的演练。但是此次疫情防控过程中，也发现了医院管理过程中的若干短板弱项，如何科学运用现代科学技术与管理工具，不断总结经验教训、不断完善医院管理体系、不断优化资源配置，成为每一个医院管理者需要思考和回答的问题，勿忘持续改进永远在路上。

第二节　PDCA 应用注意要点

当前，全球已进入"质量时代"，质量强国已成为我国的国家战略。质量管理的着眼点已从质量检验、质量控制发展为全面质量管理。

质量管理工具已经成为质量改进活动的重要手段。随着《医疗质量管理方法》的发布和实施，质量管理方法和工具在医院的应用渐渐普及。其中 PDCA 是世界最著名的质量管理理论与方法，已经越来越多地被应用到质量改进活动中，取得了很好的效果。但是，如何让医务人员在繁忙的工作中恰当合理地应用工具和方法、乐于接受并能积极推广应用、提高工作效能、形成质量改进的积极氛围成为了亟须推广学习的任务。相关书籍对常用工具已有详细介绍，本书重点总结 PDCA 过程中各阶段应用的注意要点及常用图表的制作注意要素，以供借鉴。

一、PDCA 各阶段注意要点

PDCA 各阶段注意要点见表 1-2-1。

表 1-2-1　PDCA 各阶段注意要点

序号	步骤	注意要点
1	选题确定	（1）提出的问题背景叙述明确。 （2）选题理由充分，结合国家政策需求、行业要求、工作需要等。 （3）改进依据及现状数据充分，通过分析明确问题的状态。 （4）现状为制定目标提供依据。 （5）改进目标明确，并有量化的目标值。
2	原因分析	（1）针对问题的症结分析原因，因果关系明确清楚。 （2）原因要分析透彻，一直分析到可直接采取对策。 （3）对所有末端因素都进行要因确认（用数据事实客观地证明）。
3	对策实施	（1）针对所确定的主要原因，逐条制定对策。 （2）对策应按"5W1H"的原则制定，每条对策在实施后都有效果评估。 （3）对策拟定具体可行，方法准确。 （4）按对策表逐条实施，实施后的结果有总结。
4	效果评估	（1）取得的效果与原状比较，确认改进的有效性。 （2）取得的效果与目标比较，确认是否已达到。 （3）以上都用数据说话，用柱状图表示。
5	标准化	（1）改进后的有效方法和措施纳入有关标准，并按新标准实施。 （2）改进后的效果能维持、巩固在良好的水平。 （3）进入下一个循环。

二、常用图表制作注意要素

1. 图表的要素缺一不可，如标题、图例（单一的普通条形图不需图例）、坐标轴（标题、单位）等；

2. 图表的制作要有依据，一定要有数据的支持，如柏拉图的绘制是通过调查表的数据分析；

3. 充分理解各种图表的用途、用法，如柱状图和柏拉图的区别；

4. 掌握各种图表之间的关系，如鱼骨图应先充分分析原因，根据鱼骨图设计调查表，制作柏拉图，找出主要亟待解决问题，应用柱状图对改进前后进行对比。

PDCA 循环是使任何一项活动有效进行的合乎逻辑的工作程序。掌握 PDCA 常用工具应用注意要素和图表制作注意要素，用数据说话，使质量管理工具在日常工作中更加便利、有效和可行，使医院质量管理向着规范化、标准化、科学化迈进，不仅是新时期医院质量管理的要求，也是建设现代医院管理制度的特征。

第二章
北京大学口腔医院案例

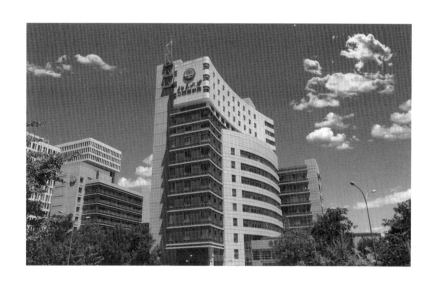

第一节　北京大学口腔医院简介

　　北京大学口腔医院始建于 1941 年，是集医疗、教学、科研、预防、保健为一体全面发展的大型口腔医院、口腔医学院和口腔医学研究机构。

　　作为国家卫生健康委委管三级甲等口腔专科医院，医院口腔专科医疗服务规模世界领先。现有诊疗椅位 664 台，开放病床 171 张，临床科室 15 个，医技科室 8 个，下属分支医疗机构 5 个，职工 2600 余人。2019 年门急诊服务群众 176.02 万人次，年收治住院患者 7796 人。首批次获得了口腔类别全部 8 项"国家临床重点专科"建设项目。是2008 年夏季奥林匹克运动会及夏季残疾人奥林匹克运动会、2022 年冬季奥林匹克运动会及冬季残疾人奥林匹克运动会定点医院。

医院拥有全国仅有的 2 个口腔医学（一级学科）国家重点学科之一，成为首批由教育部批准招收口腔医学八年制本硕博连读生的单位，是国务院学位委员会口腔医学学科评议组第一召集人单位、全国口腔医学专业学位教学指导委员会主任委员单位。口腔医学学科入选"双一流"建设学科和国家级一流本科专业建设点，是国家首批口腔科住院医师规培基地，是北京市高等学校实验教学示范中心和中国医师人文医学职业技能培训基地。

医院在全国第四轮学科评估（2017 年）、全国首次专业学位水平评估（2018 年）中均荣列"A+"；自"牙医学"学科列入 QS 世界大学学科排名以来，已连续 6 年居中国内地第 1 名，全球排名（2015—2020 年）依次为：并列第 17、第 16、第 13、并列第 15、第 23、第 20 位；复旦版"中国医院专科排行榜"中连续 10 年位列口腔专科第 1 名；北大版"中国最佳临床学科评估排行榜"口腔综合榜单第 1 名。

医院有"长江学者"特聘教授和讲座教授、"千人计划"人才、"万人计划"人才、国家杰出青年基金获得者、973 计划首席科学家和国家重点研发计划首席科学家等 29 名国家级人才和教学团队；在培养的毕业生中，目前已有中国科学院院士 1 名、中国工程院院士 1 名（外籍院士）、美国医学科学院院士 2 名、国家一级学会会长 / 副会长 10 名等一批学术造诣高、国内著名、国际知名的学术带头人。

医院拥有多个国家级平台或基地：国家口腔疾病临床医学研究中心、医学领域首个国家工程实验室——口腔数字化医疗技术和材料国家工程实验室、口腔医学国家级国际联合研究中心、国家口腔医学质控中心、国家（口腔）医疗器械质量监督检验中心、国家医学考试中心医师资格考试实践技能考试和考官培训基地（口腔类别）、全国科普教育基地，还拥有国家卫生健康委计算机工程技术研究中心、国家药品监督管理局口腔生物材料重点实验室、口腔数字医学北京市重点实验室、北京市国际科技合作基地等多个省部级科技研发平台。

医院多年来广泛开展口腔健康教育、社区健康促进等工作。1981 年被世界卫生组织批准为"WHO 预防牙医学科科研与培训合作中心"。参与组织领导了 20 多年"全国爱牙日"活动，主持完成了前 3 次全国口腔健康流行病学调查；第四次全国口腔健康流行病学调查由中华口腔医学会主持，北大口腔专家作为主力（12 人专家组中 7 人）参与全过程。先后获得国家级和北京市科普基地称号，即全国科普教育基地（2015—2019 年）、北京市科普基地（2014—2016 年及 2017—2019 年）。

医院作为中华口腔医学会、中国牙病防治基金会、国家口腔医学质控中心、中国医师协会口腔医师分会等全国性口腔行业组织的支撑单位和会长 / 理事长 / 主任单位，始终致力于我国口腔医学学科发展、医师队伍培养和成长、全民口腔健康水平提升，并通过对口帮扶、建立联盟等形式，辐射带动全国口腔医学发展。还充分发挥技术支撑作用，受国家卫生行政部门委托牵头一系列业内管理规范和标准的制修订工作，并为国家相关政策、规划的制定提供专家意见。

北大口腔积极服务国家战略，勇担使命，响应援疆援藏、京津冀协同发展、京蒙对口支援等号召，依托学科优势，发起"口腔医学数字技术研究与应用联盟平台"，与54家院校签订对口帮扶协议，与48家医疗机构签署远程医疗协议，成立囊括海淀区49家口腔服务机构的口腔专科医联体。

作为国内口腔医学对外交流的重要窗口，与海外49所口腔医学院校签署了学术合作谅解备忘录；先后建立4个国际专科医师、国际学者培训基地，即世界卫生组织预防牙医学科研与培训合作中心（WHOCC）、国际口腔颌面外科医师协会肿瘤与修复重建培训中心（IAOMS）、国际内固定学会颅颌面分会培训中心（AOCMF）、国际口腔种植学会北京奖学金中心（ITI Scholarship Center–Beijing），培训海外青年学者数十人；每年接待大量外宾，多次举办大型国际和地区性学术会议，已成为国内外学术交流的重要平台。

70多年来，北京大学口腔医学院以"厚德尚学、精医济世"的院训精神作为核心文化理念，形成了极具特色的医院文化，并激励着一代代北大口腔人为了早日实现"建设世界一流口腔医学院"的目标而不断开拓进取、追求卓越。

第二节　北京大学口腔医院 PDCA 制度

一、北京大学口腔医院医疗质量与安全持续改进管理制度（图 2-2-1）

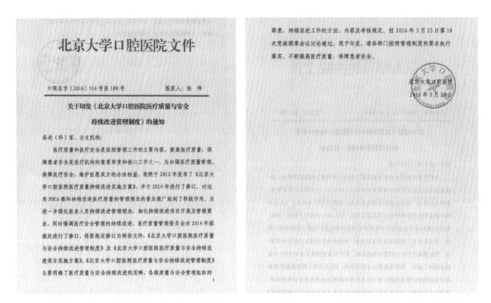

图 2-2-1　关于印发《北京大学口腔医院医疗质量与安全持续改进管理制度》的通知

北京大学口腔医院医疗质量与安全持续改进管理制度

为保障医疗安全，防范医疗风险，持续改进医疗质量，不断提高医疗质量与安全管理水平，形成全员参与医疗质量与安全管理的文化氛围，特制定本制度。

第一条　本制度所称医疗质量与安全持续改进，是指按照有关法律、法规和管理规范的要求，遵循医疗质量与安全管理的规律，运用现代科学管理的理念、方法和工具，对医疗行为的要素、过程和结果进行管理、控制与追踪分析，以实现医疗质量与安全管理系统持续改进的活动过程。

第二条　医院质量和安全管理委员会负责全院性的医疗质量与安全持续改进管理的总体规划、方案完善，听取各项质量与安全管理活动的汇报，指定部门负责专项管理方案的执行落实并进行监管。

第三条　各医政管理委员会在主管院长的领导下开展医疗质量与安全持续改进工

作。负责制订年度持续改进工作计划，开展专项问题研讨、效果督查和效果评价，不断推进各专项持续改进工作进展。

第四条 各科室质量与安全管理小组指定专人负责本科室的质量与安全持续改进工作，把质量与安全的持续改进纳入科室的年度工作计划，定期开展专项工作研讨和效果分析评价，不断推进本科室质量与安全管理水平的提升。

第五条 医疗质量与安全持续改进应遵循 PDCA 循环质量管理的理念和方法，其中 PDCA 循环包括四个阶段：P（Plan）表示计划；D（Do）表示实施；C（Check）表示检查；A（Action）表示总结、再优化。

第六条 医疗质量与安全持续改进中应当注重科学管理工具和方法的使用。注意收集、汇总、分析相关数据，以数据评价持续改进的效果。

鼓励科室以品管圈（Quality Control Circle，QCC）、质量持续改进小组（Continuous Quality Improvement，CQI）、六西格玛等方式开展质量与安全持续改进活动。医院对质量与安全持续改进活动形式有专门要求的，根据专门要求的规定开展。

第七条 存在下列情形的，科室应当开展医疗质量与安全持续改进工作：

（一）与医疗质量与安全管理有关的新的法律法规、管理规范颁布实施，或原有内容有修订，需要科室进行针对性改进的；

（二）本科室发生了重大差错、缺陷，科室务必对相关防范措施和应急预案进行针对性改进的；

（三）涉及医疗质量与安全管理具体的管理措施、流程和考核要求发生了变化的；

（四）在医疗质量和安全检查中发现存在的问题，提出改进建议、意见和整改要求的；

（五）科室在管理过程中，其他需要进行医疗质量与安全持续改进的事项。

第八条 各科室医疗质量与安全持续改进工作开展情况纳入医疗绩效考核管理；对于相关督查中发现的问题，参照《北京大学口腔医院医疗质量评估办法与实施细则》实施奖惩，结果纳入科室年终考核和评优管理。

第九条 各医疗质量与安全管理部门在职责范围内开展科室医疗质量与安全持续改进工作的督查和效果评价工作，接受各医政管理委员会的监督，不断推进该项工作的进展。

第十条 本制度自颁布之日起施行，《北京大学口腔医院医疗质量持续改进实施方案（修订）》（口院总字〔2014〕422 号医务处 162 号）同时废止。

二、北京大学口腔医院医疗质量与安全持续改进项目实施方案（图 2-2-2）

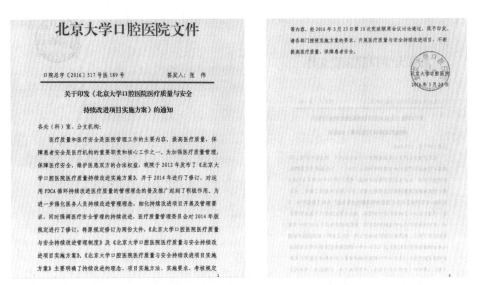

图 2-2-2　关于印发《北京大学口腔医院医疗质量与安全持续改进项目实施方案》的通知

北京大学口腔医院医疗质量与安全持续改进项目实施方案

为保障医疗安全，防范医疗风险，持续改进医疗质量，根据我院医疗质量与安全持续改进管理制度的相关要求，特制定本实施方案。

一、医疗质量与安全持续改进项目的理念和方法

医疗质量与安全持续改进项目，指为了不断推进医疗质量与安全管理的能力和水平，按照 PDCA 循环管理的理念和方法，运用科学的管理工具和方法，开展的医疗质量与安全持续改进的具体活动。

在开展医疗质量与安全持续改进项目中，通常可以采用的科学管理工具包括甘特图、检查表（Data Collection Form）、鱼骨图 / 因果图（Cause-Effect Diagram）、分层法（Stratification）、排列图（Pareto Chart）、控制图（Control Chart）、散布图（Scatter Diagram）、直方图（Histogram）等，以上管理工具的采用有助于明确项目开展的计划和分工，收集与管理相关的数据，帮助分析并直观展示所面临的问题和取得的效果。

二、医疗质量与安全持续改进项目实施方法

（一）采用 PDCA 循环开展医疗质量与安全持续改进的步骤和方法（表 1）

表 1　采用 PDCA 循环开展医疗质量与安全持续改进的步骤和方法

阶段	步骤	主要方法
P	1. 分析现状，找出问题	检查表、排列图、控制图、直方图
	2. 分析各种影响因素或原因	因果图
	3. 找出主要影响因素	检查表、排列图、相关图
	4. 针对主要原因，制订措施计划	回答"5W1H"，列甘特图
		为什么制定该措施（Why）？
		达到什么目标（What）？
		在何处执行（Where）？
		由谁负责完成（Who）？
		什么时间完成（When）？
		如何完成（How）？
D	5. 执行、实施计划	
C	6. 检查计划执行结果	排列图、控制图、直方图
A	7. 总结成功经验，制定相应标准	制定或者修订有关规章制度、流程等
	8. 把未解决或新出现的问题转入下一个 PDCA 循环	

（二）医疗质量与安全持续改进项目主题选定

各科室需结合医院和本科室工作重点、工作计划、亟待解决的问题等具体情况，合理确立具体项目，主要应从以下几个方面入手：

1. 与医疗质量与安全管理有关的新的法律、法规和管理规范、常规颁布实施，或者原有内容有修订，需要科室进行针对性改进的。

2. 本科室发生了重大差错、缺陷，科室务必对相关防范措施和应急预案进行针对性改进的。

3. 医院组织的各项质量检查中发现反馈的问题、提出的改进意见、建议和整改要求：如总院 / 分支机构医疗质量检查，模型质量检查、病历书写质量检查等专项检查，药事工作检查、护理质量检查、医院感染工作检查等。

4. 依据《三级口腔医院评审标准（2011 年版）》中的要求，结合我院实际情况确定医疗质量与安全持续改进内容。（可参考的改进项目详见表 2）

表 2　医疗质量与安全持续改进内容参照表

序号	医疗质量与安全持续改进内容（项目）	实施科室
1	急救技能及流程演练与改进	全院各临床、医技科室，各分支机构，医务处、护理部等职能部门
2	妥善处理医疗安全（不良）事件评价分析与改进★	全院各临床、医技科室，各分支机构，医务处、护理部、医院感染管理科等职能部门
3	住院时间超 30 天患者评价分析与改进★	各病区，医务处、护理部、医院感染管理科等职能部门
4	非计划再次手术患者评价分析与改进★	各病区，医务处、护理部、医院感染管理科等职能部门
5	医疗质量与安全指标分析与改进	全院各临床、医技科室，各分支机构，医务处、护理部、医院感染管理科等职能部门
6	医疗服务质量分析与改进	全院各临床、医技科室，各分支机构，医务处、护理部等职能部门
7	单病种质量分析与改进	全院各临床科室，各分支机构，医务处等职能部门
8	病历书写质量控制与改进	全院各临床科室，各分支机构，医务处等职能部门
9	手术安全核查与手术风险评估制度执行情况分析与改进★	各病区、麻醉科、手术室，医务处、护理部等职能部门
10	患者身份识别与查对制度的落实与改进★	全院各临床、医技科室，各分支机构，医务处、护理部等职能部门
11	手术（麻醉）并发症患者评价分析与改进	各病区、手术室、复苏室、麻醉科，医务处、护理部等职能部门
12	临床用血质量管理评价分析与改进★	各病区、血库，医务处、护理部、医院感染管理科等职能部门
13	药物使用（抗菌药物、特殊管理药品）与管理评价分析与改进	全院各临床科室、药剂科，各分支机构，医务处、护理部、医院感染管理科等职能部门
14	医院感染控制评价分析与改进	全院各临床、医技科室，各分支机构，医务处、护理部、医院感染管理科等职能部门
15	执行手卫生规范评价分析与改进★	全院各临床、医技科室，各分支机构，医务处、护理部、医院感染管理科等职能部门
16	"危急值"报告管理制度的落实与改进★	全院各临床、医技科室，各分支机构，医务处、护理部、医院感染管理科等职能部门

续表

序号	医疗质量与安全持续改进内容（项目）	实施科室
17	防范与减少患者跌倒、坠床等意外事件发生★	全院各临床、医技科室，各分支机构，医务处、护理部等职能部门
18	防范与减少患者压力性损伤发生★	各病区、复苏室，医务处、护理部等职能部门
19	医疗仪器设备使用安全与风险管理评价分析与改进	全院各临床、医技科室，各分支机构，医务处、护理部、医院感染管理科等职能部门
20	特殊诊疗质量管理评价分析与改进	全院各临床、医技科室，各分支机构，医务处、护理部、医院感染管理科等职能部门
21	各项制度与规范执行情况分析与改进	全院各临床、医技科室，各分支机构，医务处、护理部、医院感染管理科等职能部门

5. 上级卫生行政主管部门检查发现反馈的问题、提出的改进意见、建议和整改要求。

6. 各科室和职能部门在工作中面临的，其他可采用持续改进项目方式实施改进的工作管理事项。

三、医疗质量与安全持续改进项目实施要求

（一）开展医疗质量与安全持续改进项目是各科室质量与安全管理小组重点关注和常规开展的工作之一

1. 各科室质量与安全管理小组中应当有专人负责医疗质量与安全持续改进项目开展，制订年度持续改进项目工作计划，明确每个项目的负责人和实施进展。

2. 各科室在实施医疗质量与安全持续改进项目的过程中，要求至少使用 3 种上述质量管理工具（至少使用检查表、鱼骨图、甘特图；推荐使用排列图等工具）；质量与安全管理小组应当引导项目组使用科学的管理工具和方法。

3. 各科室每年度至少完成 4 个主题的持续改进项目，并于每年 1 月 15 日前将项目计划书以附件 1 的形式报送医务处医疗质量监控办公室；科主任每年至少应负责牵头完成 1 项持续改进项目。

4. 各科室于每年 12 月 25 日前以附件 2 的形式向医务处医疗质量监控办公室报送项目实施记录表，包括完成项目内容、过程记录，以及所取得的成果等。在项目记录中应展示最终取得效果在制度流程上的改进；对于能够通过数据展示发现的问题及取得的效果的，应提供相应数据。

（二）职能部门对各科室开展项目的监督管理

医务处医疗质量监控办公室定期汇总整理各科室提交的医疗质量与安全持续改进

项目相关资料，从主题选择、计划制订、质量管理工具的运用、实施效果以及效果的巩固和标准化等方面评价。对各科室医疗质量与安全持续改进工作开展情况进行抽查，结果向全院通报。

（三）医务处定期组织各医政管理委员会实施不同层面的专项或多项联合医疗质量督查，督查结果向全院通报。

（四）开展多种形式的医疗质量与安全持续改进项目经验交流和项目展示活动，提升科室项目开展的能力和水平，提高广大医务人员开展项目活动的兴趣和关注度。

四、医疗质量与安全持续改进工作绩效考核

（一）各科室医疗质量与安全持续改进工作完成情况纳入各科室绩效考核和评优管理。

（二）职能部门对各科室医疗质量与安全持续改进工作开展情况的抽查结果纳入各科室绩效考核和评优管理。

（三）医务处组织各医政管理委员会实施的各项检查参照《北京大学口腔医院医疗质量评估办法与实施细则》实施奖惩，同时纳入科室年终考核和评优管理。

附件：1.北京大学口腔医院医疗质量与安全持续改进项目计划书
2.北京大学口腔医院医疗质量与安全持续改进项目实施记录表

北京大学口腔医院
2016 年 3 月 24 日

附件 1

北京大学口腔医院医疗质量与安全持续改进项目计划书

科室		日期		编号	××号
项目负责人					
项目组成员及分工					
主题	围绕质量、安全、技术、服务等的改进和提升、工作流程的优化等找出问题，如医疗质量相关检查反馈的问题、不良事件、统计信息（变化趋势等）、投诉记录等的分析。				

现状	收集某一段时间的资料作分析，了解目前的现况（率或分布）等。 检查表示例 控制图示例 图 病历书写抽检结果
目标	
要因分析	分析各种影响因素及原因，找出主要原因，可根据实际情况采用鱼骨图、排列图等工具。 鱼骨图示例 排列图示例 图 病历首页检查发现问题

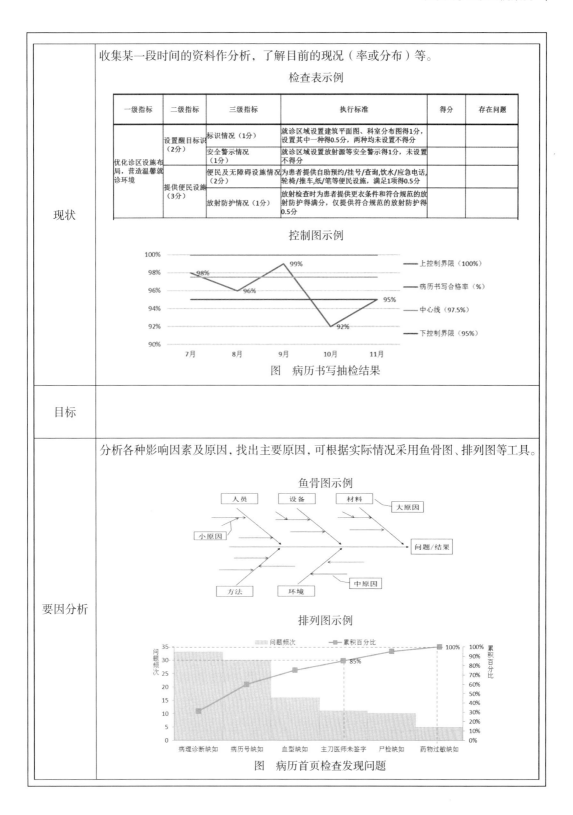

措施、对策及工作计划	针对主要原因制定措施：明确具体措施、负责人、实施时间，必要时明确实施地点。 甘特图示例 <table><tr><td colspan="2">月/周</td><td colspan="4">1月</td><td colspan="4">2月</td><td colspan="4">3月</td><td>参加人</td></tr><tr><td>阶段</td><td>步骤</td><td>1</td><td>2</td><td>3</td><td>4</td><td>1</td><td>2</td><td>3</td><td>4</td><td>1</td><td>2</td><td>3</td><td>4</td><td></td></tr><tr><td rowspan="4">P</td><td>分析现状，找问题</td><td colspan="12"></td><td>成员xx</td></tr><tr><td>分析原因</td><td colspan="12"></td><td>成员xx</td></tr><tr><td>找出要因</td><td colspan="12"></td><td>成员xx</td></tr><tr><td>针对要因，定计划</td><td colspan="12"></td><td>成员xx</td></tr><tr><td>D</td><td>实施计划</td><td colspan="12"></td><td>成员xx</td></tr><tr><td>C</td><td>检查计划执行情况</td><td colspan="12"></td><td>成员xx</td></tr><tr><td rowspan="2">A</td><td>总结，制定相应标准</td><td colspan="12"></td><td>成员xx</td></tr><tr><td>进入下一个PDCA循环</td><td colspan="12"></td><td>成员xx</td></tr></table>
效果评价方法	
项目执行时间	开始时间：　　　　　　　　　计划完成时间：
项目负责人签字	科主任签字

附件 2

北京大学口腔医院医疗质量与安全持续改进项目实施记录表

科室名称		日期		编号	××号
项目负责人					
项目组成员及分工					
质量改进主题					
目　标					
计划（Plan） （具体措施）					
实施（Do） （实施过程：明确具体负责人，实施时间及地点）					
检查（Check） （检验措施是否可行；评估实施效果，是否达到计划目标）					
行动（Action） （如达到预期目标，则将效果或以形成制度、或以形成标准作业流程等方式予以标准化；如未达到预期目标，则修订计划进入下一循环，或者终止该项目，但是要注明终止原因）					
注：1. 检查（Check）、行动（Action）：请提供相关支持资料。 2. 本循环是否完成： ①是；②否，未完成原因_____。					

第三节　北京大学口腔医院 PDCA 案例

案例 1　运用 PDCA 循环降低阶段性医疗纠纷发生率

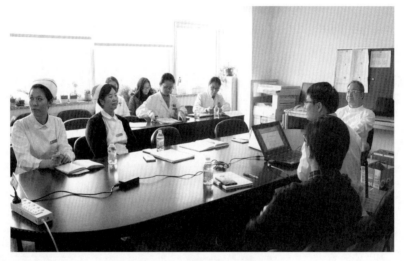

张　伟：从每一个细节着手，运用科学的方法，逐步提升管理品质。
施祖东：管理的重要工作之一就是发现问题的规律性，从规律性入手，加强管理。
杨　帆：PDCA 让管理变得严谨、有趣，科学、有效。
李秀娥：管理有科学，PDCA 是管理的科学和科学的管理。

一、选题背景

医疗纠纷高发在近年来已成为常态，反映了患者在维护自身权益意识增强的同时，对医疗机构纠纷风险管理也提出了更高的要求。妥善处理医疗纠纷是构建和谐医患关系、改善患者就医感受的重要环节，国家卫生行政部门也对医疗纠纷的处理提出了明确要求。《医院投诉管理办法（试行）》对医疗投诉的接待处理场所、人员、流程等做出了具体的规范和要求；国家卫生健康委《进一步改善医疗服务行动计划》提出要规范院内投诉管理，提供有效途径方便患者投诉，由统一的专门部门和专门人员负责患者投诉处理和反馈，对于患者反映强烈的问题要及时处理并反馈，对于患者集中反映的问题要督促整改、持续改进。

我院医疗纠纷接待部门根据多年接待经验发现，医疗纠纷的发生呈现出一定的时间和科室规律性，不同时期和类型的医疗纠纷发生数量并不均衡，从历年经验来看暑期医疗纠纷的高发更是如此。结合我院历年暑期门诊量均有所增加的客观情况，暑期医疗纠纷高发对医疗工作造成的影响更大，会进一步加剧门诊量增加带来的工作压力。因此，通过对历年纠纷数据进行统计分析，明确医疗纠纷的时间和科室规律性，分析特定时期医疗纠纷高发的原因并采取针对性的管理措施，从而降低阶段性医疗纠纷发生率。

二、现状调查

选取 2008—2011 年我院医疗纠纷登记资料进行数据分析，结果显示 2008—2011 年暑期（7～8 月）医疗纠纷发生例次明显高于当年其他月份（图 2-3-1），其中正畸科、儿童口腔科、医学影像科为纠纷主要发生科室（37%～69%，平均 50.5%）。这一数据统计结果与工作人员多年接待体会相一致，体现出我院医疗纠纷的高发具有一定的时间和科室规律性，每年 7～8 月为医疗纠纷高发期。

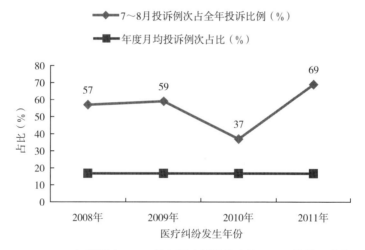

图 2-3-1　2008—2011 年暑期（7～8 月）医疗纠纷发生情况——趋势图（彩图见彩插 1）

三、成立 CQI 小组

由医务处牵头，院长办公室党委办公室（以下简称"两办"）、护理部、后勤处、保卫处、导医中心、正畸科、儿童口腔科、医学影像科等相关人员组成 CQI 小组（表 2-3-1）开展活动，共同协作，制订工作计划，明确医疗纠纷发生规律，分析原因，制定改进方案并实施。

表 2-3-1　降低阶段性纠纷发生率 CQI 小组名单

部门	人员身份	分工
医务处	副处长	项目负责人，协调各部门工作
医务处	纠纷处理人员	发布预警信息等
护理部	工作人员	协调人员安排
后勤处	副处长	协调后勤保障
"两办"	副主任	制定应急预案
保卫处	工作人员	协调安排保安人员
导医中心	护士长	引导分流患者
正畸科	科主任秘书	总结科室需求、协调人员安排
儿童口腔科	科主任秘书	总结科室需求、协调人员安排
医学影像科	科主任秘书	总结科室需求、协调人员安排

四、设定目标

暑期医疗纠纷高发有一定的客观原因，如短时间内就诊患者大幅增加、现有场所设施相对有限等，在现有分级诊疗体系未能有效引导患者根据病情合理就诊、短时间内无法大幅度调整相关科室接诊能力的情况下，针对暑期纠纷高发原因，经充分思考和讨论，从以下 3 个方面采取措施：①从医院管理的角度，调配总院与分支机构号源，优化候诊区域布局，排查设备设施安全隐患；②从科室的角度，合理调配人力资源，建立以科室诊疗椅位为基础的排班制度，对于分诊咨询、影像资料采集等工作量明显增加的岗位增加人员配备；③从医务人员的角度，树立暑期医疗纠纷防范意识，加强医患沟通，合理安排个人休假等措施。在实施方法上，由医务处结合 CQI 小组分析形成的主要问题和改进建议，发布预警，提示相关科室和部门根据预警要求积极采取措施、严加防范。在实施时间上，基于纠纷防范意识的增强和资源调配需要较长时间形成和巩固，设定 3 年活动周期，以期落实相关措施并检验活动效果。

五、分析原因

CQI 小组成员通过头脑风暴、走访调查等方法对每年 7～8 月医疗纠纷高发的原因进行分析，主要包括以下几方面：①每年暑期我院门诊量明显增加，尤其以儿童口腔科、正畸科最为显著，且增加的患者以未成年患者居多，多数患者需行牙片、曲面断层片等检查，间接导致医学影像科接诊人次大幅增加。就诊患者的增加导致患者候诊时间明显延长；②面对明显增加的工作压力，医护人员人手紧缺，每位患者的接诊时间缩短，医患沟通相对不足；③针对门诊量的增加，医技辅助科室应对不足，未制定应对预案，未采取有效的患者分流措施；④受客观条件所限，候诊区域较为拥挤、人声嘈杂，候诊环境差，患者就医感受明显下降（图 2-3-2）。在以上诸多原因中，CQI 小组成员通过各因素打分汇总、分析评价，发现暑期纠纷高发的根本原因包括无患者分流措施（32.4%）、人员调配不合理（26.3%）、辅助科室应对不足（22.9%）等 3 个主要方面（图 2-3-3）。

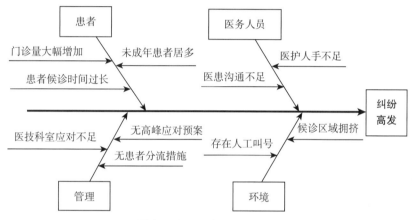

图 2-3-2　暑期医疗纠纷高发原因分析——鱼骨图

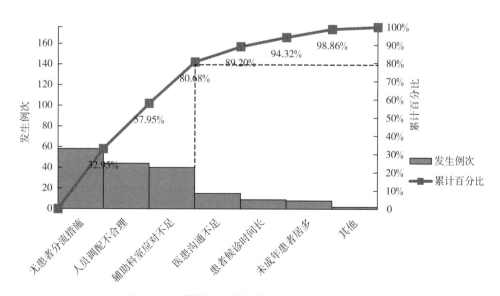

图 2-3-3　暑期医疗纠纷高发根因分析——柏拉图

六、制定对策

根据所确定的改进方案，进一步细化具体实施步骤，明确责任到科室和人员。除特定措施外，2012—2014 年每年暑期均需按计划实施（图 2-3-4，表 2-3-2）。

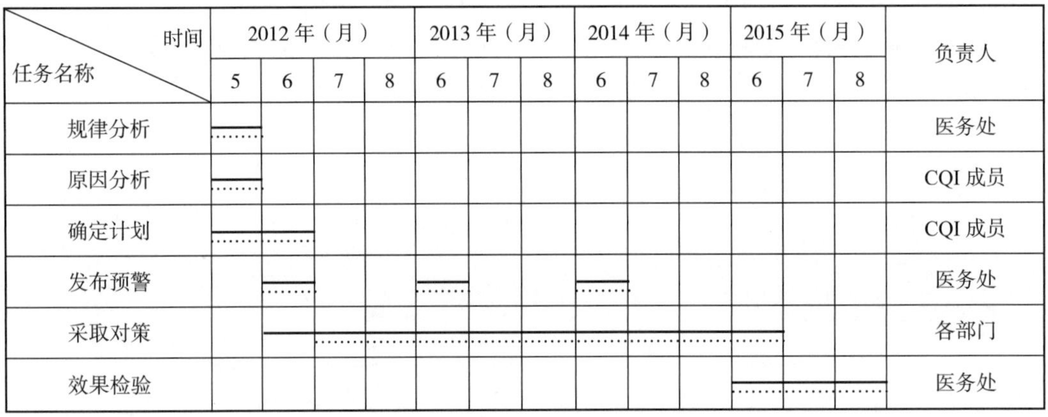

时间 / 任务名称	2012 年（月）				2013 年（月）			2014 年（月）			2015 年（月）			负责人
	5	6	7	8	6	7	8	6	7	8	6	7	8	
规律分析														医务处
原因分析														CQI 成员
确定计划														CQI 成员
发布预警														医务处
采取对策														各部门
效果检验														医务处

注：·········计划执行时间　　───实际执行时间

图 2-3-4　降低阶段性医疗纠纷活动时间表

表 2-3-2　暑期防范医疗纠纷改进计划——5W1H

What 问题	Why 原因	When 日期	Who 负责人	Where 地点	How 方法
医院层面无患者分流措施及防范纠纷的意识	未发布暑期预警信息	6 月底	医务处	全院	院朝会向全院发布
	未建立暑期诊疗应急预案	7～8 月	医务处、院长办公室党委办公室、相关科室	门诊大厅、儿童口腔科、正畸科、医学影像科	可能造成患者滞留的环节明确流程、制定预案
	纠纷防范意识较薄弱	6～8 月	医务处及全院科室	全院	全院加强纠纷防范意识教育，科室传达预警信息，提醒注意
职能部门及科室层面人员调配不合理	调整停诊安排	6～9 月	相关科室	全院	科室及医务处严格停诊申请审批
	安排暑期人员排班	7～8 月	相关科室	儿童口腔科、正畸科、口腔颌面外科、医学影像科等	科室排班注意此问题科学安排暑期上班与休假人员
	分诊咨询岗位人手少	7～8 月	相关科室	儿童口腔科、正畸科、导医中心	科室调配，护理部协助增加分诊咨询岗位人手

续表

What 问题	Why 原因	When 日期	Who 负责人	Where 地点	How 方法
辅助科室应对不足	无设备设施安全隐患排查	6～8月	后勤保障处	公共区域	建立设备设施暑期专项巡查，平日定期检查制度及加强监管措施
	候诊区域布局不好	2012年6月	后勤保障处	候诊区域	调整及优化候诊区域布局
	未做总院与分支机构号源调配	7～8月	医务处	全院	建立总院与分支机构号源调配制度及流程，建立挂号信息实时沟通平台，以便调配

七、执行阶段

2012—2014年，每年6月提前在院朝会时向全院临床医技科室、分支机构、职能部门发布暑期医疗纠纷高发预警，提醒科室及医务人员暑期来临，需特别关注医疗安全和医疗风险，并结合历年暑期医疗纠纷的发生特点，向科室提出重点防范内容，如实习医师接诊、知情告知、合理安排人力资源等。通过对医务人员的走访，各科室在收到预警后及时向本科室医务人员传达，并根据预警的内容积极采取应对措施。

制定患者高峰时期应急预案，医疗、护理、后勤等管理部门与相关临床、医技科室沟通暑期患者就诊高峰时容易出现患者滞留的环节及面临的实际困难。针对部分科室提出暑期高峰时期人手不足的问题，护理部在不同科室之间协调人员配置，临时增加暑期相关科室的人员配备；保卫部门根据人流特点，分时段动态调配保安人员，维护公共区域候诊秩序，协助引导患者到其他楼层挂号收费、拍片等，合理分流滞留人群。

排查设备设施安全隐患。统一调整种植科、修复科、外科门诊、牙体牙髓科候诊区设置，保证候诊区的安全有序；调整牙周洁治室候诊椅摆放位置，防止因墙面配电箱柜门打开可能产生的安全隐患；调整综合二科部分候诊椅摆放位置，注意其与墙面电视的距离，防止患者碰伤。同时，加强后勤保障应急响应，发生设备设施故障时及时抢修。

儿童口腔科、正畸科在暑期增加分诊台人员排班，保证患者当面及电话沟通的及时应答，确保不在分诊台发生患者滞留。加强医师出诊管理，确保接诊能力。医学影像科针对易造成患者滞留的头颅正侧位片检查等，提前充分告知患者可能的等待时间，建议选择合适的检查时间。导医中心与分支机构实时沟通号源和患者需求情况，根据患者病情将其引导至合适的分支机构就诊。

医务处、"两办"、保卫处做好暑期医疗纠纷应对，诊疗区域发生医患争议时，保安人员及时介入，引导患者离开诊疗区域，前往纠纷接待及处理部门进一步沟通处理，如发生患者滞留诊疗区域、影响正常诊疗活动时，及时与驻院公安部门联系，尽量减少对诊疗秩序的影响，防止患者滞留。

经过持续改进，医务人员对暑期医疗纠纷高发已有充分的防范意识，各部门分工合作各司其职，各项应对措施逐步完善并得到有效落实。

八、检查阶段

2012—2013 年 7 ～ 8 月医疗纠纷发生情况仍高于当年平均水平，2014 年暑期医疗纠纷发生情况与其他月份持平，2015 年未发布暑期预警，但暑期医疗纠纷的发生不再具有显著的特征性。纠纷高发科室（儿童口腔科、正畸科、医学影像科）纠纷发生情况逐年好转，占全院纠纷发生率的比率从平均 50.5% 下降到平均 16.5%（13% ～ 20%）（图 2-3-5）。

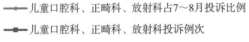

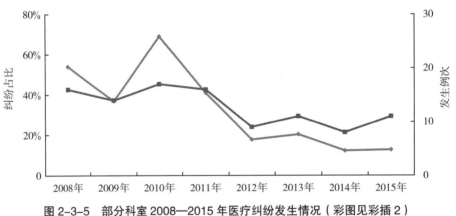

图 2-3-5　部分科室 2008—2015 年医疗纠纷发生情况（彩图见彩插 2）

九、总结阶段

（一）经验总结

1. 风险预警机制规范化。在本项目效果的激励下，结合日常纠纷和安全管理工作中遇到的问题，继续以预警方式提升管理。截至 2015 年 12 月共发布预警信息 48 例次，涉及患者挂号、候诊、门诊治疗、住院、离院全过程，包含病历书写、知情告知、误吞误吸、预约条管理、鼻压伤、患者隐私保护等 16 个方面（图 2-3-6）。

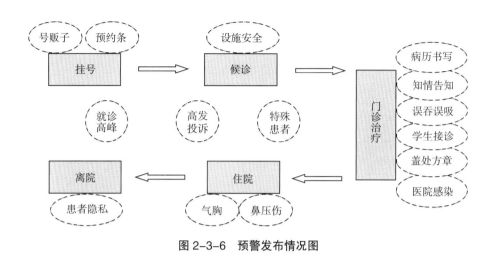

图 2-3-6　预警发布情况图

2. 持续质量管理常态化。利用 PDCA 的管理理念和方法，结合 CQI 小组专项合作的方式，近 5 年来，在医疗风险和纠纷管理方面，我们持续开展了"建立医疗纠纷接待工作台账制度""多种方式拓展医疗纠纷多元化解决途径"等管理活动，随着我院诊疗人次较快的增长，我院整体医患关系满意、医疗安全和医疗纠纷形势平稳，管理能力和水平得到了较好的锻炼和提升。

（二）持续改进计划

1. 从已发布预警信息中筛选典型案例开展持续改进，如采取多种措施防范"号贩子"，对不良事件报告的持续改进等；

2. 探索开展多部门共同参与、协作完成的 PDCA 项目，如整合不良事件报告平台、提高不良事件报告例数。

（北京大学口腔医院医务处　杨帆　施祖东）

案例 2　运用 PDCA 循环持续提升我院抗菌药物使用管理值达标率

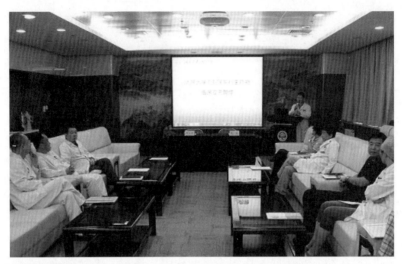

张　伟：抗菌药物专项整治活动非常重要，要促进抗菌药物临床合理使用，保证医疗质量和医疗安全。

施祖东：在抗菌药物数据监测和分析的基础上，加大抗菌药物临床应用管理力度，不断提高抗菌药物临床合理应用水平。

郑利光：多部门联合协作，共同管理，加强对临床使用抗菌药物的督导检查力度，监控临床抗菌药物应用情况，及时干预过度用药行为。

王春辉：合理使用抗菌药物是每位医务人员的责任。

王真真：PDCA 循环管理，使抗菌药物临床应用有理有据，管理实现可持续化。

宋　颖：学以致用，科学管理，持续改进。

一、选题背景

当细菌、病毒、真菌和寄生虫等微生物发生改变，使用于治疗所引起感染的药物变得无效，就出现了抗微生物药物耐药性。2011 年世界卫生组织在世界卫生日警告称，耐药性正变得愈发严重，很多传染病难以治愈，这导致治疗时间延长、费用昂贵，同时还使死亡风险上升。2014 年世界卫生组织首份全球抗菌药物耐药报告《抗菌药物耐药：全球监测报告》中来自 114 个国家的数据显示，所有地区都发现存在抗菌药物耐药现象，在有些国家，由于耐药性，碳青霉烯类抗菌药物对半数以上接受治疗的肺炎克雷伯菌感染患者无效。2015 年第六十八届世界卫生大会批准了抗微生物药物耐药性全球行动计划，旨在应对抗微生物药物耐药性问题，包括抗菌药物耐药性这一最紧迫的耐药趋势。全球行动计划草案的目标是尽可能保证长期持续使用安全有效的药物来有效治疗和预防传染病，这些药物应有质量保证，以负责任的方式投入使用，并使所有有需要者都能获得。

国家卫生健康委先后于 2011 年、2012 年、2013 年印发《关于做好全国抗菌药物临床应用专项整治活动的通知》（卫办医政发〔2011〕56 号）《关于继续深入开展全国抗菌药物临床应用专项整治活动的通知》（卫办医政发〔2012〕32 号）《关于进一步开展全国抗菌药物临床应用专项整治活动的通知》（卫办医政发〔2013〕37 号），在全国范围内开展抗菌药物临床应用专项整治活动，目标是进一步加强抗菌药物临床应用管理，优化抗菌药物临床应用结构，提高抗菌药物临床合理应用水平，规范抗菌药物临床应用，有效遏制细菌耐药；针对抗菌药物在临床应用中存在的突出问题，采取标本兼治的措施加以解决；完善抗菌药物临床应用管理有效措施和长效工作机制，促进抗菌药物临床合理应用能力和管理水平持续改进。

二、现状调查

为了更好地开展抗菌药物临床应用专项管理工作，我院对 2011 年下半年口腔颌面外科病房抗菌药物使用情况进行了摸底调查，结果显示，我院抗菌药物临床应用主要监测项目指标与卫生健康委控制标准存在一定的差距（表 2-3-3）。

表 2-3-3　2011 年下半年我院抗菌药物临床应用监测数据统计

监测项目	2011 年下半年	卫生健康委控制标准
住院患者抗菌药物使用率	95.05%	≤ 70%
抗菌药物使用强度	60.93 DDDs	≤ 40 DDDs
Ⅰ 类切口手术患者预防使用抗菌药物比例	99.33%	≤ 30%
住院患者外科手术预防使用抗菌药物术前 0.5 ～ 2.0 小时内给药百分率	84.12%	100%
Ⅰ 类切口手术患者预防使用抗菌药物时间 ≤ 24 小时的比例	21.62%	100%

三、成立 CQI 小组

2011 年我院启动了抗菌药物临床应用专项整治活动，成立了持续质量改进领导小组和工作组，其中领导小组由院长为组长，主管院长为副组长，药事管理与药物治疗学委员会委员、医院感染管理委员会委员等为组员；工作组由医务处处长为组长，药剂科、院感科、检验科、病案统计室、信息中心等科室主任及主要负责人员为组员。在上述院内专项工作组织架构的基础上，为进一步提高该项工作管理的能力和水平，尤其是分析研讨管理过程中发现的专业性和技术性问题，由医务处牵头，来自我院药剂科、院感科、病案统计室、信息中心以及临床科室的专项管理人员组成了 CQI 小组，结合抗菌药物管理工作中阶段性问题开展专项研讨（表 2-3-4）。

表 2-3-4　CQI 小组成员

部门	人员身份	分工
医务处	处长	项目负责人
	副处长、工作人员	参与方案制定，监督管理
药剂科	主任、工作人员	参与方案制定，监督管理
院感科	副主任、工作人员	参与方案制定，监督管理
检验科	主任、工作人员	参与方案制定，监督管理
病案统计室	副主任	数据收集、统计分析
信息中心	副主任	系统研发、数据收集
临床科室	科主任、科秘书	参与方案制定，指导落实

四、设定目标值

按照《关于做好全国抗菌药物临床应用专项整治活动的通知》（卫办医政发〔2011〕56 号）要求，抗菌药物临床应用主要监测项目指标应达到国家卫生健康委控制标准（表 2-3-3）。因此，将我院抗菌药物临床应用管理目标值设为国家卫生健康委控制标准，持续提升我院抗菌药物使用管理值达标率。

五、拟定计划

我院在 2011 年选定主题、把握现状、成立 CQI 小组的基础上，2012—2015 年每年年初均会对上一年的抗菌药物临床应用管理工作效果进行确认，总结、发现有待改进的问题，细化管理目标，调整改进措施并予以实施，逐步提升我院抗菌药物临床应用管理水平（图 2-3-7）。

时间 步骤	2012—2015 年												负责人
	1 月	2 月	3 月	4 月	5 月	6 月	7 月	8 月	9 月	10 月	11 月	12 月	
上一年工作效果确认													医务处
总结及发现待改进问题													医务处
原因分析													CQI 成员
细化管理目标													医务处
制定对策													CQI 成员
对策实施													各部门

注：……… 计划执行时间　　————　实际执行时间

图 2-3-7　抗菌药物临床应用专项整治活动持续改进计划——甘特图

六、分析原因

CQI 小组利用头脑风暴法对抗菌药物临床应用监测项目未达标原因进行专题分析与研讨，认为问题主要原因集中于 5 个方面：各部门职责不明、缺乏明确奖惩措施、临床用药指导不足、监督反馈力度不够、培训不充分。根据二八法则，各部门职责不明、缺乏明确奖惩措施、临床用药指导不足、监督反馈力度不够是抗菌药物临床应用管理中的主要问题（图 2-3-8，图 2-3-9）。

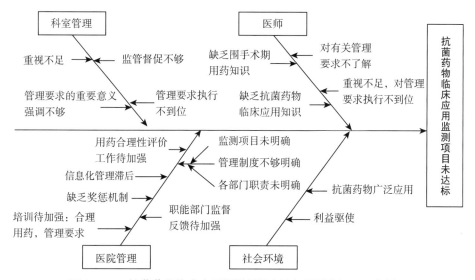

图 2-3-8　抗菌药物临床应用监测项目未达标原因分析——鱼骨图

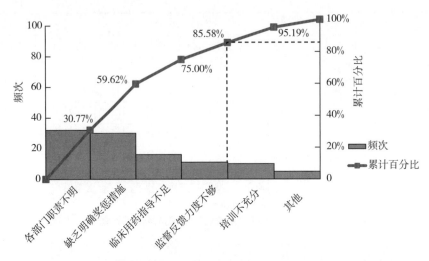

图 2-3-9　抗菌药物临床应用监测项目未达标根因分析——柏拉图

七、制定对策

根据《关于做好全国抗菌药物临床应用专项整治活动的通知》（卫办医政发〔2011〕56号）要求，选择改进方案，包括明确抗菌药物临床应用管理责任制、开展抗菌药物临床应用基本情况调查、建立完善抗菌药物临床应用技术支撑体系、严格落实抗菌药物分级管理制度、加强抗菌药物购用管理、将抗菌药物使用率和使用强度控制在合理范围内、定期开展抗菌药物临床应用监测与评估、加强临床微生物标本检测和细菌耐药监测、严格医师和药师资质管理、落实抗菌药物处方点评制度、建立抗菌药物临床应用情况通报和诫勉谈话制度、严肃查处抗菌药物不合理使用情况。

CQI 小组经过研究，按照国家要求并结合我院抗菌药物临床应用管理中的问题，明确口腔颌面外科病房为管理重点，运用 5W1H 方法确定持续改进主要对策（表 2-3-5）。

表 2-3-5　抗菌药物临床应用专项整治活动持续改进对策——5W1H

what	why	where	When	who	How
抗菌药物临床应用监测项目未达标	1.各部门职责不清 2.缺乏明确奖惩措施 3.临床用药指导不足培训不充分 4.监督反馈力度不足	病房、各临床科室、药剂科、检验科、院感科	2011—2015年	CQI 小组成员依托所在部门，开展重点监管和持续改进工作	1.建立规章制度：设立控制指标，明确临床科室管理要求和职能部门监管职责 2.落实奖惩：定期考核抗菌药物临床应用监测项目指标，实施奖惩 3.加强临床用药指导：建立抗菌药物分级管理制度和合理应用管理制度，加强处方点评 4.加强全员培训：提升医务人员对抗菌药物合理使用的认识和临床应用水平 5.加强监管：定期公示抗菌药物临床应用情况并加以讲评

八、执行阶段

1.2011 年——建立管理体系,展开指标监测

6 月,制定《抗菌药物临床应用专项整治活动方案》,成立领导小组和工作组,明确控制指标,制订工作计划。建立《抗菌药物临床应用诫勉谈话制度》,明确诫勉谈话目的、对象、程序、要求。

7 月,制定《抗菌药物分级管理制度》,明确抗菌药物分级和使用原则,明确各级医师使用抗菌药物处方权限和监督管理办法,明确我院抗菌药物分级管理目录和特殊使用级抗菌药物临床应用流程。

8 月,经对各级医师进行"抗菌药物临床合理使用与管理"培训,并考核合格后,授予医师相应级别抗菌药物处方权。

2.2012 年——完善管理制度,调整改进措施

1 月,分析抗菌药物临床应用情况,组织召开抗菌药物指标控制讨论会,征求病房意见,按监测指标逐条探讨管理控制办法。

5 月,为进一步巩固 2011 年专项整治活动成果,修订完善《抗菌药物临床应用专项整治活动方案》,继续与科室签订《抗菌药物临床应用专项整治活动科室目标管理责任书》,分别对病房、门诊、医技科室、职能处室等提出不同目标管理责任,从"严格落实抗菌药物分级管理制度、加强抗菌药物购用管理、抗菌药物使用率和使用强度控制、抗菌药物临床应用监测与评估、临床微生物标本检测和细菌耐药监测、抗菌药物处方点评制度、抗菌药物临床应用情况通报和诫勉谈话制度"等方面对科室负责人提出具体要求。

7 月,制定《抗菌药物合理应用管理制度》,结合我院口腔专科特点,指导医师按照用药指征合理选用抗菌药物品种及给药方案。组织召开抗菌药物临床合理应用培训会,邀请专家对抗菌药物治疗与管理策略进行专题讲座,全院近 300 名医务人员分别通过网络视频在主会场和分会场参加了培训。每月分病区汇总通报用药情况。

12 月,通过信息系统对不同级别的医师和药师抗菌药物资格权限进行严格限定,实现医师抗菌药物处方权和药师抗菌药物处方调剂资格电子化管理。

3.2013 年——完善监测项目,调整细化指标

6 月,为进一步巩固 2011 年、2012 年专项整治活动成果,修订完善《抗菌药物临床应用专项整治活动方案》,在保障抗菌药物临床应用专项管理效果的基础上,结合各病区特点,实施有区别化的指标考核体系。将某病区的抗菌药物使用率指标由 70% 提升至 78%,抗菌药物使用强度指标由 40 DDDs 提升至 60 DDDs。按照北京市卫生健康委要求,并经我院药事管理与药物治疗学委员会讨论通过,对我院原《抗菌药物分级管理目录》个别抗菌药物级别进行调整,并及时报卫生行政部门备案。

4. 2014 年——定期分析监测数据，进一步持续改进

按照国家卫生健康委《关于做好 2014 年抗菌药物临床应用管理工作的通知》要求，我院继续落实《2013 年全国抗菌药物临床应用专项整治活动方案》中确定的各项指标和要求，各项管理工作有序进行，除 I 类切口给药时机和使用疗程 2 个指标外，其余指标均符合卫生健康委控制标准。通过调整奖惩对象，将麻醉科纳入奖惩范围，作为重点指标进行监测、通报，加大处方点评和人员培训力度，持续改进抗菌药物临床应用管理工作。

5. 2015 年——专项管理转为常态化管理。

10 月，按照国家卫生健康委、中医药管理局《关于进一步加强抗菌药物临床应用管理工作的通知》对《抗菌药物临床应用管理评价指标及要求》提出的新要求，增加静脉输液抗菌药物占比、每床日静脉输液袋（瓶）数等统计项目，修订 I 类切口手术预防应用抗菌药物时机为术前 0.5～1.0 小时。按照 2015 年版《抗菌药物临床应用指导原则》要求，不断完善抗菌药物信息化管理系统，对抗菌药物使用情况进行排序和公示，把抗菌药物合理应用作为科室、科主任、临床医师考核的重要指标，落实奖惩措施，促进抗菌药物临床合理应用。

九、检查阶段

2011 年以来，经过全院多科室的持续努力，专项整治效果不断提升，各项抗菌药物监测项目指标明显改善并趋于稳固。

1. 与 2011 年下半年相比，2015 年住院患者抗菌药物使用率由 95.05% 降至 60.86%，抗菌药物使用强度由 60.93 DDDs 降至 37.21 DDDs，I 类切口手术患者预防使用抗菌药物比例由 99.33% 降至 3.31%，以上 3 项主要指标 2013—2015 年连续 3 年均达到卫生健康委控制标准（图 2-3-10 ～图 2-3-12）。

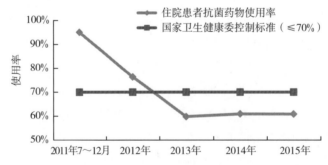

图 2-3-10　2011—2015 年住院患者抗菌药物使用率统计（彩图见彩插 3）

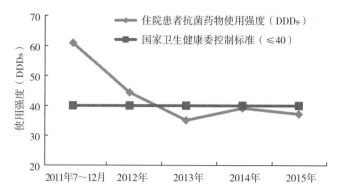

图 2-3-11　2011—2015 年住院患者抗菌药物使用强度统计（彩图见彩插 4）

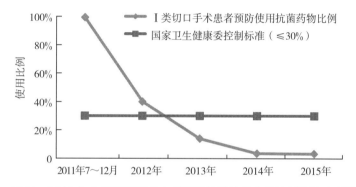

图 2-3-12　2011—2015 年 Ⅰ 类切口手术患者预防使用抗菌药物比例统计（彩图见彩插 5）

2. 与 2011 年下半年相比，2015 年住院患者外科手术预防使用抗菌药物术前 0.5 ～ 2 小时内给药百分率由 84.12% 上升至 89.47%，Ⅰ 类切口手术患者预防使用抗菌药物时间 ≤ 24 小时的比例由 21.62% 上升至 94.74%，以上 2 项指标分病区统计结果显示 2015 年各病区已达到或接近卫生健康委控制标准（图 2-3-13，表 2-3-6）。

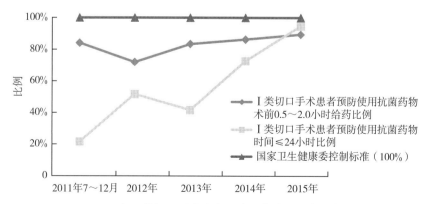

图 2-3-13　2011—2015 年 Ⅰ 类切口手术患者预防用药时机和疗程统计（彩图见彩插 6）

表 2-3-6　2015 年各病区 I 类切口手术患者预防用药时机和疗程统计

项目	各病区监测指标（%）					国家卫生健康委控制标准（%）
	一病区	二病区	三病区	四病区	五病区	
住院患者外科手术预防使用抗菌药物术前 0.5 ～ 2.0 小时给药百分率 *	—	100	80	100	—	100
I 类切口手术患者预防使用抗菌药物时间≤ 24 小时的比例	—	100	90	100	—	100

注：* 该监测指标 2015 年第 4 季度调整为住院患者外科手术预防使用抗菌药物术前 0.5 ～ 1.0 小时给药百分率

十、总结阶段

1. 经验总结

（1）逐步建立并完善管理制度。制定并修订《抗菌药物临床应用专项整治活动方案》，制定《抗菌药物分级管理制度》《抗菌药物临床应用诫勉谈话制度》《抗菌药物合理应用管理制度》。

（2）不断调整细化监测指标。从 2012 年整体核心指标，到 2013 年病区差异化指标、2014 年 I 类切口特定指标、2015 年全指标监测，通过数据挖掘和专家咨询，分析存在问题、完善监测项目，不断调整细化监测指标。

（3）定期分析公示反馈。持续分析监测数据，定期在全院范围内公示通报，落实奖惩，提高科室责任意识，促进抗菌药物临床应用水平不断提升。

（4）将专项管理转为常态化管理。

2. 持续改进计划

（1）继续对抗菌药物临床应用管理指标实施全面监测。

（2）对突出问题和关键环节及时预警、干预。

（3）开展 I 类切口手术预防应用抗菌药物合理性评价。

（4）调整抗菌药物管理责任主体和奖惩主体：数据监控到各病区，奖惩主体加以改变，进一步加强科室考核与监管力度。

（5）继续通过多种途径提高医务人员对滥用抗菌药物危害性的认识，使合理使用抗菌药物成为各级医师的自觉行为。

（北京大学口腔医院医务处　宋颖　施祖东）

案例 3　运用 PDCA 循环降低正颌外科患者术后呕吐发生率

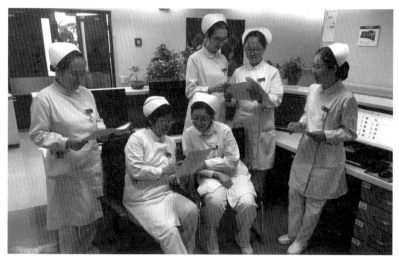

伊　彪：护士要加强自身学习，重视护理科研，才能提高护理质量。

王　瞳：通过一项具体科研工作的开展，大家学会了运用 PDCA 管理工具改进临床工作。同时也学会了各种统计学方法。

蔡　娟：临床中善于发现问题是开展护理科研的前提。

赵　娟：正颌外科患者术后出现恶心、呕吐，潜在影响患者的生命安全。运用 PDCA 管理降低正颌外科患者术后呕吐发生，为医疗安全提供了保障。

一、选题背景

　　正颌外科手术是矫正牙颌面发育畸形、改善咬合关系的治疗手段。此类手术为全身麻醉，经口内入路。术后患者口内伤口、面部肿胀、颌间牵引等会造成患者无法从口内正常进食。为满足患者机体需求，促进患者尽快康复，需留置胃管、鼻饲流食 5 ～ 7 天。在临床护理工作中，术后患者出现恶心、呕吐是最常见的护理问题。由于患者术后需进行颌间弹性牵引，无法张口，若频繁恶心、呕吐，会出现误吞、误吸，甚至窒息的风险。围手术期呼吸道的护理质量管理是保证手术成功、患者安全的重要环节。对此，我科室就如何通过有效的护理措施，减少正颌外科患者术后恶心、呕吐等胃肠道反应，降低呕吐发生率，保障正颌外科患者围手术期护理安全，开展了持续质量改进活动。

二、现状调查

统计数据显示 2009 年 315 例正颌外科术后患者中有 145 例出现恶心、呕吐症状，约占 40%。自制调查问卷并发放给患者（n=90），数据显示约 55.5% 的患者表示恶心、呕吐是降低其舒适度的主要原因（图 2-3-14）。现阶段，针对恶心、呕吐等胃肠道反应，临床主要采用间断胃肠减压或对症治疗的方式，如静脉或口服给药缓解患者症状。

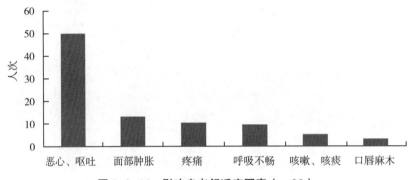

图 2-3-14　影响患者舒适度因素（n=90）

三、成立 CQI 小组

针对以上问题，科室成立持续质量改进小组，研究分析原因，制定改进方案。成员由本科室各级医师、护士长、护理骨干组成（表 2-3-7）。

表 2-3-7　CQI 小组成员

序号	姓名	小组成员分布	负责内容
1	伊 ×	主任医师	科研指导
2	王 ×	医师	数据统计分析
3	蔡 ×	护士长	项目负责人
4	赵 ×	护理骨干	资料收集整理
5	孙 × ×	护理骨干	资料收集整理
6	周 ×	护理骨干	资料收集整理
7	郭 ×	护理骨干	资料收集整理

四、设定目标值

CQI 小组通过文献检索和循证研究，结合临床现状，拟将正颌外科患者术后呕吐发生率降至 10%。

五、拟定计划

依据临床病例资料收集需求，计划用 2 年时间完成预期工作，具体可见图 2-3-15。

1. 2010 年 1 月，通过文献检索及组内成员讨论，确定对策。

2. 2010 年 2 ~ 11 月，由护士长组织，临床实施护理干预，并进行资料的收集和整理工作。

3. 2010 年 11 月～ 2011 年 1 月，由王瞳医师协助，完成数据统计工作。

4. 2011 年 2 月，护士长负责完成论文书写工作。

5. 2011 年 3 ~ 7 月，完成效果检查，并将改进方案应用于临床，落实各项内容并进行全员培训。

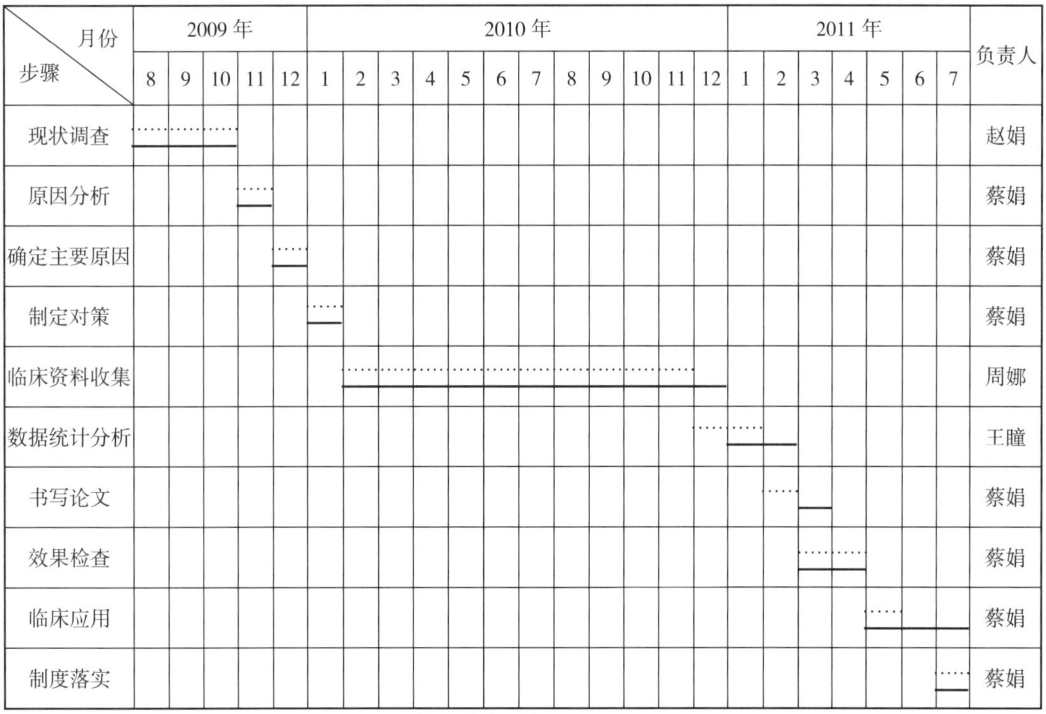

月份 / 步骤	_2009 年_ 8	9	10	11	12	_2010 年_ 1	2	3	4	5	6	7	8	9	10	11	12	_2011 年_ 1	2	3	4	5	6	7	负责人
现状调查	···	···	···																						赵娟
原因分析				···																					蔡娟
确定主要原因					···																				蔡娟
制定对策						···																			蔡娟
临床资料收集							···	···	···	···	···	···	···	···	···	···									周娜
数据统计分析																	···	···							王瞳
书写论文																			···						蔡娟
效果检查																				···					蔡娟
临床应用																					···				蔡娟
制度落实																							···		蔡娟

注： ·········· 计划执行时间　　——— 实际执行时间

图 2-3-15　项目时间进度——甘特图

六、分析原因

CQI 小组运用头脑风暴法分析患者恶心、呕吐的原因，考虑与以下因素相关（图 2-3-16）。针对这些因素，我们多次讨论，进行逐项排查和确认，最终确定患者恶心、呕吐主要与胃内积血刺激、患者对胃管不耐受、药物的不良反应等因素相关（图 2-3-17）。

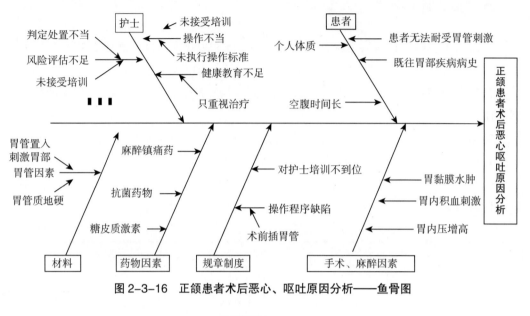

图 2-3-16　正颌患者术后恶心、呕吐原因分析——鱼骨图

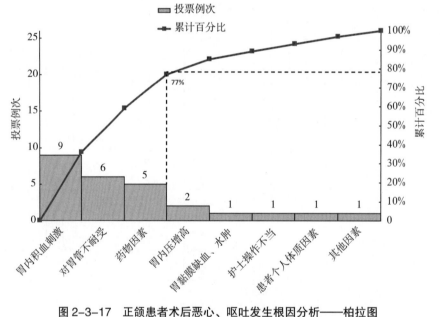

图 2-3-17　正颌患者术后恶心、呕吐发生根因分析——柏拉图

七、制定对策

针对致使患者恶心、呕吐的 3 个主要因素（胃内积血刺激、患者对胃管不耐受、药物的不良反应），CQI 小组成员再次通过头脑风暴法进行分析：正颌外科患者术后留置胃管 5 ～ 7 天，患者易出现胃管不耐受的情况，但考虑到要保障患者手术后的营养，所

以暂不缩短胃管留置时间；其次，由麻醉药物、抗菌药物等药物引起的不良反应所致的恶心、呕吐，因为患者病情因素，目前暂时不易改进。因此 CQI 小组主要就胃内积血刺激这项要因，运用 5W1H 制定了持续改进措施（表 2-3-8）。

表 2-3-8　因胃内积血刺激导致患者恶心、呕吐的对策——5W1H

What	Why	How	Who	When	Where
胃内积血刺激	胃内陈旧性积血，在胃酸作用下形成酸性血红蛋白，刺激胃黏膜	1. 采用新方法减少胃内积血 2. 制定新方法、规范操作 3. 针对新标准进行全员培训	护士长、护理骨干	2009—2011 年	术后首次进食前
	未充分胃肠减压	制定操作规程	护士长	2010 年	术后首次进食前

通过检索文献，我们发现，由于术中出血及术后切口渗血随吞咽进入患者胃内，血液在胃酸的作用下形成酸性血红蛋白，刺激胃黏膜，常引起患者恶心、呕吐等胃肠反应。有文献报道：用少量温开水洗胃，可以清除误咽入胃的血液；胃肠手术术后肠内营养方式为术后 24 小时开始输注少量生理盐水，可以刺激肠道蠕动和功能恢复；口服葡萄糖氯化钠液清洁肠道对缓解腹泻、体温高、口干等有很好的辅助作用。针对文献检索和循证研究，我们得出结论，对正颌外科术后患者，应采用改进鼻饲液体程序的方法，即通过术后使用 5% 葡萄糖氯化钠溶液清洗患者胃部并进行首次鼻饲，来减少患者术后胃内积血对胃黏膜的刺激，从而减轻患者恶心、呕吐的症状。

八、执行阶段

本项目按原计划执行，在实施过程中，因在计划时间内临床病历资料收集不足，数据统计分析、论文书写及效果检查等步骤顺延。自 2011 年 5 月，本项目正式在临床进行推广应用。

1. 具体操作方法：选择在我科以牙颌面畸形入院并行正颌外科手术的患者 120 例，随机分为对照组和实验组。两组患者一般资料均无统计学差异。两组患者术后当日均进入复苏室观察，常规每 1～2 小时行间断胃肠减压 1 次，使用压力为 0.040～0.053 MPa 的负压装置连接鼻胃管，将患者胃内的积血吸出。患者于次日晨由复苏室返回病房取半卧位，检测胃液 pH 值后行胃肠减压 1 次。

实验组鼻饲步骤：①使用微波炉中高火 30 秒，将 5% 葡萄糖氯化钠溶液 200 mL 加温至 35～38 ℃，倒入鼻饲袋；②经胃管将溶液注入胃中；③即刻负压吸出注入液体；④随后鼻饲加温的 5% 葡萄糖氯化钠溶液 200 mL，1 小时后再鼻饲米汤 150 mL。对照组鼻饲步骤：按护理常规首次鼻饲米汤 150 mL。之后两组均根据患者的需要，每 2～3 小时鼻饲相同量和种类的流质饮食。

2.实验方法：观察并记录两组患者术后第 1 次鼻饲后及术后 3 天内胃部不适症状（反酸、呃逆、烧灼感）及有无呕吐等情况。将数据进行统计学分析，结果如表 2-3-9 所示。

表 2-3-9　两组患者胃肠道反应情况（n=60）

组别	观察时间	胃部不适发生情况（例）			
		反酸	呃逆	烧灼感	呕吐
实验组	第 1 次鼻饲后	0	2	1	2
	术后第 1 天	0	3	1	1
	术后第 2 天	0	0	0	0
	术后第 3 天	0	0	0	0
对照组	第 1 次鼻饲后	3	1	5	12
	术后第 1 天	1	1	1	11
	术后第 2 天	2	2	2	1
	术后第 3 天	0	1	0	0

九、检查阶段

1. 2011 年统计数据显示使用 5% 葡萄糖氯化钠溶液清洗患者胃部并首次鼻饲有效地降低了正颌外科患者术后呕吐发生率。2011 年正颌外科患者术后恶心、呕吐发生率约为 14%（图 2-3-18，图 2-3-19）。

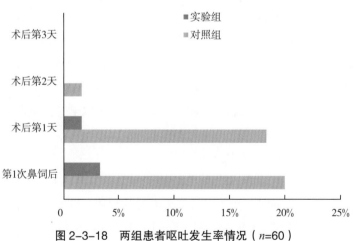

图 2-3-18　两组患者呕吐发生率情况（n=60）

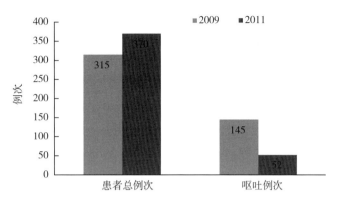

图 2-3-19　改进前后正颌外科患者术后恶心、呕吐对比

2. 此项目的实施，提高了患者的舒适度，有效地降低了正颌外科患者术后发生误吞、误吸的风险，并且在一定程度上减轻了护士的工作量（患者呕吐造成的，护士需清洁、更换病服、给药、记录等）。

十、总结阶段

1. 经验总结

（1）逐步建立并完善管理制度

制定《使用5%GNS清洗患者胃部并首次鼻饲操作流程》，2012年将此方法修订入《正颌外科护理常规》。

（2）取得成绩

临床护理工作被兄弟医院和相关科室借鉴，并得到一致肯定。该项目有效地改善了患者术后舒适度，降低了发生呼吸道梗阻的风险。护士们学会了运用 PDCA 理论解决临床中出现的护理问题，为科室护士掌握和运用科学管理工具和方法奠定了基础。并取得以下有形成果：

a. 获 2009 年北京大学口腔医院临床新技术新疗法重点项目立项。

b. 发表结题论文：蔡娟，赵娟，周娜，等 . 正颌外科术后鼻饲葡萄糖氯化钠溶液对减轻患者胃部不适的效果 . 中华护理杂志，2012，47（3）：229-230.

c.2013 年该项目成员参加中华护理学会举办的科技交流演讲比赛获优秀奖。

d.2014 年该项目成员参加北京大学口腔医院新技术新疗法成果汇报展获优秀奖。

2. 持续改进计划

（1）继续对正颌外科患者术后发生恶心、呕吐的病例进行统计分析。

（2）针对患者对留置胃管不耐受所致恶心、呕吐问题，持续改进项目。

（北京大学口腔医院口腔颌面外科一病区　蔡娟）

案例 4　运用 PDCA 循环缩短正颌外科患者术后留置胃管天数

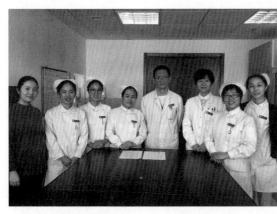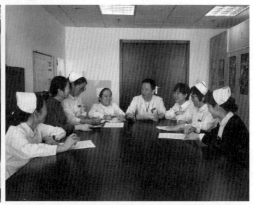

李自力：医护应加强协作，共同发现临床问题，持续改进工作，提高医疗质量。
蔡　娟：运用 PDCA 循环管理，促进了优质护理服务持续质量改进工作，从而提高了患者满意度。
刘筱菁：PDCA 管理工具不仅适用于科室管理，在临床护理工作中同样具备可行性，且效果显著。
周　娜：用心护理好每一位患者。
齐晓宇：通过团队合作，护士学会了运用科研思维解决临床问题。

一、选题背景

　　牙颌面畸形患者会采用口腔颌面外科、口腔正畸联合治疗的方式改变其容貌和咬合关系。术后口内伤口、颌间弹性牵引、伤口疼痛、颌面部肿胀以及口颌系统功能的改变，限制了患者经口腔进食。为保证患者术后进食量，满足患者营养需求，我院正颌手术患者常规留置胃管 5～7 天。但部分患者因留置胃管出现恶心呕吐、异物感、咽喉疼痛等不适，如果诱发呕吐，颌间牵引易导致患者误吞误吸，增加术后风险。另外，在留置胃管期间，还常出现非计划性胃管拔除。2014 年我院护理质量管理平台中上报的 10 例胃管滑脱护理不良事件中，90% 为患者自行拔除胃管，50% 的胃管滑脱事件发生在我病区。针对以上问题，如何缩短患者术后留置胃管时间，保证患者进食量，降低术后误吞误吸风险和非计划性拔除胃管等不良事件发生率，我科室开展了护理质量的持续改进活动。

二、现状调查

统计数据显示 2011—2013 年为保证患者进食量，我院正颌外科患者术后平均留置胃管约 6.5 天（图 2-3-20）。但在留置胃管期间，部分患者易出现异物感、恶心呕吐及咽喉疼痛等不适；我科室每年鼻饲总数约 15 000 人次（图 2-3-21），临床护理工作量较大；近几年，科室针对胃管固定采取多项改进措施，但护理不良事件报告显示，由于患者对胃管不耐受，仍有部分患者会拔除胃管。2014 年不良事件总数 21 例次，其中胃管滑脱 5 例次，占不良事件总数 23.81%（图 2-3-22）。

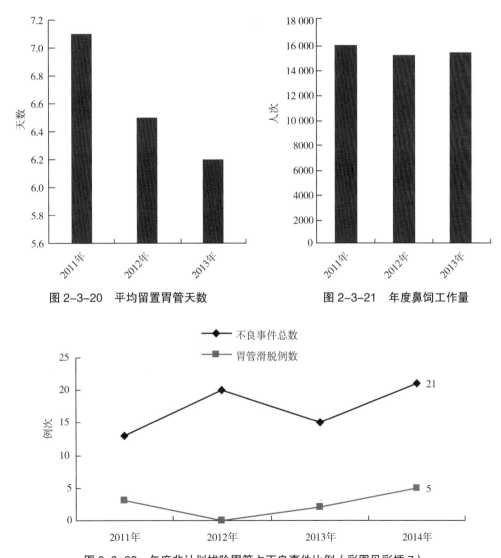

图 2-3-20 平均留置胃管天数　　　　图 2-3-21 年度鼻饲工作量

图 2-3-22 年度非计划拔除胃管占不良事件比例（彩图见彩插 7）

三、成立 CQI 小组

成立持续质量改进小组，共同分析原因，制定持续改进方案。小组成员由本科室各级医师、护士长、护理骨干、相关公司代表组成（表 2-3-10）。

表 2-3-10　CQI 小组成员

序号	姓名	小组成员分布	负责内容
1	李 ××	病区主任、院长助理	科研指导
2	刘 ××	医师	数据统计分析指导
3	蔡 ×	护士长	项目负责人
4	周 ×	护理骨干	资料收集、统计学分析
5	甄 ××	护理骨干	资料收集
6	齐 ××	护理骨干	资料收集
7	郭 ×	护理骨干	资料收集
8	张 ××	相关公司代表	产品生产、协调

四、设定目标值

CQI 小组成员经查阅文献、结合临床现状分析，拟将患者术后留置胃管天数缩短至1 天之内，将非计划拔管不良事件降至 0 例。

五、拟定计划

按照临床病例资料收集需求，计划用 20 个月的时间完成预期工作，具体可见图 2-3-23。

1. 2014 年 8 ~ 9 月，由护士长组织，调查科室正颌外科患者术后留置胃管及进食情况，并组织小组成员分析原因，确定导致患者留置胃管不适、胃管滑脱等的根本因素。

2. 2014 年 10 ~ 12 月，通过文献检索及组内成员使用头脑风暴讨论，确定对策。

3. 2015 年 1 ~ 9 月，由护士长组织，临床实施护理干预，并进行资料的收集和整理工作。

4. 2015 年 10 ~ 11 月，完成数据统计分析及论文书写工作。

5. 2015 年 12 月 ~ 2016 年 4 月，进入专利申请阶段，并完成效果检查、将改进方案应用于临床，落实各项内容并进行全员培训。

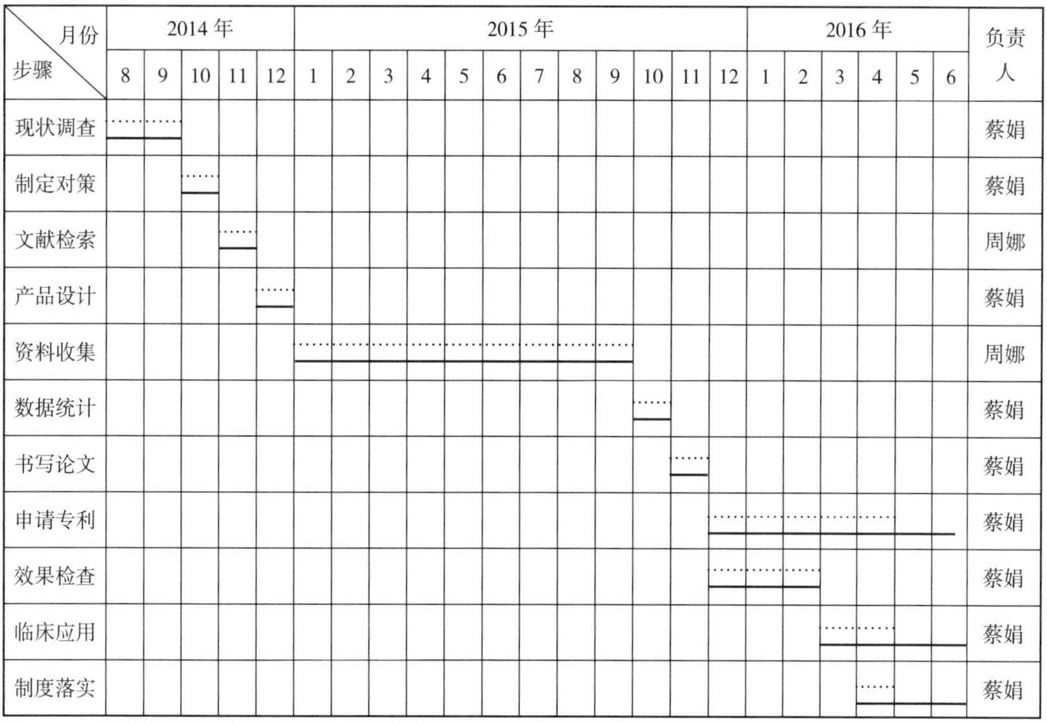

月份\步骤	2014年					2015年												2016年						负责人
	8	9	10	11	12	1	2	3	4	5	6	7	8	9	10	11	12	1	2	3	4	5	6	
现状调查	····	····																						蔡娟
制定对策			····																					蔡娟
文献检索				····																				周娜
产品设计					····																			蔡娟
资料收集						····	····	····	····	····	····	····	····	····										周娜
数据统计															····									蔡娟
书写论文																····								蔡娟
申请专利																	····	····	····	─────				蔡娟
效果检查																	····	····						蔡娟
临床应用																				····	─────			蔡娟
制度落实																					····			蔡娟

注：········ 计划执行时间　　　───── 实际执行时间

图 2-3-23　项目时间进度——甘特图

六、分析原因

CQI 小组通过查阅文献，结合临床现状，运用头脑风暴法分析患者在留置胃管期间出现异物感、恶心呕吐及咽喉疼痛的原因，考虑可能与以下因素相关（图 2-3-24）。针对这些因素，我们多次讨论，进行逐项排查和确认，最终确定导致患者留置胃管期间不适的主要原因（图 2-3-25）。CQI 小组分析鼻饲护理工作量较大，主要与患者留置胃管时间较长相关。在我科近几年的 10 例胃管滑脱不良事件中，9 例为患者对胃管刺激不耐受而自行拔除，1 例是因咽喉部刺激导致患者剧烈咳嗽时胃管脱出，因此 CQI 小组分析，导致胃管滑脱的主要原因是患者对胃管不耐受。

七、制定对策

CQI 小组成员运用 5W1H（表 2-3-11），针对患者胃管不耐受进行分析研究，正颌外科患者术后留置胃管 5～7 天，主要是为满足患者的营养需求。小组成员经查阅文献、结合临床现状，设计出新型营养供应管路，使患者术后能经口直接进食。

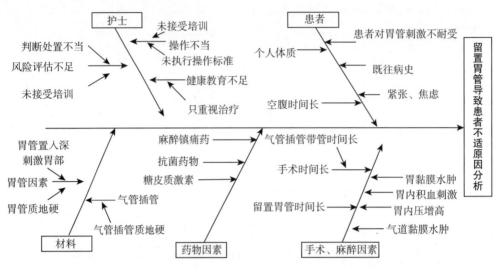

图 2-3-24　留置胃管导致患者不适原因分析——鱼骨图

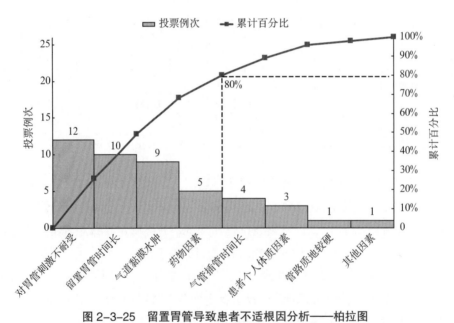

图 2-3-25　留置胃管导致患者不适根因分析——柏拉图

表 2-3-11　针对正颌患者术后对留置胃管不耐受的对策——5W1H

What	Why	How	Who	When	Where
胃管不耐受	留置胃管鼻饲流食	1. 及早拔除胃管，经口进食 2. 设计新型经口进食辅助工具 3. 制定新方法、规范操作 4. 针对新标准进行全员培训	护士长 护理骨干 全体医师	2014—2016 年	术后首次进食前

具体制作方法：将原袋式重力营养供应管路的三通（图 2-3-26 中 6）、带翼二通及胃管接头（图 2-3-26 中 7）、胃管接头保护套（图 2-3-26 中 8）去除，改良为 20 cm 的延长软管（图 2-3-27 中 6，材料直径、性质和原软管相同），使管路总长度达到 146 cm（图 2-3-27），软管下端设末端保护套（图 2-3-27 中 7）。产品其他结构和性能同原袋式重力营养供应管路相同。该产品不改变原有产品性质，材料均为已通过鉴定的鼻胃管制造材料，符合医用产品使用规定。

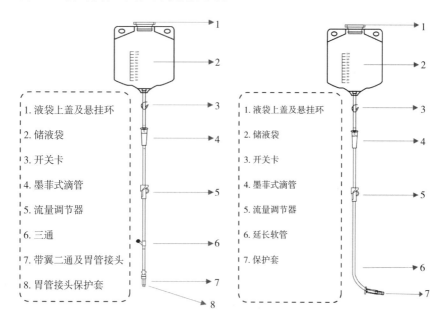

图 2-3-26 原袋式重力营养供应管路图　图 2-3-27 改进后袋式重力营养供应管路

八、执行阶段

本项目按原计划执行，在执行过程中，因申请专利周期较长，故未在计划时间内完成。按原计划，自 2016 年 3 月起，本项目正式在临床进行推广、应用。

1. 制定改进后袋式重力营养管路使用操作规范并进行统一培训

经 CQI 小组决议通过，由护士长组织实施。具体操作方法：将流食（水）倒入液体袋，悬挂于固定轨道，排净软管内空气。术后未行颌间弹性牵引的患者，指导其将延长软管从一侧磨牙区插入口舌侧面；行颌间弹性牵引的患者，可将延长软管置入一侧颊侧。打开开关卡和流量调节器，根据患者的吞咽能力调整适宜滴速注入口内，平均约 60 滴/分，同时嘱患者做吞咽动作。进食完毕，撤除软管，置入软管末端保护套内。每次进食后清洁管路，24 小时更换 1 次软管。

2. 验证改进后袋式重力营养管路的临床效果

由护士长负责研究设计，护理骨干负责临床资料的收集和整理工作。具体方法：选取 2014 年 8 月～2015 年 8 月在我院行正颌外科手术的患者 120 例，随机分为对照组和实验组。两组患者一般资料均无统计学差异。两组患者均在术中插胃管，术后当日均在复苏室特护观察，禁食水，每 1～2 小时胃肠减压 1 次。患者次日晨返回病房，取半卧位，给予检测胃液 pH 值后行胃肠减压。之后两组患者均以 5% 葡萄糖氯化钠溶液经鼻胃管清洗胃部，并首次鼻饲 5%GNS 溶液 100～200 mL。

对照组：按常规护理方法使用袋式重力给予患者鼻饲流食 5 天，从口内进水，以保持口腔清洁。实验组：指导患者使用新型袋式重力营养管路经口腔进食（水），患者如无呛咳等不适症状，遵医嘱，即刻给予拔除胃管。指导患者每次进食流食后再进食少量清水，以保证伤口清洁舒适。根据患者进食需求，每 1～2 小时进食水 1 次，每次约 100～200 mL，可以根据患者的具体情况适当调节滴速和进食水量。两组患者进食种类基本相同。

实验方法：①比较两组胃肠道反应（恶心、呕吐等）、咽喉疼痛、异物感的主观主诉，没有主诉评 0 分，有相关主诉分为轻、中、重三个级别，分别为 1 分、2 分、3 分；②记录并比较两组患者术后 3 天的每日进食量；③有无胃管滑脱。将数据进行统计学分析。（表 2-3-12，表 2-3-13）

表 2-3-12　两组患者舒适度的主观评价

组别	术后第 1 天			术后第 2 天			术后第 3 天		
	胃肠道反应	咽喉疼痛	异物感	胃肠道反应	咽喉疼痛	异物感	胃肠道反应	咽喉疼痛	异物感
试验组（n=60）	0（0，0）	0（0，1）	0（0，0）	0（0，0）	0（0，0）	0（0，0）	0（0，0）	0（0，0）	0（0，0）
对照组（n=60）	1（0，1）	2（2，3）	1（1，2）	0（0，0）	1（1，2）	1（1，1）	0（0，0）	1（1，1）	1（1，1）
Z 值	2.647	4.473	4.838	1.004	4.382	5.477	0.000	4.108	5.295
P 值	< 0.01	< 0.01	< 0.01	0.266	< 0.01	< 0.01	1.000	< 0.01	< 0.01

表 2-3-13　两组患者术后进食量比较

组别	进食量（mL）		
	术后第 1 日	术后第 2 日	术后第 3 日
实验组（n=60）	2359.10 ± 664.64	3173.80 ± 1034.09	3273.45 ± 1001.19
对照组（n=60）	1694.17 ± 382.78	2288.13 ± 547.33	2669.83 ± 581.46
t 值	−8.028	−7.071	−4.824
P 值	< 0.001	< 0.001	< 0.001

九、检查阶段

1. 2015年统计数据显示该产品的使用不仅使患者尽早拔除了胃管，避免了因留置胃管所致不适症状，而且还保障了正颌外科患者术后营养供给，满足了患者进食需求。患者使用改进后袋式重力营养供应管路进食，舒适度明显提高（表2-3-12）；进

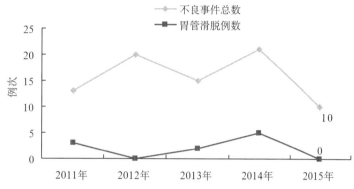

图 2-3-28　非计划拔除胃管占不良事件比例（彩图见彩插8）

食量明显多于使用胃管患者的进食量（表2-3-13）；且未再出现非计划性胃管拔除的不良事件（图2-3-28）。

2. 改进后袋式重力营养供应管路易于护士和患者操作，患者参与自我康复，不增加患者费用，也减轻了护士劳动强度，降低了护理成本。数据显示2015年本科室鼻饲人次、正颌外科患者术后留置胃管天数大幅度降低。2011—2014年为提高患者舒适度，减少因留置胃管所致不适症状，在科室全体医护人员采取系列措施的情况下，正颌外科患者术后平均留置胃管天数由7.1天降至5.9天；2015年在使用改进后袋式重力营养供应管路进食后，正颌外科患者术后平均留置胃管天数缩短为0.7天（图2-3-29，图2-3-30）。

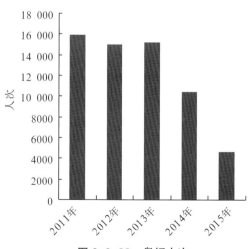

图 2-3-29　鼻饲人次

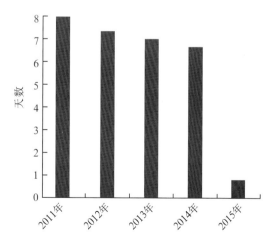

图 2-3-30　正颌患者术后平均留置胃管天数

十、总结阶段

1. 经验总结

（1）逐步建立并完善管理制度

制定《新型袋式重力营养供应管路操作流程》，并作为临床护理内容，2016 年 4 月将此方法纳入《正颌外科护理常规》。

（2）取得成绩

此项持续改进项目提高了患者舒适度；降低了护理不良事件的发生率，保证了患者的安全；增加了患者的进食量，促进了患者的康复；提高了床位周转速度和科室效益。进一步夯实了临床护士对质量管理工具的认识及临床应用。并取得以下有形成果。

a. 该项目获 2014 年北京大学口腔医院临床新技术新疗法立项；2016 年获结题汇报二等奖；2016 年获临床新技术新疗法成果汇报三等奖。

b. 论文已被中华护理杂志收录，2017 年 2 月刊出：蔡娟，等 . 改进袋式重力营养供应管路辅助正颌外科患者经口进食的研究。

c. 论文《新型袋式重力营养供应管路的研制与临床初步应用》在 2016 "中华护理学会全国口腔护理学术交流会议"中荣获优秀论文一等奖。

d. 改进后的袋式重力营养供应管路已获得实用新型国家专利，发明专利在审批中。

2. 持续改进计划

（1）继续对正颌外科患者术后发生恶心、呕吐的病例进行统计分析。

（2）针对影响正颌外科患者术后舒适度的其他护理问题，开展持续改进项目。

（北京大学口腔医院口腔颌面外科一病区　蔡娟）

案例 5　运用 PDCA 循环减少全口多颗瓷贴面粘接中的牙位混淆例数

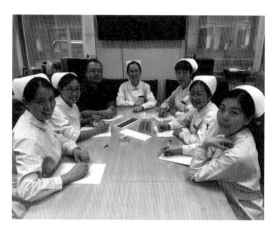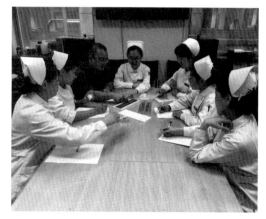

周永胜：保证修复体准确就位是保障医疗护理质量安全的重要内容，是医务人员不可懈怠的责任。

孙玉春：计算机辅助临床工作，解决临床问题，使临床工作更简单、精确、高效。

李雅瑾：高质量安全地开展护理工作是保障医疗质量和效率的基础。瓷贴面粘接时的牙位混淆，直接影响医疗护理质量，增加医护患的时间成本，增加患者不适。灵活运用 PDCA 方法及时发现并改正问题，减少牙位混淆的发生，从根本上杜绝牙位区分及放置错误导致的安全隐患，防微杜渐，防患于未然。

赵翠然：按部就班地依计划开展减少瓷贴面粘接时牙位混淆发生的工作，及时发现并反馈工作开展中出现的问题，保证工作顺利进行。

代　丽：认真学习理解管理工具，落实减少瓷贴面粘接时牙位混淆发生的工作中的每个细节，一步一步学习，一项一项落实。

一、选题背景

　　瓷贴面修复技术作为口腔修复科的一种微创美学修复手段，现已广泛应用于临床。其是在不磨牙或少量磨牙的情况下，应用粘接技术，将薄层瓷修复体永久固定于患牙唇颊面，以遮盖影响美观的缺损、变色等缺陷的一种修复方法。瓷贴面粘接是瓷贴面修复的关键步骤，但由于瓷贴面体积较小、光滑等自身因素，造成护理人员不易快速定位和抓取修复体；同名牙、同区域邻牙的瓷贴面解剖形态相似，难以目测区分；瓷贴面的粘接程序复杂、医护配合时间要求精准度高。因此，在实际粘接过程中，尤其是全口多颗（2～20 颗）瓷贴面的粘接，容易发生牙位混淆等操作失误。粘接操作时，如粘接树脂未固化，也需重新进行烦琐的粘接操作，使工作效率下降，医护工作量增加；如粘接树脂已固化，需即刻拆除瓷贴面后重新制作，使患者长时间张口保持被动体位，就诊体验不良，增加其时间成本，使患者满意度下降，医疗成本增加；同时，还易引起医疗纠纷，不符合医院为患者提供高效、安全、优质的护理服务理念。

二、现状调查

我院修复科门诊每年均接诊大量的多牙位瓷贴面修复的患者，据统计，2011 年制作 2 颗及以上瓷贴面的数量为 905 颗，在瓷贴面粘接的操作中，共发生了 4 例牙位混淆的护理不良事件（图 2-3-31）。查找教科书并检索近 10 年文献，对于如何预防此类不良事件的发生，未及相关内容的报道，且对于多牙位瓷修复体临床粘接，国内外尚无明确有效的护理辅助产品。进行科室培训并实施规范的全瓷贴面粘接操作流程，

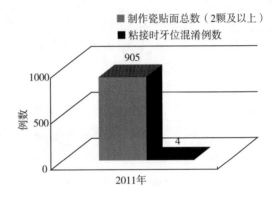

图 2-3-31　2011 年瓷贴面制作数量及发生粘接牙位混淆例数

仍然难以避免全口多颗瓷贴面粘接的发生。对此，科室就如何采取有效的措施，减少全口多颗瓷贴面粘接中牙位混淆例数，提高医护治疗操作质量，提升患者满意度，开展了持续质量改进活动。

三、成立 CQI 小组

科室成立持续质量改进小组，共同分析原因，明确分工，制定持续改进方案，组织落实。小组成员由本科室主任、美学修复专长的高年资医师、计算机中心的医师、护士长、护理骨干、相关公司工程师组成（表 2-3-14），制订工作计划（图 2-3-32）。

表 2-3-14　科室 CQI 小组构成

部门	人员	负责内容	部门	人员	负责内容
修复科	科主任　周 × ×	协调支持	修复科	护 士 长　李 × ×	项目负责人
	医 师　樊 ×	技术指导		护理骨干　赵 × ×	项目实施
计算机中心	医 师　孙 × ×	科研指导		护理骨干　王 ×	项目实施
相关公司	工程师　甘 × ×	产品加工		护理骨干　侯 × ×	项目实施
				护理骨干　纪 ×	项目实施

月份 步骤	2011 年						2012 年												2013 年							负责人
	7	8	9	10	11	12	1	2	3	4	5	6	7	8	9	10	11	12	1	2	3	4	5	6	7	×××
现状调查	┈┈																									×××
原因分析		┈┈																								×××
设定目标值			┈┈																							×××
制定对策				┈┈┈┈																						×××
组织实施							┈┈┈┈┈┈																			×××
临床资料整理											┈┈┈┈┈┈															×××
申请专利论文																┈┈┈┈										×××
效果检查																		┈┈┈								×××
临床应用																			┈┈┈┈							×××
制度落实																							┈┈			×××

注：┈┈ 计划执行时间　━━ 实际执行时间

图 2-3-32　工作计划——甘特图

四、设定目标值

参照《三级口腔医院评审标准实施细则》，其中第三章患者安全第三条作为核心制度明确指出：确立手术安全/治疗牙位核查制度，防止手术患者、手术部位/治疗牙位及术式发生错误。因此，改进后的目标为减少全口多颗瓷贴面粘接中的牙位混淆例数，至不再发生（图 2-3-33）。

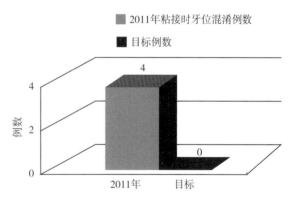

图 2-3-33　2011 年瓷贴面粘接中发生牙位混淆例数及目标值

五、分析原因

（一）原因初步分析

1. 修复体自身因素：①体积较小、经过高度的抛光上釉、操作台过于光滑、瓷贴面颜色和环境靠色等因素，造成修复体不易快速定位和抓取；②左右同名牙位解剖形态近似，而粘接时常用的模型摆放姿态，其左右方向与患者口腔实际的方向相反，护士在精神高度集中的多步骤粘接过程中，很容易导致左右同名牙位混淆；③同区域牙位，如下

55

颌中切牙与侧切牙、下颌第 1 磨牙与第 2 磨牙解剖形态相似也容易混淆；④解剖形态相似的其他牙位，近远中切角外形差异小、形态对称均可能发生混淆。

2. 无承载修复体的专用工具：护士在石膏代型上核对确认瓷贴面的牙位后，待粘接的修复体通常使用手边的纸巾、消毒小毛巾以及一次性器械盒等盛放。上述物品优缺点如下：①纸巾的优点是可用笔划出牙位，进而可按顺序摆放待粘接修复体；缺点是纸巾自重轻，如在抓取修复体时不慎一同抓起，极易将已排好牙位顺序的修复体弄乱，同时纸巾垫在坚硬光滑的操作台上时易打滑。②毛巾的优点是有一定厚度和柔软度，利于抓取修复体；缺点是表面不平整，不易准确放置修复体。不能标记牙位。③一次性器械盒的优点是本身带有小隔断，可用记号笔标注牙位；缺点是位置不明确，隔断数目往往不足，且放在其中的修复体不易用手指抓取。

3. 修复体粘接操作步骤烦琐：每颗瓷贴面需处理 13 步，护士需重复抓取、涂抹、冲洗、吹干等动作，每步操作时间要求精确，使用器械工具和材料多，导致护士核对牙位时分心；贴面粘接前预处理的时间较长，造成医师失去耐心，增加护士紧张感，导致处理时牙位核对错误。

（二）根因分析

1. 根因分析——鱼骨图

护士作为瓷贴面粘接治疗的主要实施者之一，对粘接质量起着关键性的作用。因此，CQI 小组组织全体护理人员进行头脑风暴，从人、机、料、法、环等几方面分析了造成各种影响的原因（图 2-3-34）。

2. 根因分析——柏拉图

参照鱼骨图所列举的多项原因，不同年资的护士各抒己见，CQI 小组根据经验总结出主要原因：修复体自身因素、缺乏专用工具、护士业务熟练度差距、医护配合的默契度不够、护士培训不到位等。全科护士针对主要原因进行投票，依据评分结果进行统计（表 2-3-15），并画出柏拉图（图 2-3-35），根据 80/20 法则，确定引起全口多颗瓷贴面粘接中的牙位混淆的主因为缺乏专用粘接工具、修复体自身因素以及护士业务熟练度的差距。

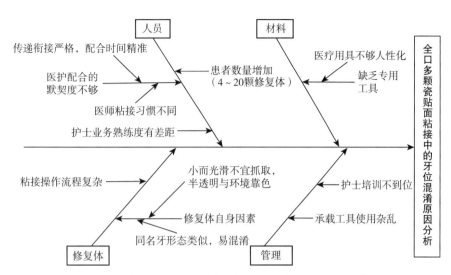

图 2-3-34　全口多颗瓷贴面粘接中牙位混淆原因分析——鱼骨图

表 2-3-15　全口多颗瓷贴面粘接中发生牙位混淆的相关原因分类统计表

牙位混淆原因分析	评分	累计百分比
缺乏专用工具	145	29%
修复体自身因素	131	55%
护士业务熟练度差距	116	78%
医护配合默契度不够	61	90%
护士培训不到位	50	100%
合计	503	100%

注：5分（最重要）、3分（一般重要）、1分（不重要）

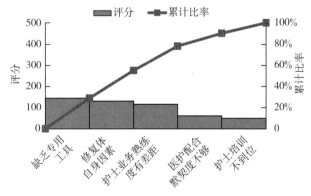

图 2-3-35　全口多颗瓷贴面粘接中牙位混淆根因分析——柏拉图

六、制定对策

CQI 小组根据根因分析结果，开会讨论制定出以下改进方案。

1. 设计制作放置多颗修复体的专用工具。

2. 采用多种形式培训新入科及低年资护士，增加理论及操作考核。

3. 安排专人临床带教指导，组织专项操作观摩学习，改进方案实施计划（表 2-3-16）。

七、执行阶段

1. 设计制作放置多颗修复体的专用工具（以下称牙位分区盒）。

（1）总结护士临床粘接操作中的心得体会与技巧。

表 2-3-16　减少全口多颗瓷贴面粘接中牙位混淆例数的实施计划表——5W1H

What 主题	Why 重要原因	How 对策拟定	When 日期	Who 负责人	Where 地点
减少全口多颗瓷贴面粘接中的牙位混淆例数	缺乏专用工具	设计制作放置多颗固定修复体的专用工具	2011—2012 年	护士长 护理骨干 计算机中心相关人员	修复科 计算机中心
	修复体自身因素				
	护士业务熟练度有差距	采用多种形式培训低年资及新入科护士，增加相关理论及操作考核 安排专人临床带教指导，组织专项操作的观摩学习	2012—2013 年	护士长 护理骨干	修复科

（2）提炼临床需求后进行初步设计。

1）整体尺寸：可容纳上下两排 20 个独立的矩形牙位小格。

2）小格长宽尺寸：参考全科护士手指印模最大径。

3）小格边缘：采用 45 度光滑倒角，防止划伤手指，诱导手指顺利进入小格。

4）小格深度尺寸：预留放置海绵块空间。

5）标识：小格上/下方有恒牙牙位标识（部位记录法），上下左右区段标识。

6）遮光盖：避免粘接过程中光敏材料的非预期固化。

7）材质：耐高温的材料。

（3）与计算机中心合作采用 CAD/CAM 方法设计（图 2-3-36）。

（4）联系相关厂家加工制作（图 2-3-37）。

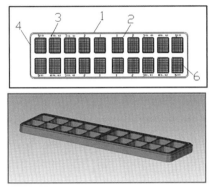
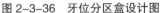
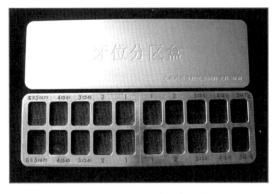

图 2-3-36　牙位分区盒设计图　　　　　图 2-3-37　牙位分区盒实物图

（5）根据临床试用反馈改进设计。

2. 采用多种形式培训新入科及低年资护士，增加理论及操作考核。

3. 安排专人统一临床带教指导，组织专项操作观摩学习。

八、检查阶段

1. 在分区盒设计、制作完成后，由技工室制作出上下颌共15颗瓷贴面。首先在全科27名护士中进行操作测试。每位护士使用分区盒及纸巾分别完成抓取与传递全部瓷贴面的动作。采用随机数码表的方法将27名护士随机分成单数组和双数组。单数组先用分区盒，再用纸巾进行上述内容的测试；双数组反之。用秒表分别记录每位护士使用分区盒及纸巾抓取与传递15颗瓷贴面所需总时间并进行数据统计（表2-3-17），记录一次抓取成功率、倒手次数并进行数据统计（表2-3-18）。测试后立即填写调查问卷。调查问卷的内容包括：①修复体抓取方便不易滑脱方面、②减少倒手次数方面、③避免牙位混淆方面、④操作配合便利程度方面、⑤节省操作时间方面、⑥整体评价方面等6项。评分标准：0～5分；5分为最高分；0分为最低分。将结果进行数据统计（表2-3-19），计算结果显示牙位分区盒作为专用的粘接工具，可以有效减少操作中牙位混淆等原因造成的粘接失误的发生，同时减少了操作时间，提高了工作效率。

表 2-3-17　纸巾与牙位分区盒抓取与传递瓷贴面时间比较（$\bar{x} \pm s$，单位：秒）

	时间	t 值	P 值
纸巾	87.07 ± 25.18	4.02×10^{-6}	< 0.05
分区盒	58.59 ± 9.15		

表 2-3-18　纸巾与牙位分区盒抓取瓷贴面情况比较

	一次抓取成功率（%）	倒手次数
纸巾	63.21 ± 27.39	5.51 ± 4.11
分区盒	95.80 ± 7.43	0.63 ± 1.11
Z 值	−5.32	−5.32
P 值	＜ 0.001	＜ 0.001

表 2-3-19　纸巾与牙位分区盒操作使用评分统计

项目	N	抓取方便	减少倒手次数	避免牙位混淆	操作配合便利	节省操作时间	整体评价
纸巾	27	1.48 ± 1.34	1.59 ± 1.27	2.11 ± 1.06	1.44 ± 0.97	1.33 ± 1.14	1.62 ± 1.00
牙位分区盒	27	4.85 ± 0.36	4.85 ± 0.36	4.92 ± 0.26	5	4.96 ± 0.19	4.96 ± 0.19
Z 值		−6.31	−6.32	−6.65	−6.82	−6.71	−6.72
P 值		<0.001	<0.001	<0.001	<0.001	<0.001	<0.001

2. 临床评价在全科范围内进行实际应用（共粘接 357 颗贴面）。嘱医护人员在每次粘接完成后，立即填写调查问卷，对分区盒的效果进行定性评价。调查问卷内容包括两部分，一是护士填写部分，调查内容同实验一测试问卷所涉及的 6 项及 1 道选择题，即应用分区盒是否可避免粘接过程中出现对修复体再次核对的问题；二是医师填写部分，包括 3 项：①配合顺畅；②粘接操作时长；③粘接效果。分区盒用于多牙位瓷贴面粘接的临床应用评价，共收到 33 份调查问卷。以评分 4 分为满意，5 分为非常满意计算，结果如下：100% 的护士在修复体抓取方便不易滑脱、减少倒手次数、避免牙位混淆、操作配合便利程度、节省操作时间及整体评价等 6 项评价均为满意（≥ 4 分）。100% 的护士认为使用分区盒可以避免在粘接操作过程中，因操作不慎出现待粘接的修复体需要再次核对的问题。100% 的医师对于配合顺畅度、粘接操作时长、粘接效果三方面的评价均为满意（≥ 4 分）。

3. 对新入科及低年资护士进行瓷贴面粘接的理论及操作考核。

4. 检查专人临床带教指导及专项操作观摩学习的情况并记录。

5. 统计 2011—2013 年全年制作 2 颗以上瓷贴面的数量及护理工作不良事件报告中全口多颗瓷贴面粘接中的牙位混淆的发生例数，结果如下图：瓷贴面总数逐年提升，但牙位混淆例数明显下降（图 2-3-38）。

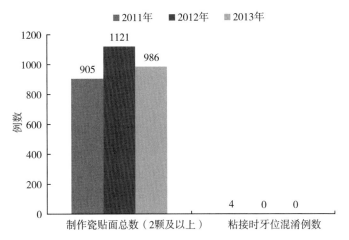

图 2-3-38　2011—2013 年瓷贴面制作数量及粘接中牙位混淆发生例数（彩图见彩插 9）

九、总结阶段

1. 标准化：修订《瓷贴面修复护理常规》，规范上、下颌瓷贴面的放置方向、抓取与传递手法。全科护士操作统一，与医师默契配合完成治疗。

2. 有形成果：

（1）撰写相关论文一篇（《牙位分区盒在多牙位瓷贴面粘接护理操作中的临床应用效果》），发表于《中华护理杂志》。

（2）成功申请专利，填补相关方面的护理空白。

3. 无形成果：

（1）缩短了整体粘接时间，患者张口时间大大减少，改善了舒适度；

（2）提高护理操作准确度，医护配合质量提升；

（3）方便护士操作，粘接配合顺畅；

（4）全口多颗瓷贴面粘接中发生牙位混淆例数明显减少，2012 年及 2013 年均未发生；

（5）该项工作得到口腔护理同行的认可和借鉴。

4. 针对修复体粘接中的其他护理问题，继续根因分析，持续改进，进入下一个 PDCA 循环。

（北京大学口腔医院修复科　李雅瑾　代丽）

案例 6　运用 PDCA 循环提高门诊护理人员四手配合开展率

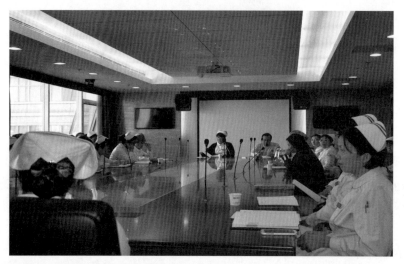

李秀娥：与国外相比，我国的口腔门诊护理配合工作晚了很多年，我们需要奋起直追，在全面推进规范的口腔门诊四手配合的道路上不断探索，让门诊护理配合助力临床护理工作。

王春丽：四手配合的主要获益者之一是医师，因此医师的理解和参与对开展四手配合至关重要。

李　华：一双手加一双手，其效果是否大于两双手，关键在于配合的默契程度。

甘　露：全面高质量推进四手配合工作，我们已准备好了并将坚定不移地走下去。

刘海凤：进行全面周密的设计和多方动员，希望能为四手配合的开展注入动力。

一、选题背景

　　口腔四手操作技术即在口腔治疗的全过程中，医师、护士采取舒适的坐位，患者采取放松的仰卧位，医护用双手同时在口腔治疗中完成各种操作。多项研究证实四手操作在缓解医务人员的工作疲劳、控制交叉感染、提高诊疗效率、缩短患者的诊疗时间等方面具有明显优势。同时，在四手操作过程中，1 名医师和 1 名护士同时服务 1 位患者，患者的需求能得到最大程度的关注和满足，因此四手操作有助于提高患者满意度。目前，在欧美等发达国家，口腔诊疗几乎全部通过四手操作完成。我国的四手操作起步较晚，在全国范围内未广泛开展且缺乏规范性。北京大学口腔医院自 20 世纪 90 年代开始引入四手操作，是我国较早开展四手操作的口腔专科医院之一。但由于四手操作对护理人力和设备配备的要求较高、部分医护人员对四手操作存在认知偏差、四手配合不到位等诸多原因，目前医院仅在专家门诊开展了四手配合，全院所有门诊科室的四手操作开展率不足 70%，四手培训开展率不足 40%。

近年来，国家卫生健康委相继提出开展优质护理服务和进一步改善医疗服务行动计划等工作。四手配合作为口腔门诊优质护理的专业内涵体现，可提高医、护、患三方的满意度，保证临床治疗的质量和效率。《三级口腔医院评审标准实施细则》5.5.4 中也明确提出：护理配合开展并推进四手操作，人员配备合理，技术培训到位，并对医院四手操作开展率（不含教学用椅）和四手培训开展率的"B"级要求分别为 ≥ 70% 和 ≥ 80%。因此提高医院的四手培训开展率和护理人员的四手配合开展率，扩大和规范我院的门诊四手配合对进一步提高我院的护理服务水平至关重要，亟待进行。

二、现状调查

为详细了解我院目前四手操作开展情况，CQI 小组讨论并设计了口腔门诊科室四手操作情况调查表，对总院 12 个口腔门诊科室的医护人力配备情况、四手操作培训开展情况、四手配合开展率等内容进行了摸底（表 2-3-20）。

表 2-3-20　改进前口腔门诊科室四手操作开展情况

科室	护士数	椅位数	开展四手培训		非教学诊室四手配合开展率（%）			椅护比
			是	否	专家诊室	普通诊室	总体	
修复	31	19	√		50	0	40	1：1.63
牙体	23	20	√		86	0	32	1：1.15
预防	10	3		○	100	0	100	1：3.33
正畸	29	18		○	65	0	52	1：1.61
牙周	32	19		○	100	0	46	1：1.68
儿科	25	9		○	100	100	100	1：2.78
综合	21	17		○	100	90	95	1：1.24
综二	14	12	√		100	33	50	1：1.17
特诊	12	13	√		100	100	100	1：0.92
种植	20	6		○	100	100	100	1：3.33
外科	15	12		○	80	100	36	1：1.25
急诊	23	10		○	100	50	60	1：2.30
总计	255	158	4	8	90.1	39.4	67.6	1：1.61

调查结果：①口腔门诊护理人力配置情况。除去教学椅位，我院口腔门诊的平均椅护比为 1 ∶ 1.61。因为我院为教学医院，承担大量教学任务，因此去掉消毒岗位、分诊岗位、教学岗位、护士长管理岗位等非临床岗位护士，护士配置仍显不足。②开展四手操作培训情况。在四手操作培训方面，仅 4 个科室开展了四手操作培训，培训内容主要为本科室常见治疗的护理配合流程，缺乏系统性和规范性。医院的整体四手培训开展率约 33%，远低于《三级口腔医院评审标准实施细则》≥ 80% 的要求，四手操作培训亟待规范和提高。③四手配合开展率情况。医院所有科室均在一定程度上开展了四手配合，但开展范围主要分布在专家诊室，专家诊室的四手配合开展率为 90.1%，普通诊室的四手配合开展率仅为 39.4%。在总院 12 个门诊科室中，58% 的科室四手配合开展率低于 60%（图 2-3-39）。

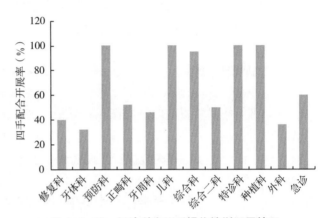

图 2-3-39　门诊科室四手操作培训开展情况

三、成立 CQI 小组

护理部牵头成立了护理质量持续改进小组，由护理部、两办、人事处、设备科、信息中心和我院魏公村院区 12 个口腔门诊科室的相关人员组成，组成及职责分工见下表（表 2-3-21）。

表 2-3-21　CQI 小组人员成员及分工

职务	姓名	部门	职责
组长	李 × ×	护理部（主任）	项目总体协调
副组长	王 × ×	门诊总护士长	协助组长推进项目实施
组员	杨 ×	人事处（处长）	人员招聘、培训经费保障
	宋 × ×	两办（主任）	出国审批
	曹 × ×	信息中心（副主任）	门诊诊疗数据的提取
	范 × ×	设备科（科长）	设备保障
	李 ×	护理部主任助理	各部门间沟通协调，实施进度监督
	李 × × 等	门诊科室护士长	根据护理部四手操作培训的相关要求开展科室的具体培训工作等
	刘 × ×	护理部干事	护理相关培训的管理工作
	甘 ×	护理部干事	护士外出学习管理、教学督导检查

四、确定目标值

确定本项目主题为提高医院护理人员四手配合开展率。根据《三级口腔医院评审标准实施细则》"B"级要求，将改进后的门诊四手配合开展率目标值设为≥80%。

五、拟定计划

本项目计划用5年时间（2012年1月至2016年12月）完成。具体开展进度见图2-3-40。

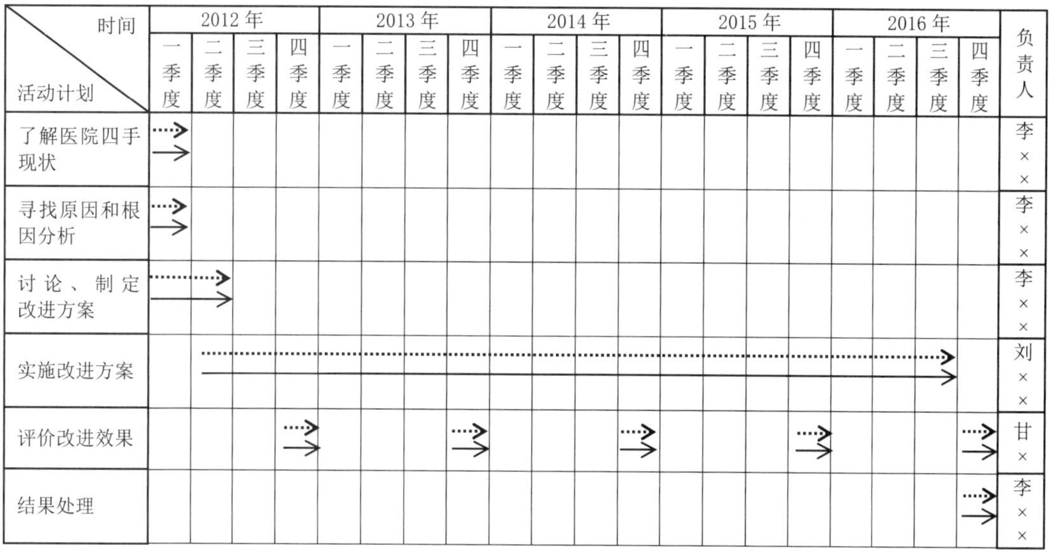

时间 活动计划	2012年				2013年				2014年				2015年				2016年				负责人
	一季度	二季度	三季度	四季度	一季度	二季度	三季度	四季度	一季度	二季度	三季度	四季度	一季度	二季度	三季度	四季度	一季度	二季度	三季度	四季度	
了解医院四手现状	···▶																				李××
寻找原因和根因分析	···▶																				李××
讨论、制定改进方案	····▶																				李××
实施改进方案		·····························▶																			刘××
评价改进效果			▶			▶				▶				▶					▶		甘××
结果处理																			▶		李××

注：·······▶ 计划执行时间　　——▶ 实际执行时间

图 2-3-40　项目执行计划——甘特图

六、分析原因

召开CQI小组成员沟通会，结合我院四手配合现状，运用头脑风暴法就影响口腔门诊护理人员四手配合开展率的因素进行深入讨论（图2-3-41）。

运用根本原因分析法，从"为什么会发生？""为什么问题没有被发现？""为什么自身系统会允许问题发生？"3个层面逐层剖析，得出影响我院口腔门诊四手配合开展率不高的根本原因为：四手操作培训不到位；护士配备不足；四手操作制度不完善；科室支持力度不足；诊室布局不合理。CQI小组成员对梳理出的根本原因进行投票，得出每个原因所占的百分比、累计百分比（表2-3-22）并制作了四手操作配合率不高的原因柏拉图。根据 80/20 法则，确定四手操作培训不到位、护士配备不足、四手操作制度不完善 3 个问题为首要问题（图 2-3-42）。

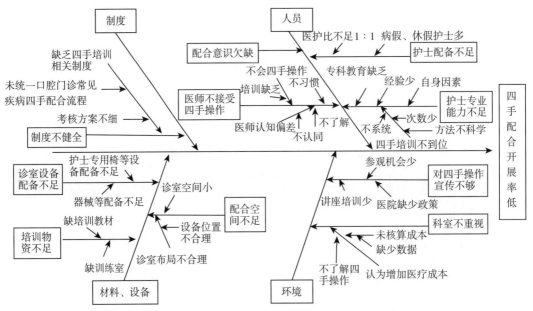

图 2-3-41　四手配合开展率低的原因分析——鱼骨图

表 2-3-22　四手配合开展率低的根本原因

原因	投票数	百分比	累计百分比
四手操作培训不到位	21	29%	29%
护士配备不足	20	27%	56%
四手操作制度不完善	16	22%	78%
科室支持力度不足	10	14%	92%
诊室布局不合理	6	8%	8%

七、制定对策

　　根据确定的根本原因，小组决定尽快组织人员完善四手操作相关管理和培训制度，在全院范围内启动四手操作规范化培训项目。培训的同时，通过招聘等多种形式稳定和壮大护理队伍，完善提高护理人员配置和医护比。以点带面，不断提高科室的四手配合开展率和医院总体四手配合开展率。

　　四手操作规范化培训从院与科两级开展。在医院层面，护理部牵头组建四手操作培训的师资队伍，设计培训课程，通过培训为科室培养四手操作带教师资；培训的同时，做好四手操作培训的宣传工作，提高各临床科室对该项目的认知程度。在科室层面，护

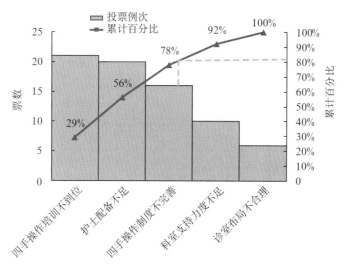

图 2-3-42　四手配合开展率低的根因分析——柏拉图

士长组建科室的四手操作培训小组，结合科室的专业特点设计本科室的培训课程内容和形式，对科室的护士进行四手配合的培训。护理部教学检查组和门诊操作组对科室的培训实施情况和培训效果共同进行监督和考核。

具体改进计划对策表见表 2-3-23。

表 2-3-23　改进计划对策表——5W1H

What 问题	Why 原因	How 对策	When 时间	Who 负责人	Where 地点
护理人员 四手配合 开展率不 高	制度不 完善	修订口腔门诊常见疾病的四手配合流程	2012 年 1～3 月	王 ××	护理部
		修订《门诊四手操作技能考核评分标准》	2012 年 1～3 月	李 ×	
	培训不 到位	提高师资的四手操作水平：选派优秀医师和护理人员赴四手操作理念和技术先进的地区学习	2012 年 1～2 月	李 ×× 杨 ×	美国、日本、 中国香港
		讨论并制定医院四手操作培训方案和科室四手操作培训要求，对培训内容、形式、学时、师资要求等进行明确规定	2012 年 1～2 月	刘 ××	护理部
		按照师资选拔要求，选拔 11 名四手操作理论培训教师	2012 年 2 月	李 ××	护理部

What 问题	Why 原因	How 对策	When 时间	Who 负责人	Where 地点
护理人员 四手配合 开展率不 高	培训不 到位	全脱产培训：举办理论与操作相结合的全脱产培训，培训时间为 1 周 其他培训：邀请院内外专家进行四手操作讲座，5～6 次 / 年	2012—2016 年 1 期 /1～2 月	刘 ××	会议室 一教室 二教室
		门诊科室组织科室的四手操作专项培训	2014—2016 年 ≥1 期 / 年	护士长	门诊
		监督和考核科室四手操作培训情况。护理教学组检查培训执行情况，门诊操作组通过门诊配合考核四手培训的效果	2014—2016 年 3/6/9/12 月	甘 × 崔 ×	门诊
护理人员 四手配合 开展率不 高	护士配 备不足	每年定期为门诊招聘护士，完善门诊护理人力配置	2012—2016 年	李 ×	会议室
		补充医院机动护士库人员，根据科室人力情况，调配机动护士填补病假、休假和产假引起的短暂人力不足	2012—2016 年 每年 8 月	李 ×	护理部
		提高门诊护士待遇，稳定门诊护理队伍	2012—2016 年	李 ××	护理部

八、执行阶段

按照改进计划对策表，由专人负责逐项实施相关工作。CQI 小组成员定期分析计划实施情况，并对实施中存在的问题进行讨论，具体实施过程如下。

（一）制定和修订制度

1. 组织门诊护士长梳理了口腔门诊常见疾病的种类、治疗方法，并对不同科室同一操作的四手护理配合流程进行了统一，形成我院《口腔门诊常见治疗护理常规与流程》，该手册是四手操作培训重要的理论参考。

2. 护理部组织门诊总护士长和门诊科室护士长多次讨论并修订了《门诊四手操作技能考核评分标准》。修订后的考核标准包括：仪表、操作前、配合过程和操作后 4 部分，并对操作中与四手配合有关的坐姿、坐高、吸唾、传递、器械握持方法等要点进行了细化（表 2-3-24）。

（二）开展院 - 科两级的四手操作培训

在院领导的大力支持下，在医院层面开展了多种形式的四手操作培训，从不同的角度提高我院护理人员的四手操作意识和四手操作业务水平。

表 2-3-24　北京大学口腔医院门诊四手操作技能考核评分标准

检查项目	检查主要内容	分值	扣分标准（每人次扣分）
仪表3分	仪表端庄，服装整洁	3	未戴胸卡，领口未系，服装、鞋不整洁，一项不符减1分
操作前18分	核对患者信息（姓名、性别、年龄、身份证、医保卡号、病历号）	2	每少一项减0.5分
	引导患者安全坐至诊椅	3	不符合要求减1分
	洗手（六步法）	3	每少一步减0.5分
	戴口罩	1	不符合院感标准减1分
	主动准备用物且齐全	3	不符合要求减1分
	物品按照使用顺序放置，布局合理	3	不符合要求减1分
	操作区域清洁整齐	3	不符合要求减1分
配合过程55分	护士熟知治疗方法（提问）	5	回答不清楚/不完整减1分
	配合过程中坐姿正确：面对医师，坐于时钟2～4点位置；座椅比医师椅高10～15cm；双脚放置于底盘或地面；与患者平行而坐，臀部靠贴患者肩膀	5	不符合要求减1分
	配合过程中及时吸唾	5	不符合要求减1分
	吸唾过程中不妨碍医师的治疗	5	不符合要求减1分
	吸唾过程中避免对患者的不良刺激	5	不符合要求减1分
	配合中传递区域正确：在患者胸前传递	5	不符合要求减2分
	护士握持器械手法正确：采用握笔式或掌-拇握式传递法；握持器械非工作端	5	不符合要求减2分
	随时保持器械清洁	5	不符合要求减1分
	配合中始终关注患者感受	5	不符合要求减1分
	配合中存在医源性交叉感染隐患	5	减1分
	配合中对患者有安全隐患	5	减1分
操作后12分	引导患者安全离开椅位	3	不符合要求减1分
	用物处理方法正确	3	不符合院感标准减1分
	操作完毕工作台干净整洁	3	工作台有污渍减1分
	洗手（六步法）	3	每少一步减0.5分
总体评价12分	配合积极主动	6	不符合要求减2分
	整体配合敏捷连贯	6	不符合要求减2分
合计		100	

（1）四手操作规范化培训项目

该培训项目由护理部牵头组织，是为期 1 周全脱产培训，共 22 学时，采用理论与实践相结合的形式，其中理论培训包括四手操作基本原则、四手操作临床配合中交叉感染防护措施、橡皮障临床应用等内容。2012—2016 年共组织 33 期四手操作培训（图 2-3-43）。该培训覆盖了我院所有门诊科室，共为我院门

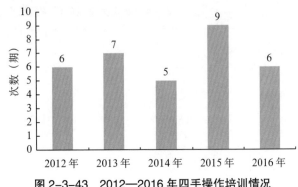

图 2-3-43　2012—2016 年四手操作培训情况

诊科室培养了四手操作培训师资 106 人。四手操作规范化培训使护理人员更清晰地了解了四手操作的定义、原则、配合技巧等基础知识和技能。

（2）四手操作专题讲座

2012—2016 年期间，共邀请美国、日本等地的专家来院进行四手操作专题讲座 25 次，共计约 300 学时，内容包括美国牙科辅助现状、人体工程学、种植手术护理配合、牙周手术护理配合等。专题讲座开阔了护理人员的视野，使其更好地了解了国际四手配合的新理念、新知识和新技术。

（3）赴国际医院学习四手操作

美国、日本、中国香港等地均较早开展了四手操作，为了更深入全面地了解国际四手操作的现状和理念，医院先后选派医务人员 22 人次赴美国，14 人次赴日本，18 人次赴香港进行了不同周期的四手操作方面的交流学习，进一步提高并拓宽了四手操作的思路和理念。

（三）提高口腔门诊一线护理人员配置

2012—2016 年护理部会同人事处先后组织多轮招聘，增加了口腔门诊一线护理人员配置（图 2-3-44），在满足日益增加的口腔门诊诊疗需求的同时，逐渐提高门诊的椅护比，从而保证四手操作的顺利开展。近 5 年来，护理部共从医院的机动护士库中为口

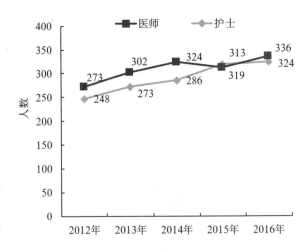

图 2-3-44　2012-2016 年口腔门诊医师、护士
变化趋势（彩图见彩插 10）

腔门诊提供人力支援共计 36 人次，在一定程度上缓解了因各种休假导致的护理人力相对不足的情况。

九、检查阶段

改进后，CQI 小组对我院的四手操作开展情况再次进行摸底（表 2-3-25）。改进后结果：①口腔门诊医护人力配置情况。虽然门诊的医疗椅位数逐年增加，但口腔门诊的平均椅护比却有一定程度的提高，由原来的 1：1.61 提高到 1：1.78。椅护配比的提高，保证了门诊四手配合的开展。②四手操作培训开展情况。在四手操作培训方面，83% 的门诊科室组建了科室的四手操作培训小组，按计划定期开展科内的四手操作培训，较改进前提高了 50%（图 2-3-45），达到了《三级口腔医院评审标准实施细则》关于四手操作培训率 "B 级 ≥ 80%" 的要求；培训内容方面，在原有常见治疗的护理配合基础上，逐渐增加了四手操作的基本原理、吸引技术等四手操作的基础理论和技术的培训；在培训形式上，采用专人负责、理论与实践相结合的培训形式。

表 2-3-25　改进后口腔门诊科室四手操作开展情况

科室	护士数	椅位数	开展四手培训		非教学诊室四手配合开展率（%）			椅护比
			是	否	专家诊室	普通诊室	总体	
修复	34	18	√		100	0	83	1：1.89
牙体	23	20	√		86	0	32	1：1.15
预防	11	3	√		100	0	100	1：3.67
正畸	33	30	√		81	0	67	1：1.10
牙周	38	16	√		100	0	67	1：2.34
儿科	33	11	√		100	100	100	1：3.00
综合	26	16	√		100	75	89	1：1.63
综二	20	12	√		100	100	100	1：1.67
特诊	19	13	√		100	100	100	1：1.46
种植	21	8	√		100	100	100	1：2.63
外科	17	11		○	100	0	48	1：1.55
急诊	25	11		○	100	78	82	1：2.27
总计	300	169	10	2	97.3	46.1	77.9	1：1.78

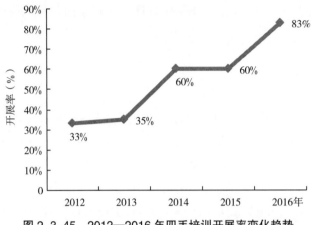

图 2-3-45　2012—2016 年四手培训开展率变化趋势

③ 四手配合开展率情况。门诊科室四手配合开展率明显提高。经过改进，我院 12 个门诊科室的平均四手配合开展率为 77.9%。其中专家诊室的四手配合开展率为 97.3%，非教学普通诊室的四手配合开展率为 46.1%，均较改进前有明显提高。儿童口腔科、综合二科、特诊科、种植科等科室的非教学普通诊室的四手配合率达到 100%（图 2-3-46）。改进后的四手配合开展率距离目标值仍有一定差距（图 2-3-47）。

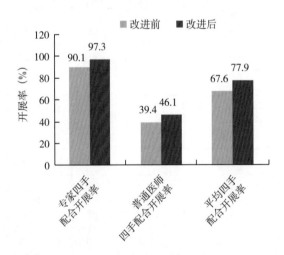

图 2-3-46　改进前后四手配合开展率

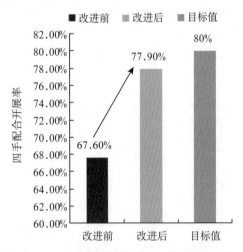

图 2-3-47　改进前后四手配合开展率与目标值的关系

十、总结阶段

1. 经验总结

（1）建立并完善四手操作相关制度

总结 5 年来四手操作培训的经验，对《北京大学口腔医院四手操作规范化培训方案》和《科室四手操作培训要求》进行修订，要求科室按照制度要求，将四手操作培训融入科室的日常培训中，做到常态化管理。

（2）根据门诊科室常见疾病和治疗技术的变化，对《口腔门诊常见治疗护理常规与流程》再次进行修订，下发所有门诊科室参考。

（3）专著《实用口腔护理技术》，已由人民卫生出版社正式出版。该书按照四手配合的思路，囊括了口腔门诊常用的问诊、接诊、四手操作、吸引等基本技术和口腔门诊常见疾病的四手配合流程。该书已作为我院乃至其他口腔院校四手操作培训的教材。

（4）进一步挖掘和细化四手操作考核的指标，以更好地评价四手操作培训的效果和配合中存在的问题。

（5）定期检查临床科室的四手配合情况，结果在每季度护理质量检查简报中进行公示。

2. 持续改进计划

（1）联合人事处、医务处和经济运行办公室，对我院口腔门诊的人力成本、门诊诊疗人次和经济效益等指标进行核算，增加院领导和科主任对四手操作意义的认识，充分调动医院层面和科室层面开展四手操作的积极性，为获得政策上的倾斜和支持奠定基础。

（2）根据国际上四手操作的新进展，对四手操作培训的内容和形式进行调整；同时，将培训对象由原来的护理人员扩大到医护人员共同参加授课和培训，从而提高年轻医师四手操作的意识和水平。

（3）在提高四手配合开展率的基础上，进一步建立门诊四手配合的质量指标，从根本上发挥四手操作带来的实效。

（北京大学口腔医院护理部　甘露　刘海凤）

案例 7　运用 PDCA 循环提高医务人员手卫生依从性

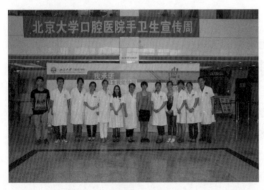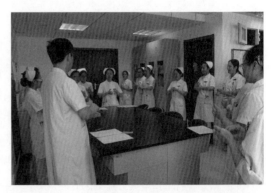

体会： 手卫生是一种最基本、最简便、最易行的有效预防病原微生物传播的手段，是降低医院感染最重要的措施，加强手部卫生，提高医护人员洗手的依从性，保障患者安全，是我们每个医务人员的首要任务。

"感染控制，掌握在你我手中。"

一、选题背景

手卫生是预防和控制医院感染的基础，是保障患者和医务人员安全最重要、最有效、最简单、最经济的措施。但在日常的诊疗护理工作中，医务人员的手卫生情况依然不容乐观，全球的手卫生依从性平均为 38.7%，我国医护人员的手卫生依从性的比例更低，仅在 20% ～ 30%。如何提高医务人员的手卫生依从性，已成为医院感染管理中最关注的难题之一。为有效提高我院医务人员的手卫生依从性，我科开展了一系列持续改进活动。

二、现状调查

自 2013 年开始，在医院感染管理委员会和院感科的检查中发现，我院医务人员手卫生依从性较低，尤其在门诊科室因工作繁忙、缺少人力资源等问题，医务人员手卫生依从性不足 30%，针对此问题，我科应用 PDCA 循环管理模式对我院医务人员手卫生依从性进行持续性改进。

三、成立 CQI 小组

针对以上问题,成立持续质量改进小组(表 2-3-26),研究分析原因,制定改进方案。

表 2-3-26　CQI 小组成员

小组成员分布	人员	负责内容
组长	李 × ×	科研指导
副组长	刘 × ×	项目负责人
组员	胡 ×	资料收集
组员	丁 × ×	资料收集
组员	林 × ×	资料收集

四、设定目标值

2013 年 3 月和 2014 年 5 月分别对住院病区和门诊科室,根据《医务人员手卫生规范》和美国 CDC 医疗保健机构手卫生指南,自行设计《医务人员手卫生依从性监测表》。采用暗访的方式跟踪医护人员至其出现手卫生指征,观察其是否正确执行手卫生,我院医务人员手卫生依从性总体基线值为 31.03%(图 2-3-48)。遂将我院医务人员手卫生依从性总体目标值设定为 70%。

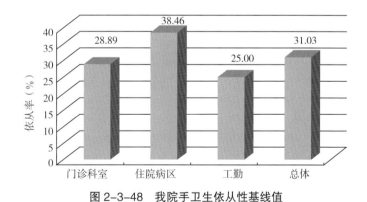

图 2-3-48　我院手卫生依从性基线值

五、分析原因

1.原因初步分析

(1)对手卫生认知度问题——缺少相关宣传、培训。

(2)缺少可执行的制度和监督检查机制——完善制度,定期检查。

（3）手卫生设施配备不足——选择合适的产品。

（4）工作量大，人力资源不足——速干手消毒剂。

2. 根因分析——鱼骨图（图 2-3-49）

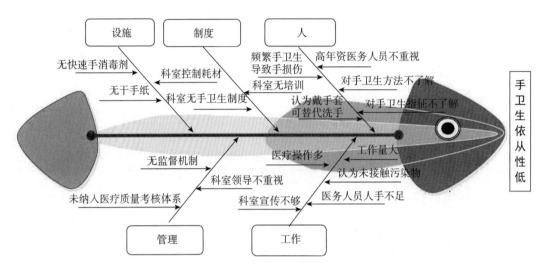

图 2-3-49 手卫生依从性低原因分析——鱼骨图

3. 根因分析——柏拉图（图 2-3-50）

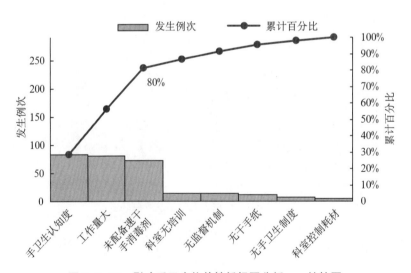

图 2-3-50 影响手卫生依从性低根因分析——柏拉图

六、制定对策

（一）根据根因分析结果。小组认为因工作量大导致手卫生依从性差，根本原因是对手卫生重要性认识不足，故并入手卫生认知度差问题一并解决。

1. 针对手卫生认知度差，我院开展以下改进措施：

（1）制作手卫生宣传标识进行张贴。

（2）向全院医务人员开展手卫生知识讲座，有针对性地进行关于洗手的指征、手部卫生的方法、手部卫生产品的选择及与洗手相关的皮肤护理等知识的学习和宣教。

（3）现场宣传，开展手卫生承诺签字墙活动，播放洗手视频，宣传洗手口诀，设置与洗手有关的电脑屏幕保护程序，制作宣传展板，组织手卫生知识竞答，发放小奖品如手卫生徽章、便利贴、笔、钥匙扣等，还在门诊大厅安排手卫生有奖问答活动，充分调动医务人员及患者对手卫生的关注性、参与的积极性，共同提高手卫生依从性。

（4）对手卫生执行差的部分科室进行专题培训、指导。

2. 针对未配备速干手消剂问题，我院进行专题研究，计划所需经费，确保速干手消剂尽早配备到位。

（二）拟定改进方案计划（图2-3-51）。

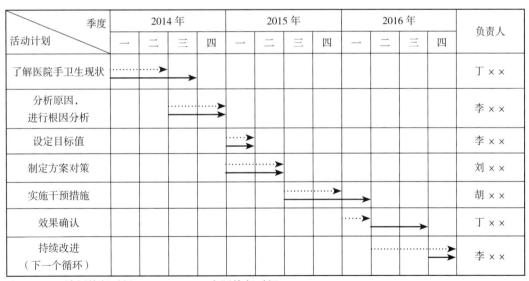

注：┈┈▶计划执行时间　　━━━▶实际执行时间

图2-3-51　项目执行计划——甘特图

七、执行阶段

针对现状分析原因，采取相应的干预措施，具体内容如下。

1. 开展手卫生宣传周活动，活动当日院长与手卫生示范科室负责人签订手卫生承诺书。

2. 邀请北京大学第一医院李六亿教授来院进行手卫生相关知识培训讲座。

3. 在电梯内张贴手卫生宣传海报，医师工作站设置手卫生电脑屏保，候诊区播放手卫生视频。

4. 利用颌面外科病区早交班的时间，组织医务人员学习手卫生知识要点及六步洗手法。

5. 在门诊大厅安排手卫生有奖问答活动。

6. 为科室免费提供速干手消毒剂。

八、检查阶段

通过干预措施的执行，医务人员对洗手时机有了进一步的了解，病区医务人员能做到查房时接触患者后，立即使用速干手消毒剂，门诊科室医务人员手卫生依从性也有所提升。开展品管圈活动后，门诊科室医务人员洗手依从性由 28.89% 上升至 55%，住院病区医务人员洗手依从性由 41.46% 上升至 70%（图 2-3-52，图 2-3-53）。

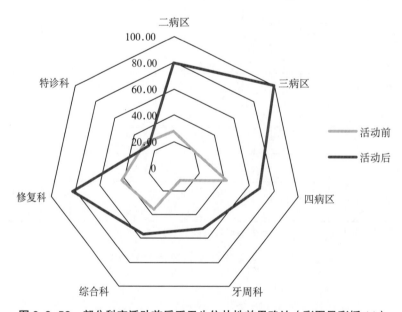

图 2-3-52　部分科室活动前后手卫生依从性效果确认（彩图见彩插 11）

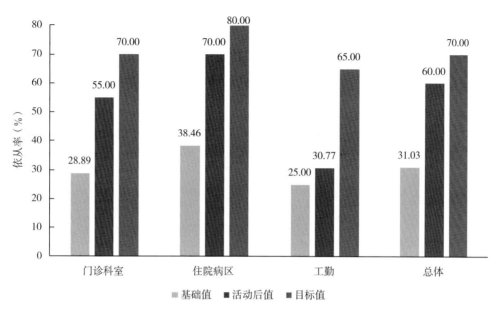

图 2-3-53 我院不同部门手卫生依从性改善情况（彩图见彩插 12）

九、总结阶段

1. 总结

要切实提高医务人员手卫生依从性，院领导的支持是基本前提，手卫生设施的改善是可靠的物质保障，全方位的培训是强大的推动器，规章制度是落实的关键，良好的监督是必不可少的机制。通过有效干预，我院医务人员手卫生依从性呈逐步上升趋势，从干预前的 31.03% 上升至 70%。

2. 下一步措施

（1）进一步完善我院手卫生管理制度及监管标准。

（2）为确保我院医务人员手卫生依从性符合医院管理要求的目标值，将其列入年度工作计划中，使我院手卫生依从性逐年稳步提升。

（3）对于存在的不足之处，纳入下一个 PDCA 循环进行持续改进。

（北京大学口腔医院医院感染管理科　胡凯　丁建芬）

案例 8 运用 PDCA 循环提高药品不良反应上报率

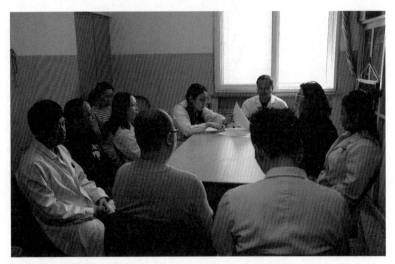

郑利光：药品不良反应事关患者用药安全，在当前日益重视患者安全的社会大环境下，非常有必要加强药品不良反应的监测和上报，及时、有效控制药品风险。

赵电红：重宣传、抓实施，培养每一名医务人员监测和上报药品不良反应的意识，把监测和报告药品不良反应作为一项常规工作来开展。

韩　蕊：医院在药品不良反应监测和上报方面有明确的责任和义务，在不良反应管理方面应不断加大措施、强化督导，合理引导医务人员对药品不良反应的认识，自觉上报。

裴京萌：做好药品不良反应监测是医务人员的职责，我们要动员医务人员积极监测和上报药品不良反应。

刘立婷：要常抓不懈地做好药品不良反应上报工作。

一、选题背景

药品不良反应（Adverse Drug Reaction，ADR）是指合格药品在正常用法用量下出现的与用药目的无关的有害反应。做好 ADR 监测和报告工作，可提高医务人员对 ADR 的识别、处理和预防能力，及时、有效地发现和控制药品风险，保障患者用药安全。对 ADR 进行监测也是药品上市后安全性评价的重要手段。2011 年国家卫生健康委发布了《药品不良反应报告和监测管理办法》，要求医疗机构按照规定报告所发现的药品不良反应。我院也在 2012 年制定了医院药品不良反应报告和监测管理制度，要求各科室及时收集和上报药品不良反应。

二、现状调查

2013 年初，为了解我院 ADR 上报现状，药剂科统计了 2006—2012 年医院上报给国家 ADR 监测中心的 ADR 例数。统计数据显示，我院 ADR 上报例数一直较低(图 2-3-54)，远低于国内 ADR 监测开展较好医院每年上报 ADR 上百例的数量，且存在上报科室少、上报 ADR 可疑药品品种少的问题（表 2-3-27）。2006—2012 年，各年度分别只有 4、2、2、3、3、3 和 5 个科室 / 部门上报过 ADR，且各年度上报可疑药品数也分别仅有 5、3、5、10、4、4 和 8 种。根据有关文献报道，住院患者 ADR 发生率高达 20%，以此推算，意味着有很多 ADR 存在漏报情况。

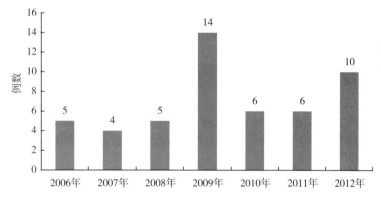

图 2-3-54　2006—2012 年我院 ADR 上报例数

表 2-3-27　2006—2012 年各科上报 ADR 情况

年份	上报科室及 ADR 例数	可疑药品 / 种
2006 年	药剂科（2）、口腔颌面外科（1）、牙周科（1）、关节门诊（1）	5
2007 年	药剂科（3）、儿童口腔科（1）	3
2008 年	药剂科（4）、口腔颌面外科（1）	5
2009 年	药剂科（11）、一病区（2）、三病区（1）	10
2010 年	药剂科（2）、一病区（3）、三病区（1）	4
2011 年	一病区（4）、药剂科（1）、四病区（1）	4
2012 年	一病区（6）、二病区（1）、三病区（1）、四病区（1）、儿童口腔科（1）	8

三、成立 CQI 小组

针对以上问题，药剂科成立了持续质量改进小组，研究分析原因，制定改进方案。成员由药剂科主任、副主任、科秘、药剂科各部门负责人等组成（表 2-3-28）。

表 2-3-28 CQI 小组成员及分工

成员组成	人员	分工
组长（科主任）	郑 ××	协调各成员工作，组织院内 ADR 培训
副组长（科副主任）	赵 ××	协调各成员工作
成员（科秘）	韩 ×	组织药剂科药事管理小组在对全院药事工作实施每月检查过程中，督促临床科室上报 ADR
成员（门诊药房负责人）	裴 ××	指导门诊科室 ADR 上报
成员（住院药房负责人）	刘 ××	指导病区 ADR 上报

四、设定目标值

提高 ADR 上报例数，使 ADR 上报例数的年增长率不低于 30%。

五、分析原因

通过查阅 ADR 上报有关文献、访谈医务人员、CQI 小组成员头脑风暴等方式，从人员、材料、方法、环境等几方面分析了各种导致 ADR 上报例数少的原因，并绘制鱼骨图（图 2-3-55）。

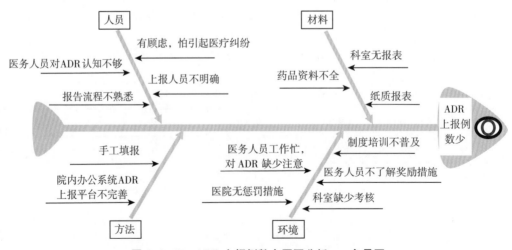

图 2-3-55 ADR 上报例数少原因分析——鱼骨图

为了解影响 ADR 上报的主要因素，制定针对性管理措施，小组设计了调查问卷，调查医师、护士和药师，了解导致 ADR 不报、少报、漏报的主要原因有哪些。结果发现，医务人员对报告流程不熟悉、医院缺少对临床科室上报 ADR 的考核、医务人员

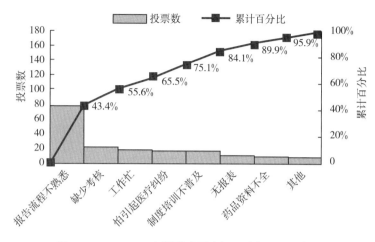

图 2-3-56　ADR 上报影响因素根因分析——柏拉图

工作繁忙、怕引起医疗纠纷等是影响上报的主要因素（图 2-3-56）。

六、制定对策

CQI 小组利用甘特图绘制工作计划表（图 2-3-57），并拟定了 5W1H 表（表 2-3-29），根据影响因素采取针对性措施，包括组织培训、ADR 知识宣传等，明确具体负责人和实施时间。

步骤 ＼ 月份	2013 年												2014 年		负责人
	1	2	3	4	5	6	7	8	9	10	11	12	1	2	
现状调查	■														郑 ××
原因分析	■														郑 ××
确定主要原因	■														郑 ××
制定对策	■														郑 ××
组织 ADR 培训	■														郑 ××、李 ××
为 ADR 上报申请奖励	■														郑 ××
ADR 知识宣传		■	■	■	■	■	■	■	■	■	■	■			裴 ××、刘 ××
药事检查督促上报		■	■	■	■	■	■	■	■	■	■	■			韩 ×
总结													■	■	郑 ××
持续改进													■	■	郑 ××

图 2-3-57　提高 ADR 上报率工作计划——甘特图

表 2-3-29　提高 ADR 上报率工作计划——5W1H 表

What 主题	Why 重要原因	How 对策拟定	When 日期	Who 负责人	Where 地点
提高药品不良反应上报例数	报告流程不熟悉，怕引起医疗纠纷，制度培训不普及	开展 ADR 培训，多种方式宣传 ADR 知识，打消医务人员上报 ADR 顾虑	2013 年 1 ～ 12 月	郑 ×× 李 ××	药剂科 护理部
	缺少考核	建立 ADR 上报奖励制度	2013 年 1 月	郑 ××	医务处
		药事检查督促科室上报 ADR，简报通报各科 ADR 上报情况	2013 年 2 ～ 12 月	韩 ×	药剂科
	工作忙	门诊药房、住院药房加强与临床沟通，提供 ADR 上报所需表格和相关药品信息，方便医务人员上报	2013 年 2 ～ 12 月	裴 ×× 刘 ××	门诊药房 住院药房

七、执行阶段

1. 组织 ADR 培训。因护士长为各科室 ADR 监测联络员，负责协助本科室医务人员填写、上报 ADR，且护士身处护理一线，能及时发现和处理患者发生的 ADR，所以我们将护士长列为 ADR 重点培训对象。2013 年 1 月，药剂科、护理部共同组织，对全院护士长开展了 1 次 ADR 培训。

2. 为 ADR 上报申请奖励。2013 年 1 月，药剂科向主管院长申请，按 100 元 / 例奖励 2012 年度 ADR 上报人。

3.ADR 知识宣传。①药剂科利用每季度 1 期的院内刊物《药物通讯》，刊登 ADR 有关知识。比如，为了解我院 ADR 发生特点和规律，为临床安全用药提供参考，药剂科对 2012 年医上报 ADR 病例做了回顾性分析，将分析结果《我院 2012 年药品不良反应报告分析与评价》刊登于 2013 年第 1 期《药物通讯》。同期《药物通讯》还刊登有《< 药品不良反应报告和监测管理办法 > 解读》《头孢类药物的不良反应与对策分析》等介绍 ADR 知识的文章。②门诊药房、住院药房加强与临床沟通，为临床提供 ADR 上报所需表格和相关药品信息，并提供 ADR 上报有关咨询。

4. 药事检查督促上报。2013 年 2 ～ 12 月，药剂科药事管理小组利用每月 1 次开展的全院药事检查工作，督促各科室上报 ADR，并将各科室每季度 ADR 上报情况用简报公示，对上报积极的科室给予表扬。

八、检查阶段

2013 年 ADR 上报 20 例，上报例数有明显增长。2014 年和 2015 年的 ADR 上报也呈逐年递增趋势，分别上报 29、46 例。2013—2015 年 ADR 上报平均增长率为 68%，说明我们采取的措施取得了显著成效（图 2-3-58）。

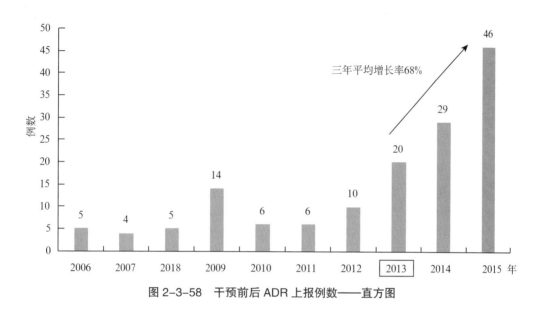

图 2-3-58　干预前后 ADR 上报例数——直方图

九、总结阶段

通过 1 年的持续改进，总结出提高 ADR 上报的措施，包括每季度通过药事工作检查简报将各科室 ADR 上报情况向全院公示，对上报积极的科室给予表扬；每年年初汇总分析上年度医院 ADR 上报病例，以了解医院 ADR 发生的特点和规律，为临床安全用药提供参考，分析结果通过《药物通讯》全院公布；每年视 ADR 上报例数多少、质量好坏，适时开展针对各类医务人员的 ADR 培训。

该项工作的完成取得了明显成效，表现为医务人员上报 ADR 意识明显增强，多数医务人员知晓发生 ADR 后需及时向医院上报；近几年，ADR 上报例数持续增长，ADR 上报例数在国内口腔医院中居前列（目前国内其他口腔专科医院通常每年上报 ADR 约 10 例）；ADR 上报例数和年增长率受到辖区 ADR 监测主管部门的肯定。

十、持续改进

1. 发现新问题：2016 年初，我们对近几年 ADR 上报情况又进行了进一步的分析，发现一些新问题：①仍存在上报科室少、上报 ADR 可疑药品品种少的问题，且严重、新型的 ADR 上报少。如 2015 年仅 6 个科室/部门上报了 ADR，可疑药品仅涉及 8 种。②患者 ADR 上报率低。如 2015 年每千名出院患者 ADR 上报数只有 6.4 例。根据文献报道，住院患者 ADR 发生率高达 20%，以此推算，意味着仍有很多 ADR 存在漏报情况。③部分 ADR 上报质量有待提高，表现为 ADR 报表填写不规范，怀疑药品、并用药品填写不准确，ADR 过程描述及处理情况填写简单。如 2015 年 ADR 过程描述及处理情况填写完整的 ADR 报表仅占 45.7%。

2. 进入下一个 PDCA 循环：这些新发现的问题给我们以启示，就是既要关注 ADR 上报数量，也要注重 ADR 上报质量，一方面要动员更多科室上报，并上报更多药品的 ADR，另一方面也要加强对医务人员 ADR 知识的培训，提高 ADR 上报质量。于是，我们在 2016 年，启动了新的 PDCA 项目"增强医务人员 ADR 上报意识，提高 ADR 上报率和上报质量"。我们成立了由药剂科牵头，医务处、护理部、信息中心、临床科室等多个职能部门和科室参加的 CQI 小组，希望通过 CQI 小组的工作，促使更多科室上报 ADR，提高 ADR 上报的数量和质量。

3. 下一个 PDCA 循环计划：①组织对全院医务人员，包括科室负责人、科秘、护士长等人的 ADR 上报培训。②完善医院 OA 系统中的 ADR 上报功能，使各科室医务人员均能便捷地通过 OA 网络系统上报 ADR。③负责向国家 ADR 监测中心上报 ADR 的药师全面检查科室上报的 ADR 报表，对于填写不规范的报表，及时退回科室修改。

（北京大学口腔医院药剂科　郑利光）

案例 9　运用 PDCA 循环降低住院患者药费负担

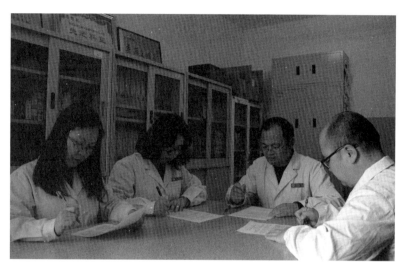

郑利光：药品费用的过快增长已成为政府和社会关注的热点问题，需要经常性监测医院药品使用情况，
　　　　减少辅助性药品的使用，降低患者药费负担。
施祖东：把药学部门的技术干预和职能部门的行政干预相结合，共同做好不合理用药干预工作。
赵电红：广泛宣传合理用药知识、国家基本药物制度，对临床不合理用药进行有效干预，层层落实，
　　　　不断改进，纠正药品的不合理、过度使用情况。
韩　蕊：用尽可能少的药费支出换取尽可能大的治疗收益，合理使用有限医疗卫生资源，减轻患者及
　　　　社会的经济负担。

一、选题背景

　　近年来，医疗费用的过快增长已成为政府和社会关注的热点问题，突出表现在部分城市公立医院医疗费用总量增幅较大，药品收入占医疗收入的比例较高。国家卫生健康委公布的《2013 中国卫生统计年鉴》显示，2012 年国内公立医院药品收入占医疗收入的 44.8%。为控制医疗费用的不合理增长，切实减轻群众医药费用负担，各级卫生行政部门下发了一系列文件要求医疗机构控制医疗费用不合理增长、降低药占比，并将其作为医疗机构绩效考评的重要指标。

　　2015 年初，为了解我院门诊和住院患者药费负担情况，我们对 2010—2014 年每门诊人次药费、出院患者平均药费等指标进行了统计。结果发现门诊患者用药较少，每门诊人次药费在 12 元上下波动，而出院患者平均药费总体呈现逐年递增趋势，如 2014 年出院患者平均药费较 2013 年增长 7.8%，有必要采取措施控制住院患者药费增长情况。

二、现状调查

2015 年 4 月回顾性分析 2010—2014 年出院患者平均药费（图 2-3-59）。为了解导致 2014 年住院患者用药金额增长的主要药物类别和品种，统计 2014 年住院患者用药金额增长排序前 7 位药物类别的金额增

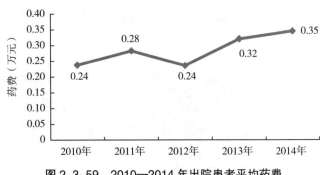

图 2-3-59　2010—2014 年出院患者平均药费

长情况（表 2-3-30）和 2014 年住院患者用药金额增长排序前 10 位药品的金额增长情况（表 2-3-31）。用药金额增长排序前 10 位药品中，注射用 12 种复合维生素、双氯芬酸含漱液和胸腺喷丁注射液等 3 种药品均为辅助性药物。

表 2-3-30　2014 年住院患者用药金额增长排序前 7 位药物类别

药物类别	2013 年金额（万元）	2014 年金额（万元）	金额增长（万元）	金额增长排序
维生素及矿物质缺乏症用药	169.83	240.51	70.68	1
镇痛药	82.92	131.12	48.20	2
外用药	78.10	123.22	45.12	3
放射性药物	541.80	579.43	37.63	4
抗微生物药	258.00	292.21	34.21	5
麻醉用药物	359.41	389.90	30.49	6
激素及调节内分泌功能药	3.24	26.15	22.91	7

表 2-3-31　2014 年住院患者用药金额增长排序前 10 位药品

药物类别	药品名称	2013 年金额（万元）	2014 年金额（万元）	金额增长（万元）	金额增长排序
维生素及矿物质缺乏症用药	注射用 12 种复合维生素	162.55	232.40	69.85	1
镇痛药	地佐辛注射液	14.35	55.23	40.88	2
放射性药物	^{125}I 密封籽源	541.80	579.43	37.63	3

药物类别	药品名称	2013年金额（万元）	2014年金额（万元）	金额增长（万元）	金额增长排序
抗微生物药	注射用头孢西丁钠	108.97	145.73	36.77	4
外用药	双氯芬酸含漱液	57.32	91.13	33.81	5
麻醉用药物	注射用苯磺顺阿曲库铵	0	33.55	33.55	6
激素及调节内分泌功能药	胸腺喷丁注射液	0	23.17	23.17	7
消化系统药物	注射用奥美拉唑钠	4.20	22.33	18.13	8
抗微生物药	左奥硝唑氯化钠注射液	83.99	96.28	12.29	9
诊断用药	碘帕醇注射液	42.85	48.04	5.19	10

三、成立 CQI 小组

药剂科联合医务处成立 CQI 小组，成员由药剂科主任、医务处处长、药剂科副主任、药剂科科秘等人组成（表 2-3-32）。

表 2-3-32　CQI 小组成员及分工

部门	成员组成	人员	分工
药剂科	组长（药剂科主任）	郑××	分析现状、提出干预品种、每月统计干预品种用量信息
医务处	副组长（医务处处长）	施××	与病区交涉、向病区通报干预品种的月使用量
药剂科	组员（药剂科副主任）	赵××	协调各成员工作
药剂科	组员（药剂科科秘）	韩×	利用《药物通讯》发布合理用药信息

四、设定目标值

干预辅助性药物的使用，控制 2015 年出院患者平均药费的增长幅度在 5% 以内，以降低住院患者药费负担。

五、分析原因

CQI 小组成员通过查阅国内对医疗机构药费增长原因进行研究的有关文献，从医师、患者、制度、环境等几方面分析了各种导致住院患者药费增长的原因，绘制鱼骨图（图 2-3-60）。

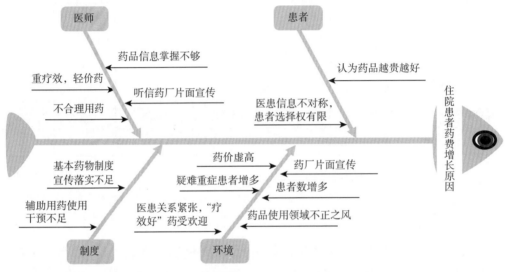

图 2-3-60　住院患者药费增长原因分析——鱼骨图

根据导致住院患者药费增长的鱼骨图分析结果，CQI 小组采用头脑风暴法讨论、分析导致住院患者药费增长的主要原因，并设计调查问卷，调查医师、药师、职能部门医务人员，了解导致住院患者药费增长的主要原因有哪些。结果发现，医师对药品经济性关注不足、缺少合理用药知识、不了解国家基本药物制度、行政干预不足等是主要原因（图 2-3-61），认为可通过干预注射用 12 种复合维生素、双氯芬酸含漱液和胸腺喷丁注射液等 3 种辅助性药物的使用抑制住院患者药费增长。

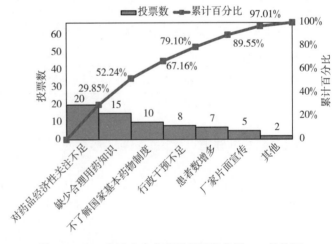

图 2-3-61　住院患者药费增长根因分析——柏拉图

六、制定对策

CQI 小组运用 5W1H 方法制订质量改进计划及解决措施（表 2-3-33），利用甘特图绘制工作计划表（图 2-3-62），根据影响因素采取针对性措施，包括制定干预措施、向病区通报、每月分析干预效果等，明确具体负责人和实施时间。

表 2-3-33　降低住院患者药费负担工作计划——5W1H

What 主题	Why 重要原因	How 对策拟定	When 日期	Who 负责人	Where 地点
降低住院患者药费负担	对药品经济性关注不足	向外科主任通报各病区 3 种辅助性药物的月使用量	2015 年 4～12 月	郑×× 施××	药剂科 医务处
	行政干预不足				
	缺少合理用药知识	《药物通讯》宣传合理用药知识、宣传国家基本药物制度、每季度通报住院患者国家基本药物使用情况	2015 年 4～12 月	郑×× 韩×	药剂科
	不了解国家基本药物制度				

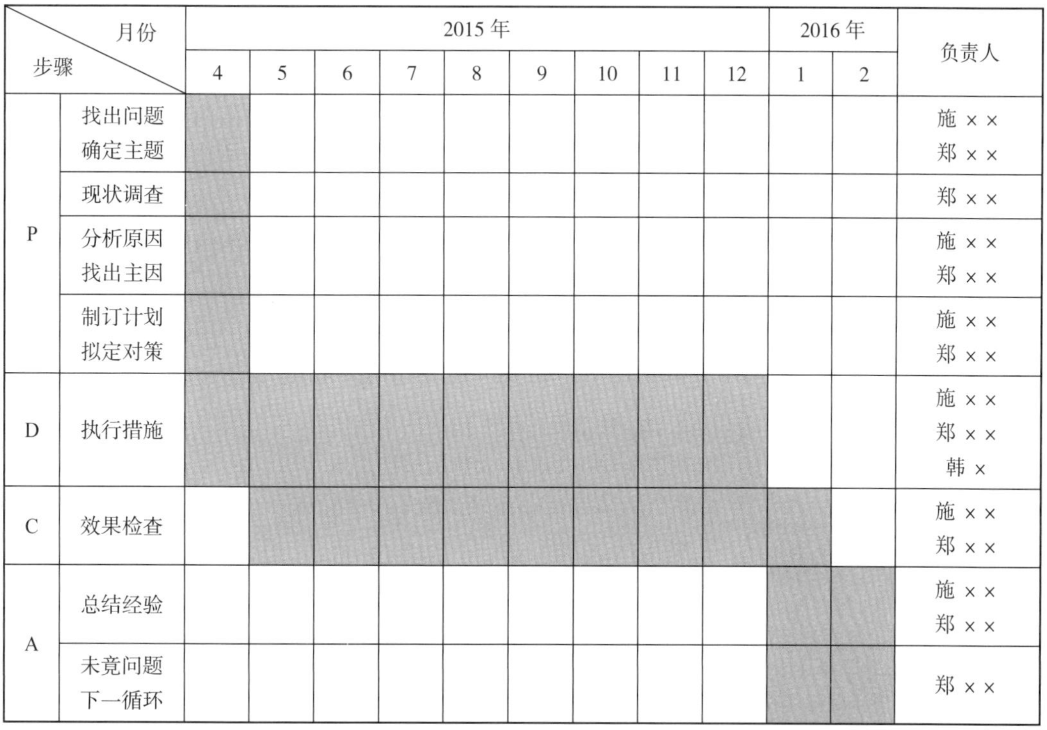

步骤 / 月份	2015 年 4	5	6	7	8	9	10	11	12	2016 年 1	2	负责人
P 找出问题确定主题												施×× 郑××
P 现状调查												郑××
P 分析原因找出主因												施×× 郑××
P 制订计划拟定对策												施×× 郑××
D 执行措施												施×× 郑×× 韩×
C 效果检查												施×× 郑××
A 总结经验												施×× 郑××
A 未竟问题下一循环												郑××

图 2-3-62　降低住院患者药费负担工作计划——甘特图

七、执行阶段

1. 干预辅助性药物的使用。药剂科每月统计各病区 3 种辅助性药物的用量情况，反馈医务处，再由医务处与各病区交涉，要求各病区严格按药品适应证用药，控制 3 种辅助性药物的使用。

2. 院内广泛宣传合理用药知识。药剂科每季度统计分析门诊和住院患者国家基本药物使用情况，通过《药物通讯》向全院公示，并刊登一系列宣传合理用药知识和国家基本药物制度的文章。

八、检查阶段

2016 年 1 月，统计 2015 年 4 ～ 12 月注射用 12 种复合维生素、双氯芬酸含漱液和胸腺喷丁注射液 3 种辅助性药物的月度使用数量，并统计 2015 年住院患者药费。结果发现，2015 年 4 ～ 12 月 3 种辅助性药物的月度使用数量均有明显下降（图 2-3-63）；住院患者用药总金额和出院患者平均药费较 2014 年明显降低，其中，出院患者平均药费甚至还低于 2013 年（图 2-3-64）；3 种辅助性药物的销售总金额较 2014 年降低 176.94 万元，占住院患者药费降低总金额的 97%。说明我们对 3 种辅助性药物使用的干预，有效降低了住院患者药费负担。

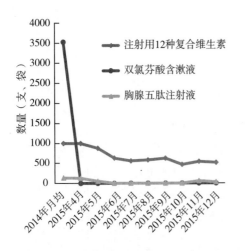

图 2-3-63　2015 年 4 ～ 12 月 3 种辅助性药物的月度使用数量（彩图见彩插 13）

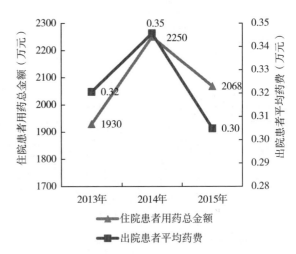

图 2-3-64　2013—2015 年住院患者用药总金额及出院患者平均药费（彩图见彩插 14）

九、总结阶段

经过近 1 年的持续改进，探索出一种有效干预临床不合理用药的模式。该模式就是由药剂科提供临床不合理用药信息，由医务处对不合理用药实施行政干预。本项持续改进工作，得益于药剂科和医务处的密切配合。药剂科作为医技科室，对不合理用药的干预采取的是提供药学技术支持，比如开展合理用药知识宣传，开展药品用量动态监测，发现临床不合理用药问题。医务处作为职能处室，能施加行政手段干预临床不合理用药。

根据本项持续改进工作的成功经验，我们修订完善了《北京大学口腔医院药品用量动态监测及超常预警制度》，规定药剂科每季度对药品使用情况进行动态监测，根据科室、医师、疾病用药趋势，分析是否存在超常用药情况，对于销售金额异常增长的品种，及时报告医务处，由医务处实施行政干预，及时纠正药品的不合理、过度使用情况。

十、持续改进

2015 年 10 月国家卫生健康委、国家发展改革委、财政部、人力资源社会保障部和国家中医药管理局等五部门发布《关于控制公立医院医疗费用不合理增长的若干意见》，要求公立医院采取诸如跟踪监控辅助性药物、医院超常使用药品等措施，规范医务人员诊疗行为，控制医疗费用不合理增长。各地卫生行政部门亦先后发文，推进和落实辅助用药、医院超常使用药品的管理，部分地区还下发辅助用药目录，要求医疗机构对目录内辅助用药实施监控。比如，北京市医管局 2015 年列出 21 种辅助用药，云南省卫生计生委 2015 年下发《关于进一步加强医疗机构注射用辅助治疗药品使用管理的通知》，列出 122 种辅助用药，内蒙古自治区卫生计生委 2016 年下发《关于进一步规范医疗机构辅助用药管理的通知》，列出 50 种辅助用药。有学者对国内 50 位医院药学专家做了辅助用药应用现状的调查，结果表明，我国过度使用辅助用药情况普遍，98% 医疗机构存在辅助用药使用不合理 / 不规范情况。鉴于国内临床用药广泛存在辅助用药金额过高问题，且 2014 年我院住院患者金额增长较高的药品中有 3 种为辅助性药物，我院拟将控制辅助性药物使用作为进一步降低患者药费负担的重要措施，拟定下一轮 PDCA 循环目标：运用 PDCA 循环法加强辅助用药管理，进一步降低患者药费负担。

（北京大学口腔医院药剂科　郑利光）

案例 10　运用 PDCA 提高颅颌面内固定系统验收率

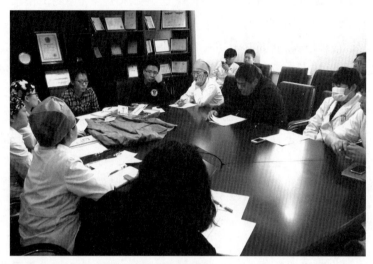

罗　奕：高值医用耗材是医用耗材产品中潜在风险最高的一类，一旦出现问题，将对患者造成伤害导
　　　　致医疗纠纷，因此其有效性和安全性必须严格控制。

范宝林：运用 PDCA 管理方法有计划、有步骤、有方法、科学地进行高值医用耗材的全过程规范管理，
　　　　将对医院植入器械管理水平产生积极的管理效益。

张　益：随着高值医用耗材使用量的大幅增加，涉及的医疗费用和承担的医疗风险也同步增长，因此
　　　　高值医用耗材管理的好坏直接关系到医院的医疗质量安全。

曹战强：高值医用耗材的物流全过程信息化动态监管，可有效控制过程中的各种风险，保障信息及时、
　　　　准确的传递。从根本上对高值医用耗材的安全性、有效性进行质量控制。

一、选题背景

2014 年医院自查发现高值医用耗材均由使用科室向医学装备处提出申购，供货商直接送货至使用科室，使用科室验收资料中缺乏医学装备处采购和库管人员的签字确认，高值医用耗材管理流程没有得到有效控制，医疗安全无法有效保障，医疗风险没有得到有效控制，为此，我们将这一问题纳入 PDCA 循环持续改进。

二、现状调查

高值医用耗材特别是植入性高值医用耗材，需要有虚拟库存（如颅颌面内固定系统）。2014 年医院检查发现颅颌面内固定系统经医院职能部门验收率低（方法：查阅验

收记录；结果：平均验收率31.5%，无法满足医疗安全风险控制要求），管理粗放、监管薄弱，医疗安全有隐患，未能达到药监部门对植入性产品实现"双向可追溯"的要求（表2-3-34）。

表2-3-34 颅颌面内固定系统医院职能部门验收率

颅颌面内固定系统	样本量（例）	职能部门验收例数	职能部门验收率（%）	平均验收率（%）
A	50	14	28	
B	50	20	40	31.50
C	50	12	24	
D	50	17	34	

三、成立 CQI 小组

针对以上问题，医学装备处在主管院领导的带领下联合颌面外科、信息中心、医务处、护理部成立了持续质量改进小组（表2-3-35），研究分析原因，制定改进方案。

表2-3-35 CQI 小组成员及职责分工

	人员	所属部门	职责
组长	罗 ×	院长办公室	总负责
执行组长	范 ××	医学装备处	执行总负责
副组长	张 ×、蔡 ××	颌面外科	方案可行性把控
	曹 ××	信息中心	信息平台技术支持
	张 ×	医务处	医政管理
	李 ××	护理部	护理管理
组员	高 ××	医学装备处	联络人、方案制定
	李 ××	医学装备处	职能部门专管员
	康 ××、李 ×	手术室	使用科室专管员
	张 ×	信息中心	信息平台技术支持

四、设定目标值

经 CQI 小组开会讨论，医学装备处、颌面外科、医务处、信息中心、护理部多部门协作，梳理并规范颅颌面内固定系统管理流程，确定岗位职责，搭建信息化平台，以此提高验收率，设定颅颌面内固定系统验收率的目标值（图 2-3-65），实现口腔颌面外科高值医用耗材物流全过程信息化动态监管。

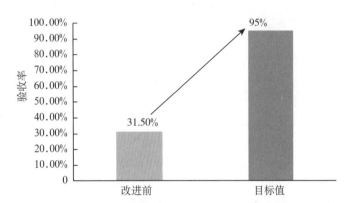

图 2-3-65　颅颌面内固定系统医院职能部门验收率和目标值

五、拟定计划

CQI 小组利用甘特图绘制工作计划表（图 2-3-66），根据影响因素采取针对性措施，明确责任部门和流程实施进度：2014 年 4 月～ 2015 年 3 月。计划用 12 个月的时间来完成预期的工作，其中 P 阶段计划用时 2 个月、D 阶段用时 7 个月、C 阶段用时 2 个月、A 阶段用时 1 个月，最后计算出每个阶段用时率（阶段用时率 = 每个阶段用时 / 总计划时间）。

	月份	2014 年									2015 年			责任部门
措施		4	5	6	7	8	9	10	11	12	1	2	3	
P	前期调研	→												CQI 小组
	原因分析	→												CQI 小组
	目标设定		→											CQI 小组
	制定对策		→											CQI 小组
D	对策实施					→								医学装备处、信息中心、颌面外科
C	效果确认										→			CQI 小组
	效果检查										→			医学装备处
A	总结经验												→	CQI 小组
	继续追踪													医学装备处

注：P=16.7%　　D=58.3%　　C=16.7%　　A=8.3%

图 2-3-66　应用 PDCA 提高颅颌面内固定系统验收率——甘特图

六、分析原因

通过查阅文献、访谈、CQI 小组成员头脑风暴等方式，从制度、设备、人员、环境、物力等几方面分析了颅颌面内固定系统验收率低的原因（图 2-3-67）。

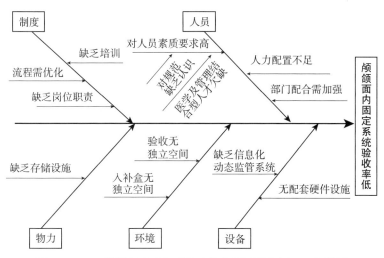

图 2-3-67　颅颌面内固定系统验收率低原因分析——鱼骨图

1. 制度
（1）无完备的高值耗材入出库管理流程；
（2）无岗位职责；
（3）缺乏专业培训及岗位培训。

2. 设备
（1）缺乏相应的管理工具（高值耗材物流全过程信息化动态监管系统）；
（2）无配套的信息化硬件设备。

3. 人员
（1）人力配置不足。
（2）对人员素质要求高。①人员对高值耗材规范化管理和安全规范使用缺乏认识；②有医学专业素质与管理素质的通用型人才欠缺。
（3）部门配合需加强。

4. 环境
（1）物流过程中验收环节无独立空间；
（2）物流过程中入补盒环节无独立空间。

5. 物力

物流过程中无配套的存储设施及家具。

为了解影响颅颌面内固定系统验收率低的主要因素，以制定针对性管理措施，CQI
小组成员及医学装备管理人员将他们认为的验收率低的主要原因进行投票（表 2-3-36）。
结果发现，流程需优化、无信息化管理平台、人力配置不足是影响验收率的主要因素（超
过 80%，图 2-3-68）。针对影响颅颌面内固定系统验收率的主要因素（流程优化、信
息平台、人力配置），经 CQI 小组开会讨论，提出多项改进措施：①梳理高值医用耗材
管理制度；②搭建信息化管理平台；③配备高值医用耗材专职管理人员；④提高验收率
到 95%；⑤实现"患者 – 耗材"双向追溯。

表 2-3-36　CQI 小组成员及医学装备管理人员主因投票

原因	投票得数	百分比（%）	累计百分比（%）
流程需优化（制度）	7	35	35
无信息化管理平台（设备）	6	30	65
人力配置不足（人员）	5	25	90
无相对独立空间（环境）	1	5	95
无配套存储设施（物力）	1	5	100

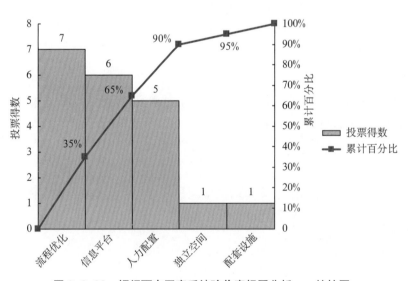

图 2-3-68　颅颌面内固定系统验收率根因分析——柏拉图

七、制定对策

CQI 小组运用 5W1H 制定了持续改进对策分层措施表（表 2-3-37）。

表 2-3-37　分层措施表——5W1H

Why 原因	What 措施	When 时间	Who 责任者	Where 地点	How 方法
流程优化 （制度）	制定工作流程	2014 年 6～7 月	高 ××	医学装备处	撰写
	编制岗位职责	2014 年 6～7 月	高 ××	医学装备处	撰写
	进行岗位培训	2014 年 12 月	职能部门及手术室专职人员、手术室护士	手术室	培训
信息管理平台 （设备）	设计信息化动态监管模型	2014 年 6～7 月	曹 ××、高 ××	信息中心、医学装备处	查阅文献、设计、讨论
	搭建信息化平台	2014 年 7～9 月	曹 ××	信息中心	软件研发
	配备信息化硬件设备	2014 年 9 月	高 ××、张 ×	手术室	选型购置
	平台试运行	2014 年 10～12 月	高 ××、张 ×	手术室	查找程序错误并改正
人力配置 （人员）	配备职能部门专职人员	2014 年 12 月	范 ××	党政联席会	研究决定
	配备使用部门专职人员	2014 年 12 月	张 ×	颌面外科	研究决定
	部门协同配合	2014 年 6～12 月	CQI 小组	会议室	定期沟通

八、执行阶段

1. CQI 小组多次开会探讨流程并优化，由医学装备处最终形成高值医用耗材入出库管理流程。

2. 医学装备处编制高值医用耗材入出库岗位职责。

3. 通过查阅文献、设计、研讨，信息中心、医学装备处共同设计信息模块，由信息中心研发软件，搭建信息平台（图 2-3-69）。

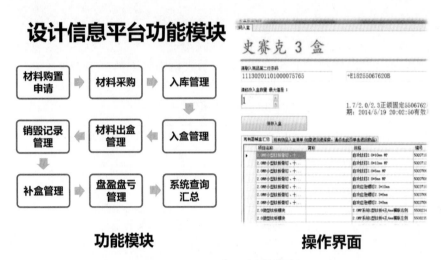

图 2-3-69　信息平台功能模块

4. 经 CQI 小组多次会议协商并经党政联席会讨论通过，医学装备处、颌面外科分别设置专职人员管理。

5. 医学装备处与信息中心共同选型，配备信息化硬件设备。

6. 平台试运行期间由医学装备处与信息中心共同查找程序错误并分析错误形成原因，由信息中心改正程序错误。

7. 熟悉掌握常用材料，供货商对职能部门及手术室专职人员、手术室护士进行颅颌面内固定系统材料的讲解（图 2-3-70，图 2-3-71），帮助其熟悉材料。

九、检查阶段

1. 效果确认：2015 年 1 月分别抽取各品牌颅颌面内固定系统 100 例样本进行检查，结果显示经医学装备处验收的例数较 2014 年有明显提高，平均验收率为 98.25%（表 2-3-38）。

表 2-3-38　颅颌面内固定系统实际验收率

品牌	样本数量（例）	经职能部门验收（例）	职能部门验收率（%）	平均验收率（%）
A	100	98	98	
B	100	95	95	98.25
C	100	100	100	
D	100	100	100	

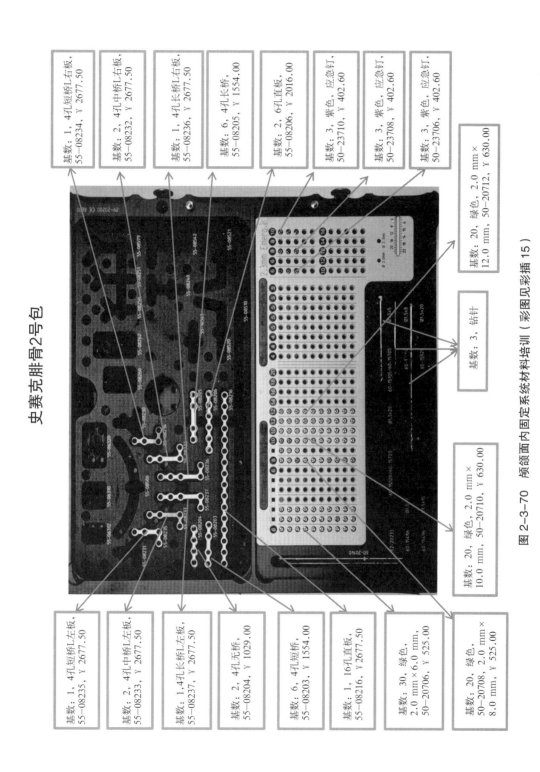

史赛克胖骨2号包

基数：1，4孔短桥L右板，55-08234，Y 2677.50

基数：2，4孔中桥L右板，55-08232，Y 2677.50

基数：1，4孔长桥L右板，55-08236，Y 2677.50

基数：6，4孔长桥，55-08205，Y 1554.00

基数：2，6孔直板，55-08206，Y 2016.00

基数：3，紫色，应急钉，50-23710，Y 402.60

基数：3，紫色，应急钉，50-23708，Y 402.60

基数：3，紫色，应急钉，50-23706，Y 402.60

基数：20，绿色，2.0 mm×12.0 mm，50-20712，Y 630.00

基数：3，钻针

基数：20，绿色，2.0 mm×10.0 mm，50-20710，Y 630.00

基数：1，4孔短桥L左板，55-08235，Y 2677.50

基数：2，4孔中桥L左板，55-08233，Y 2677.50

基数：1，4孔长桥L左板，55-08237，Y 2677.50

基数：2，4孔无桥，55-08204，Y 1029.00

基数：6，4孔短桥，55-08203，Y 1554.00

基数：1，16孔直板，55-08216，Y 2677.50

基数：30，绿色，2.0 mm×6.0 mm，50-20706，Y 525.00

基数：20，绿色，2.0 mm×8.0 mm，50-20708，Y 525.00

图 2-3-70 颅颌面内固定系统材料培训（彩图见彩插 15）

型

劳伦茨Mini工具盒

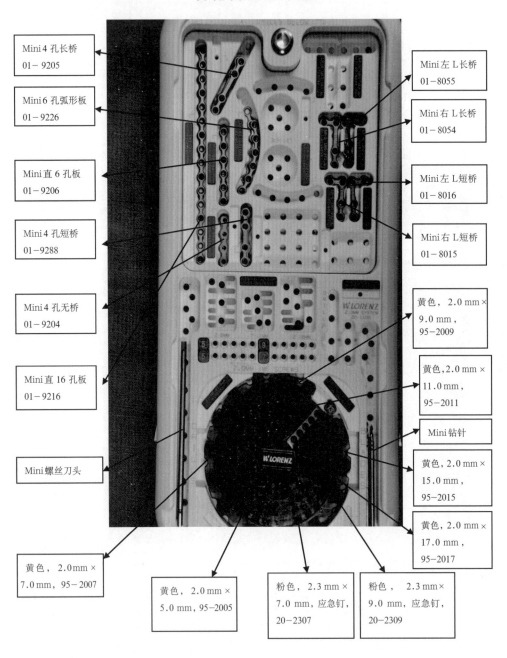

图 2-3-71　颅颌面内固定系统材料培训（彩图见彩插 16）

2. 效果评价：经医学装备处严格验收，产品验收超过95%。职能部门验收率由31.5%升至98.25%（图2-3-72）。实现信息化的产品 – 患者双向追溯管理（图2-3-73）。根据《医疗器械使用质量监督管理办法》要求，植入性医疗器械建立使用记录，永久保存并纳入信息化管理系统，确保信息可追溯。植入类高值医用耗材要做到根据患者信息追溯到该患者使用的产品信息，同时也要做到根据产品信息追溯到该产品用于哪些患者。口腔颌面外科高值耗材管理流程规范，实现了全生命周期的物流全过程信息化动态监管（图2-3-74）。

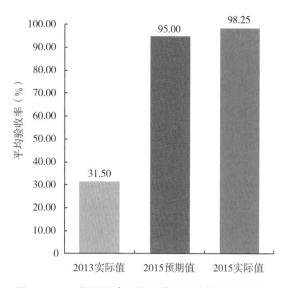

图 2-3-72　颅颌面内固定系统平均验收率数据对比

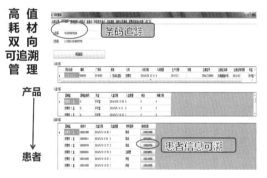

图 2-3-73　高值耗材双向追溯

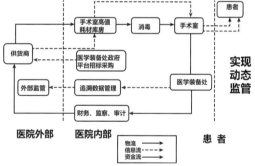

图 2-3-74　颅颌面内固定系统物流全过程信息化动态监管

十、总结阶段

（一）取得的成效

1. 建立及完善了有关制度。优化了流程，编制《北京大学口腔医院高值医用耗材入出库管理流程规定》；明确了岗位职责，编制《北京大学口腔医院颌面外科高值医用耗材入出库岗位职责》。

2. 建立了信息化平台，达到了颌面外科高值医用耗材双向追溯，确保这一医疗安全环节。

3. 配备了相应的人力资源，保障此项工作的常态化开展。

4. 发表论文：高燕华，范宝林，曹战强 . 物流全程动态监管模式在口腔颌面外科高值耗材管理中的应用探讨 . 中国医学装备，2014，11（7）：72-73.

5. 职能部门监管能力提升，实现高值耗材入出库精细化管理，提升医院植入类医疗器械管理水平；严格控制产品有效性和安全性，保障医疗质量安全，有效降低医疗安全风险。

（二）继续追踪持续改进的问题

在工作流程优化、职能部门监管能力提升、医疗质量与安全得到保障的基础上，仍有一些颅颌面内固定系统因用作手术导航定位及科研用途未经职能部门验收，如何进一步解决这部分颅颌面内固定系统的验收问题，需要持续改进，将转入下一个 PDCA。

（北京大学口腔医院医学装备处　高燕华　范宝林）

案例 11　运用 PDCA 循环降低口腔综合治疗台手机动力不足故障发生率

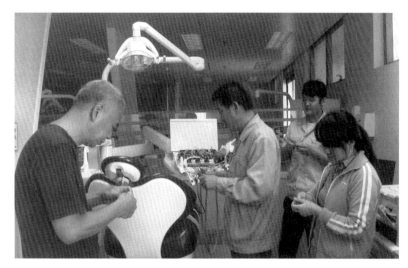

体会：PDCA 的应用范围非常广泛，掌握各种分析工具的应用条件和适用范围是做好 PDCA 必不可缺的环节。

一、选题背景

口腔综合治疗台是口腔科医师开展治疗必不可少的设备，口腔综合治疗台运转的情况关系到医师临床诊疗安全和治疗效果。口腔综合治疗台的使用需要有动力源，带动高、低速手机进行切削、磨削等操作，手机动力不足则诊疗时的削、磨都无法有效地进行，从而影响对患者的诊疗服务效率。

二、现状调查

医学工程室维修受理电话反映在 2014 年 10 月至 2015 年 3 月期间，某科室报修处理的口腔综合治疗台维修案例中，手机动力不良的表现居多。查询维修记录（口腔综合治疗台维修各故障例数），运用直方图进行口腔综合治疗台维修案例故障表现分析（图 2-3-75），手机动力不足的故障在此科室所有的故障中非常突出，占 86%（203 例）。

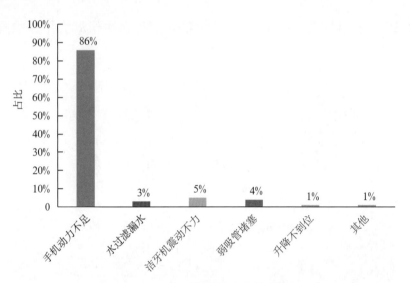

图 2-3-75　口腔综合治疗台故障情况

三、成立跨部门 CQI 小组

成立了由医学装备管理部门、使用部门以及后勤部门负责人担任组长、副组长，上述涉及科室具体责任人及使用人担任成员的跨部门 CQI 小组，各成员都有明确的分工（表 2-3-39）。

表 2-3-39　CQI 小组成员及成员职责分工表

	人员	所属部门	成员职责
组长	范 ××	医学装备处	总负责
副组长	江 ×	综合二科	方案可行性把控
	吴 ××	医学装备处	技术方案制定
	李 ×	后勤处	管路、动力源完好性把控
组员	张 ××	医学装备处	牙科手机故障判断
	胡 ××	综合二科	负责护士操作配合
	吴 ××	后勤处	管路、动力源故障判断
	郑 ××	医学装备处	具体实施
	徐 ××		
	刘 ××		
	王 ××		

四、设定改进目标值

明确改进目标：希望经过分析改进后半年内此科室手机动力不足例数下降90%，即目标为从203例下降至20例左右（图2-3-76）。

五、拟定计划

计划用8个月的时间进行改进，其中P阶段持续3个月，在此时间内查找和分析原因，制订相应更换计划；D阶段持续2个月，针对原因进行解决；C阶段持续2个月，需要根据临床使用反馈进行效果检查；最后1个月进行总结改进（图2-3-77）。

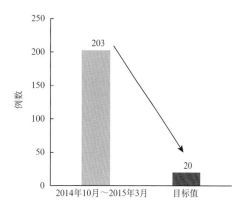

图2-3-76　某科室手机动力不足情况及改进目标

措施 \ 月份	2015年								责任部门
	5	6	7	8	9	10	11	12	
查阅维修记录	→								CQI小组
分析可能原因		→							CQI小组
电磁阀选择			→						医学装备处
效果测试			→						综合二科
实施更换				→					医学装备处
更换O型圈				→					医学装备处
效果检查						→			综合二科、医学装备处
总结改进								→	CQI小组

图2-3-77　阶段性改进计划——甘特图

六、分析原因

由于手机动力不足，影响医师的削、磨操作，极大地影响了医疗工作的效率和诊疗病种的数量。当前科室的口腔综合治疗台使用近8年，已到故障高发期；供气装置也使用了近8年，也到了故障高发期；供气管道使用年久，有可能出现堵塞；手机管路也可能出现了堵塞。上述原因皆有可能导致手机不能有效切削。

采用鱼骨图法，找出导致手机动力不足发生的原因，从制度、人员、设备自身以及使用大环境等方面进行分析（图 2-3-78）。召集 CQI 小组、厂家工程师、供应商、使用科室医师讨论，对可能原因进行打分，共 30 人参与打分（表 2-3-40）。画出排列图（柏拉图），根据 80/20 法则，确定主因。从图中可以看出电磁阀性能变差和 O 型圈磨损是导致手机动力不足的主因（图 2-3-79）。

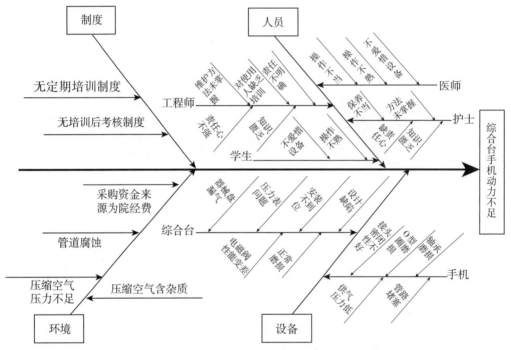

图 2-3-78 手机动力不足原因分析——鱼骨图

表 2-3-40 手机动力不足原因综合打分

发生原因	总得分	得分占总分百分比	累计百分比
电磁阀性能变差	204	68%	68%
O 型圈磨损	39	13%	81%
设计缺陷	30	10%	91%
供气压力低	18	6%	97%
维护方法未掌握及其他	9	3%	100%
合计	300	100%	————

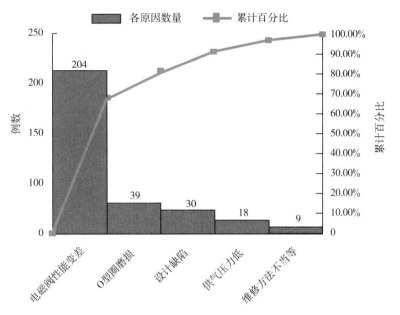

图 2-3-79　手机动力不足根因分析——柏拉图

七、制定对策

根据柏拉图，确认更换电磁阀及 O 型圈。制定甘特图，确定进度，时间阶段为 2015 年 5 ～ 12 月。应用 5W1H 法，针对如何进行电磁阀选择和 O 型圈更换制定具体操作措施。根据试验确定电磁阀更换维修方案：更换原厂电磁阀或更换非原厂、但可替代其功能的其他电磁阀（表 2-3-41）。深入研究电磁阀在口腔综合治疗台供气中起到的作用，加装可替代原厂电磁阀功能的非原厂电磁阀，根据不同的更换方式做预算（表 2-3-42，表 2-3-43）。可行性测试：为测试不同电磁阀的性能对综合台手机动力的影响，进行试验，试验总共分为 3 组，1 组对照组，2 组试验组（表 2-3-44），统计结果见表 2-3-45。

表 2-3-41　电磁阀选择和 O 型圈更换制定具体操作措施表——5W1H

What 主题	Why 重要原因	How 对策拟定	When 日期	Who 负责人	Where 地点
口腔综合治疗台手机动力不足	电磁阀性能变差	对更换电磁阀进行选择及测算，需 5000 元	2015 年 7 月	吴 ××	医学装备处
	手机尾管合并 O 型圈磨损	手机尾管 O 型圈更换	2015 年 8 ～ 9 月	徐 ××	医学装备处

表 2-3-42　更换原厂电磁阀预算

原厂电磁阀单价（元）	单台件更换个数	综合台总数	总价（元）
4575	3	34	466650

表 2-3-43　更换非原厂电磁阀预算

开关型电磁阀单价（元）	单台件更换个数	综合台总数	总价（元）
50（估价）	3	34	5100

表 2-3-44　试验分组对照表

组别	电磁阀情况
对照组	原厂电磁阀完好（R=107Ω）
试验组1	更换国产铜座电磁阀1（R=75Ω）
试验组2	更换国产塑座电磁阀2（R=118Ω）

表 2-3-45　试验结果

组别	手机尾部正常压力（kg/cm^2）		备注
	高速手机	低速手机	
对照组	2.8	3.5	满足需求
试验组1	4.0（max.）	3.5（max.）	满足需求
试验组2	1.5	2.0	电磁阀不能每次打开

八、执行阶段

根据上述测试结果，选择在部分椅位上加装试验组 1 的国产铜座电磁阀，加装后运行一段时间，听取医师试用反馈，以确定效果并明确此方案是否可以在所有 34 台椅位开展。使用者填写科室意见调查表（图 2-3-80），内容包括医师的具体操作内容，例如开髓、磨釉质等，更换电磁阀的试用反馈，以及是否同意更换电磁阀。

经 CQI 小组调查，根据医师反馈意见、检查试验实施过程和结果及测算经济成本后，决定全面更换电磁阀，在科室 34 台椅位上全面实施国产铜座电磁阀的加装（图 2-3-81）。同时更换手机尾管老化的 O 型圈，培训操作人员学习安插手机的正确方式。减少因操作原因导致手机尾管漏气造成的动力不足。

20号椅位更换手机电磁阀试用表

近期科室出现多台高速手机压力不足，医学装备处医工室提出改用通用电磁阀（国产）代替原装流量电磁阀，替换结果是失去原来的脚控调速功能，现将20号椅位网路电磁阀更换，请大家试用提出试用反馈意见并填写此表。

姓名	操作内容	试用反馈	是否同意更换	备注

图 2-3-80　更换方案的科室意见调查表

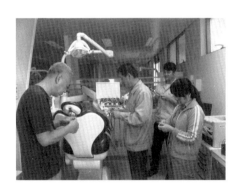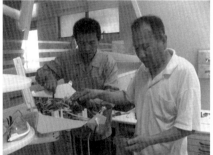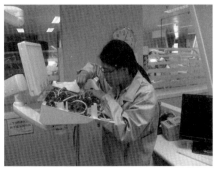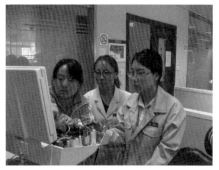

图 2-3-81　工程师现场更换设备

九、检查阶段

科室所有椅位的电磁阀和 O 型圈更换完毕后，解决了该科室手机动力不足的问题，实施方案得到了科室的认可。同时给医护人员普及了手机连接的正确方式，有助于延长设备的使用寿命。相比较原厂进口电磁阀，国产电磁阀价格低，在不影响使用的情况下，节约了国家财产。

利用直方图绘制同比实施更换后（2015 年 10 月～ 2016 年 3 月）和更换前（2014 年 10 月～ 2015 年 3 月）此科室口腔综合治疗台手机动力不足的报修率，并与预计目标进行对比（图 2-3-82）。最终科室手机动力不足问题得到了 98% 解决，且比起安装原装电磁阀，节约了 98.9% 的资金（图 2-3-83）。

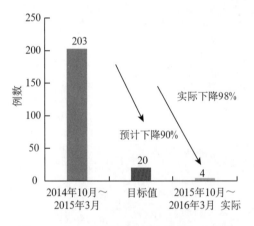

图 2-3-82 改进执行前后高速手机动力不足对比

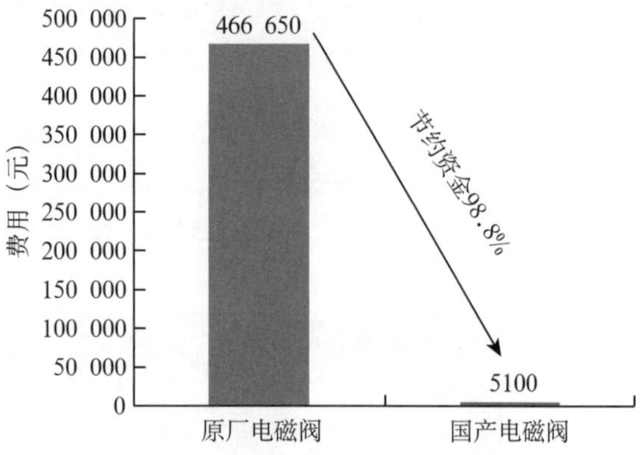

图 2-3-83 不同方案节约金额对照图

十、持续改进阶段

通过 CQI 小组的组织协调及具体实施人员的充分试验改装后，降低了口腔综合治疗台手机动力不足故障发生率，调动了技术人员深度维修的热情，证明了医学工程师的技术支持能力足以保障医护诊疗工作的需求，且能站在医院及科室的角度充分考虑解决问题的方案，既保证科室正常使用又为医院节约了资金。

因此，我科将继续排查由其他原因引起的口腔综合治疗台手机动力不足的问题，转到下一个 PDCA 循环。

（北京大学口腔医院医学装备处　李心雅　范宝林）

宁夏医科大学总医院案例

第一节　宁夏医科大学总医院简介

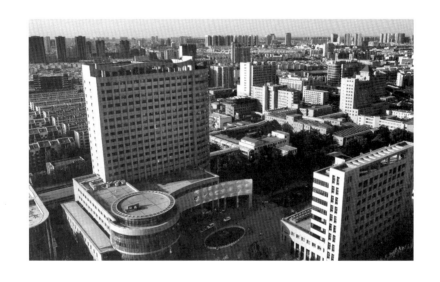

宁夏医科大学总医院始建于 1935 年，是集医疗、教学、科研等职能于一体，宁夏回族自治区规模最大、技术力量雄厚、医疗设备先进、专家人才荟萃的一所综合性三级甲等医院。设有心脑血管病医院、肿瘤医院、口腔医院 3 家分支机构，现有医疗集团会员单位 31 家。

医院现有职工 5922 人，其中卫生专技人员 4988 人，高级职称 1284 人，博士 127 人。实际开放床位 3684 张，2019 年总诊疗服务 325.8 万人次；出院 15 万人次；手术 6 万人次，增幅 26%。平均住院日 8.77 天。医院拥有 8 个国家临床重点专科，4 个自治区级优势专科，3 个自治区优势特色学科，1 个自治区重点学科。

近 5 年（2014—2019 年），医院先后获得国家级科研项目 150 项，其中国家自然科学基金 147 项、国家重点研发计划（子课题）3 项；省部级科研项目 516 项。获批自治区临床医学研究中心 10 个。医学实验中心通过 ISO15189 国家认可，建立了生物芯片北京国家工程研究中心宁夏分中心、宁夏人类干细胞研究所、宁夏临床病原微生物重点实验室。

临床医学具备"学士—硕士—博士—博士后"整套培养体系，拥有国家一级专业 2 个，国家级特色专业 1 个，自治区级一流专业 2 个；临床医学专业保持 ESI 数据库前 1%，医院投资建设临床技能综合培训中心，有 17 个实验室和 6 个教学实践平台；获批国家医师资格考试实践技能与考官培训基地、国家临床教学培训示范中心、国家级实验教学示范中心、国家级大学生校外实践教育基地、全国医学影像技术实践技能培训基地等。

医院先后荣获"全国抗击非典先进集体""全国百姓放心示范医院""全国卫生系统先进集体"等称号。进入艾力彼中国医院排行榜第 94 位、中国数字医疗数据网百强医院第 76 位、中国医院影响力百强榜第 90 位。24 个科室位居复旦大学医院管理研究所 2018 年西北地区医院专科声誉排行榜前 5 位。在 2018 年全国三级甲等公立医院绩效考核中排名第 76 位，等级 A+。（数据截至 2019 年 12 月）

第二节 宁夏医科大学总医院 PDCA 制度

宁夏医科大学总医院
质量持续改进工作管理办法

一、目的

围绕医院服务质量与安全各重点环节，提高全院职工使用管理工具的能力，梳理工作流程，重视过程管理，提升医院全员服务质量与安全意识，建设医院安全文化，不断促进服务质量与安全持续改进。

二、范围

本办法适用于总院及各分支机构各处、科室。

三、内容

（一）成立领导小组

组长：院长

副组长：主管副院长

成员：各处室处长

领导小组下设办公室，办公室设在质量控制办公室，负责具体相关工作。

（二）质量改进项目的申报和实施

1.请各临床、医技、职能部门针对各自工作的质量过程，找问题、找原因、找最佳改进方案，填写《宁夏医科大学总医院质量持续改进管理项目申报表》（附表），于每月 5 日前将项目申报表纸质版经科主任签字后报送至质控办，电子版发送至质控办邮箱。

2. 领导小组办公室对各部门上报项目进行审核和调研，每半年组织一次立项，获得立项的项目给予活动经费 200 元。

3. 质控办定期对科室所申报的项目开展情况进行督查，督促科室按照工作任务进度表按期完成项目，确保持续改进有成效。

4. 各临床、医技、职能部门 CQI 小组可跨科室 / 部门自由组合；同一 CQI 小组可对同一选题根据改进成效持续申报，不同 CQI 小组也可申报同一选题，所有项目数据必须是真实数据，以体现持续改进。

（三）总结表彰

1. 每年举办一次项目成果汇报会，全院分内科组、外科组、无床及医技科室组、行政后勤组 4 组进行评比和竞赛，对获奖项目给予相应奖励。

2. 质控办收集整理科室开展活动的案例，总结推广好经验和好做法，对优秀案例在全院进行推广借鉴。

3. 在医院文化长廊建立质量持续改进专栏，展示科室进行质量改进的做法、成效及团队与院领导的合影，营造人人参与质量持续改进的医院安全文化氛围。

附表

宁夏医科大学总医院质量持续改进管理项目申报表

科室名称		项目名称	
项目成立日期			
CQI 小组组成	姓名	职务 / 职称	组内职责（组长、联络员、秘书、组员）

科主任签名:

第三节　宁夏医科大学总医院 PDCA 案例

案例 1　运用 PDCA 循环规范医院危险化学品管理

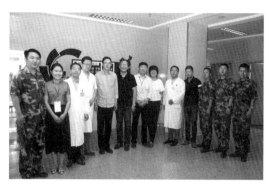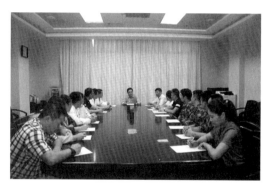

马维华：抓细节重管理，保安全促医疗。

薛　荪：危化品管理不当直接影响到实验员的人身和医院的财产安全，影响科研工作的顺利进行。因此，运用 PDCA 方法规范的管理医院危险化学品，才能从根本上杜绝隐患的发生。

张立成：有计划、有步骤、有方法，科学地管理好危险化学品有利于科室工作的安全性，同时促进科室综合管理水平。

韩恩善：用心、尽心、精心的做好危险化学品管理。

贾　伟：管好自己的人，看好自己的门。

一、选题背景

1. 医院在医、教、研工作中会使用部分危险化学品，若储存使用不当可能造成严重的不良事件。

2. 我院通过自查发现医院危险化学品管理存在以下问题：无监管部门；无全院危险品目录清单；无相应的管理制度和应急预案；存放地点、保管措施不规范；一些危险品没有标识；监管部门没有对危险品的出入库和使用方式进行全程监控。

3. 依据三级综合医院评审标准实施细则加强危险化学品管理的具体要求，需要整改。

二、现状调查

2016 年 5 月对全院 11 个危化品使用科室进行了现场检查，并发放了 90 份调查问卷，对危化品管理现状进行了摸底调查。通过查检数据和现场检查发现，医院易燃、易爆化学试剂混放，各类危险化学品随意摆放，其中制度性文件达标率为 36%，专用柜储存达标率为 0，台账相符率为 9%，目录清单 27%（表 3-3-1）。

表 3-3-1 宁夏医科大学总医院危险化学品管理现状查检表（整改前）

内容 科室	制度预案 流程	专用 库房	台账 相符	目录 清单	属性 摆放	开展应 急演练	专用储 存柜	标识	管理员持 证上岗
总院病理科	×	×	×	×	×	×	×	×	×
制剂中心	√	√	√	√	×	×	×	×	×
医学实验中心	√	√	×	√	×	×	×	×	×
核医学科	√	×	×	√	×	×	×	×	×
外科学研究室	√	×	×	×	×	×	×	×	×
肿瘤病理科	×	×	×	×	×	×	×	×	×
肾脏内科病理室	×	×	×	×	×	×	×	×	×
心脏内科研究所	×	×	×	×	×	×	×	×	×
临床药理 研究实验室	×	×	×	×	×	×	×	×	×
妇科研究室	×	×	×	×	×	×	×	×	×
心脑检验科	×	×	×	×	×	×	×	×	×
达标比例	36%	18.2%	9%	27%	0	0	0	0	0
备注："√"有，"×"无。									

三、成立 CQI 小组

成立了由主管副院长担任督导、保卫科科长担任组长、部分使用危险化学品科室的负责人和保卫科消防员、科员担任成员的跨部门 CQI 小组，各成员都有明确的分工（表 3-3-2）。

表 3-3-2　CQI 小组成员

序号	姓名	科室	职务	组内分工
1	马维华	医院办公室	副院长	督导
2	薛苏	保卫科	科长	组长
3	袁喜	保卫科	消防班长	联络员
4	杨瑞	后勤管理处	处长	对策实施
5	贾伟	医学实验中心	主任	对策实施
6	韩恩善	病理科	主任	对策实施
7	张立成	制剂中心	主任	目标设定
8	吕丽丽	保卫科	消防员	数据统计
9	刘扬	保卫科	消防员	数据统计
10	尤瑞	保卫科	消防员	数据统计
11	张国栋	保卫科	科员	照片采集
12	高玥	保卫科	科员	总结

四、设定目标值

根据国家安全监管总局制定的《危险化学品从业单位安全生产标准化评审标准》，要求危险化学品管理达标率为 100%。因此，将医院危险化学品管理目标值定为 100%（图 3-3-1）。

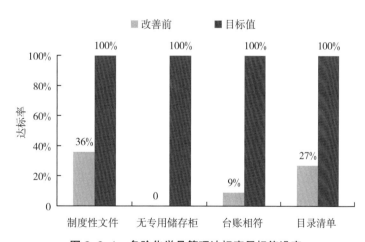

图 3-3-1　危险化学品管理达标率目标值设定

五、拟定计划

计划用 11 个月的时间来完成预期的工作，其中 P 阶段计划用时 5 个月、D 阶段用时 4 个月、C 阶段和 A 阶段各用时 1 个月，最后计算出每个阶段用时率（图 3-3-2）。

月份 步骤	2016 年								2017 年			负责人
	5 月	6 月	7 月	8 月	9 月	10 月	11 月	12 月	1 月	2 月	3 月	
主题选定	······											马××
活动计划拟定	····	P 46%										薛×
现状把握		······										全体成员
原因分析				····								袁×
目标设定				····								张××
制定对策					·····		D 36%					全体成员
对策实施									C 9%			韩××
效果确认										···· A 9%		张××
持续改进												刘×
总结												高×

注：·········· 计划执行时间　　——— 实际执行时间

图 3-3-2　规范医院危险化学品管理——甘特图

六、分析原因

绘制鱼骨图（图 3-3-3），从人员、硬件设施、制度、环境四个方面进行头脑风暴分析后，认为问题主要原因集中于 7 个方面：①无监管部门；②制度预案不完善；③储存不规范；④培训不到位；⑤无专用库房；⑥未张贴危险化学品标识；⑦台账不相符。按照频次计算出每个主要原因所占累计百分比（表 3-3-3），绘制了柏拉图（图 3-3-4）。按照二八法则，将无监管部门、制度预案不完善、储存不规范三项确定为要整改的要因。

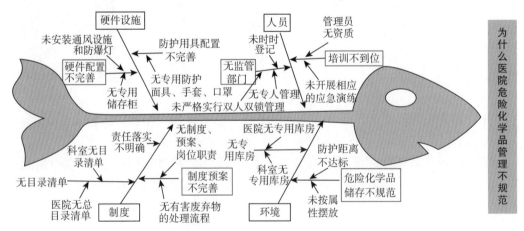

图 3-3-3　医院危险化学品管理不规范原因分析——鱼骨图

表 3-3-3　医院危险化学品管理不规范原因统计表

项目	次数	累计百分比
无监管部门	12	32%
制度预案不完善	10	58%
储存不规范	9	81%
培训不到位	3	89%
无专用库房	2	94%
未张贴危险化学品标识	1	97%
台账不相符	1	100%

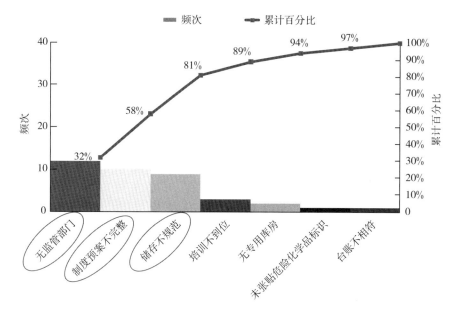

图 3-3-4　医院危险化学品管理不规范根因分析——柏拉图

七、制定对策

运用 5W1H 制定了持续改进对策，针对无监管部门：①指定保卫科为危险化学品监管部门；②建立危险化学品管理组织架构。针对制度预案流程不完善：①建立医院危险化学品的目录清单；②规范危险化学品的管理制度、流程和应急处置预案；③建立有害废弃物的处置流程，要求专人管理和交接记录；④利用 OA 平台建立危险化学品电子台账，各科室 / 部门实时登记危险化学品使用信息，确保清单的最新及完整；⑤各危险化学品

使用科室指定专人管理，并邀请专业机构对危险化学品管理员进行培训，组织参加国家
认可的危险化学品资质考试，确保持证上岗；⑥每年至少组织开展 1 次危险化学品应急
演练。针对储存不规范：①配备不同型号的危险化学品专用储存柜共计 32 个；②对部
分有条件科室危险化学品仓库进行升级改造；③对储存柜、库房张贴危险化学品标识；
④落实对危险化学品使用部门定期检查制度，发现隐患并及时整改（表 3-3-4）。

表 3-3-4　规范医院危险化学品管理对策——5W1H

What	Why	Where	When	Who	How
1. 无监管部门	1. 无监管部门	评审办 保卫科	2016 年 5 月	保卫科	1. 医院指定保卫科为危险化学品监管部门
	2. 无管理组织架构				2. 建立危险化学品管理组织架构
2. 制度、预案、流程不完善	1. 无目录清单	保卫科 各使用科室	2016 年 5～9 月	管理员 薛荪 袁喜 高玥	1. 建立医院危险化学品目录清单
	2. 无制度、流程、应急预案	保卫科 各危险化学品使用科室			2. 规范危险化学品的管理制度、流程和应急处置预案
	3. 无有害废弃物的处置流程	保卫科			3. 建立有害废弃物的处置流程，要求专人管理和交接记录
3. 储存不规范	1. 无专用储存柜和库房	各科室	2016 年 10 月～ 2017 年 2 月	薛荪 尤瑞	1. 规范危险化学品的储存，配备不同型号的危险化学品专用储存柜共计 32 个；对部分有条件科室危险化学品仓库进行升级改造；对储存柜、库房张贴危险化学品标识
	2. 无监管部门				2. 落实对危险化学品使用部门定期检查制度，发现隐患及时整改
4. 危险化学品台账不完善，培训不到位	1. 未建立台账	保卫科 信息中心 各科室	2017 年 3～6 月	袁喜 张国栋 刘扬	1. 利用 OA 平台建立危险化学品电子台账，各科室 / 部门实时登记危险化学品使用信息，确保清单的最新及完整
	2. 未进行培训	各科室			2. 各危险化学品使用科室指定专人管理，并邀请专业机构对危险化学品管理员进行培训，组织参加国家认可的危险化学品资质考试，确保持证上岗
	3. 无应急处置预案，未开展应急演练				3. 每年至少组织开展 1 次危险化学品应急演练

八、执行阶段

1. 建立了医院危险化学品管理组织架构（图 3-3-5 ）。

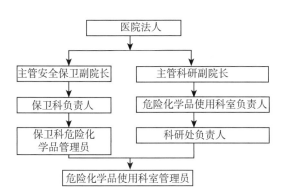

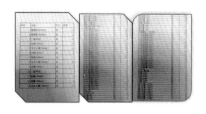

目前我院危险化学品使用重点科室11个，使用的危险化学品共有28种，其中易燃、易爆化学试剂有16种，易腐蚀化学试剂12种。

图 3-3-5　医院危险化学品管理组织架构图

2. 完善了我院危险化学品目录清单，目前我院危险化学品使用重点科室 11 个，使用的危险化学品共有 28 种，其中易燃、易爆化学试剂有 16 种，易腐蚀化学试剂 12 种。

3. 规范危险化学品的管理制度、流程和应急处置预案，并且各制度均已上墙。

4. 制定了有害废弃物的处理流程，由专人管理和交接记录。

5. 规范危险化学品的储存，为科室配备专用储存柜 32 个，制作八类危险化学品标识，张贴在危险化学品储存柜；完成科室危险化学品仓库要求的升级改造，做好库房安全管理、加装通风设施、规范防护距离。

6. 由保卫科作为监管部门，落实对危险化学品使用部门定期检查制度，1 次 / 月，发现隐患及时整改。

7. 每年至少组织开展 1 次危险化学品应急演练，改进期间于 6 月 9 日在医学实验中心开展了 1 次危险化学品事故应急演练，演练前编写了演练脚本，结束后对不足之处进行了总结。

8. 保卫科和信息中心共同研发、创建了医院危险化学品使用管理系统，利用 OA 平台建立危险化学品电子台账，此软件实现了危险化学品的使用以及废弃物处理的全程监控。

9. 对 24 名危险化学品管理员进行培训，其中 20 人取得了危险化学品管理资质。

九、检查阶段

所有项目实施后，2017 年 2 月再次对全院 11 个危化品使用科室进行了现场检查，发放了调查问卷。通过查检数据统计，发现医院危险化学品管理水平有大幅度提升，除台账相符没有达到预期的效果值，其他都达到或超过了预期的目标设定值（图 3-3-6）。

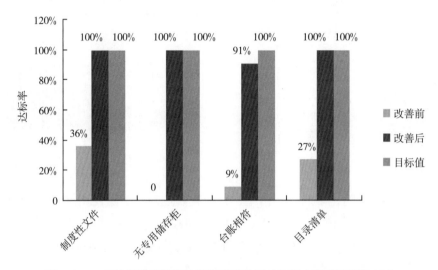

图 3-3-6　危险化学品管理达标率改善前后对比图（彩图见彩插 17）

十、总结阶段

通过近一年的持续改进，明确了医院危险化学品监管部门和管理组织架构；梳理、修订了医院危险化学品管理制度 3 个，岗位职责 2 个，应急处置预案 2 个，各项制度均得到了落实；规范了医院危险化学品储存，理清危险化学品申购、使用、销毁流程；对危险化学品管理人员进行了培训，取得了国家认可的管理资质，做到了持证上岗。

虽然危化品管理取得了明显的成效，但仍存在一些不足之处，如部分科室因工作繁忙，时常采用先领用后补录的方式管理科室内的出入库，造成检查时危险化学品的电子台账与实物不符；不能严格执行"双人双锁"管理，降低了管理的安全性；个别危险化学品管理人员未取得资质。对于以上不足之处，将纳入下一个 PDCA 循环进行持续改进。

（宁夏医科大学总医院保卫科　薛荪）

案例 2　运用 PDCA 管理工具降低急诊楼中央空调报修量

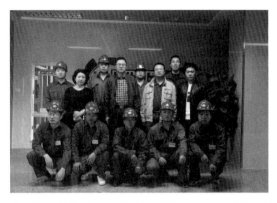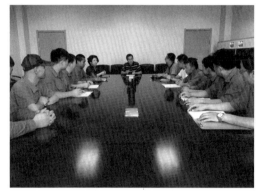

俞宏军：这次动力科运用 PDCA 管理工具改善日常工作的尝试，虽然切入点比较小，但是通过此次活动，使我们了解了 PDCA 管理工具的基本知识，掌握了使用方法和流程步骤，也提高了 CQI 小组成员的个人能力，为今后继续发现问题、解决问题打下了良好的基础。

田　野：通过在工作中运用 PDCA 管理工具，解决了长期以来困扰我们的问题，使我们认识到工作不只是单纯的报修维修，而是要灵活运用先进方法，不断发现问题解决问题并形成持续改进，同时提高了全体员工的凝聚力。

徐　阳：一个团结进取的团队所遇到的任何困难会迎刃而解，因为集体拥有个人无法比拟的无穷智慧。友爱产生动力，和谐铸就辉煌。

刘欣然：通过学习运用 PDCA 管理工具，我们扭转了落后的服务理念，逐步改善原始、粗犷的工作方法，同时开阔了眼界，在工作中更加注重运用科学、高效的管理方法提升员工整体战斗力。

一、选题背景

1. 近年来，随着我院规模的不断扩大，医疗水平的不断提升，临床对服务质量要求也在不断提高。频繁的空调故障使患者和员工对动力科服务工作满意度有所降低。同时由于室内空气流通不畅，可能存在院内感染风险。如何减少全院中央空调设备维修量是动力科急切希望解决的问题。

2. 三级综合医院评审标准实施细则中要求后勤保障管理组织机构健全，规章制度完善，人员岗位职责明确，后勤保障服务坚持"以患者为中心"，满足医疗服务流程的需要。

3. 我院急诊楼建筑面积达 4.7 万平方米，是全院单体建筑面积最大的楼宇。经统计，2016 年 7 月，该楼的空调设备故障达到 46 次，在各楼宇空调报修统计中占比达到 32%，具有代表性。所以我们运用 PDCA 管理工具，将降低中央空调报修量的活动首先选定在急诊楼。

二、现状调查

2016 年 7 月，统计出急诊楼的空调设备故障达到 46 次（表 3-3-5），经分析后发现：急诊楼空调故障主要集中在空调不制冷、冷凝水漏水 2 个方面，分别有 24 次和 14 次，两类故障现象占总数的 82%。

表 3-3-5　2016 年 7 月急诊楼中央空调故障汇总表

项目	次数	维修人员	累计比例
空调不制冷	24	田博	52.1%
冷凝水漏水	14	李长喜	82%
医患误报	5	保永钢	93%
温控开关损坏	2	雷志强	97%
空调开关跳闸	1	李超	100%
总数	46		

三、成立 CQI 小组

成立了由主管副院长担任组长、后勤管理处处长和动力科科长担任副组长、科员担任成员的 CQI 小组，共计 13 人，各成员都有明确的分工（表 3-3-6）。

表 3-3-6　CQI 小组成员

序号	姓名	职务	院内职务	组内分工
1	马维华	组长	副院长	监督
2	杨瑞	副组长	处长	检查
3	俞宏军	副组长	科长	项目改进
4	常志刚	组员	副班长	计划拟定
5	邵宗义	组员	班长	计划拟定
6	栗银宝	组员	员工	目标设定
7	徐阳	组员	员工	对策拟定
8	李超	组员	员工	对策实施
9	田野	组员	员工	对策实施

序号	姓名	职务	院内职务	组内分工
10	田博	组员	员工	对策实施
11	保永钢	组员	员工	对策实施
12	刘青云	联络员	员工	联络员
13	刘欣然	组员	员工	资料整理

四、设定目标值

CQI 小组经过计算，预计将维修次数由夏季每月 46 次降低到 28 次，改善幅度为 39%。

五、拟定计划

制作了甘特图，计划用 3 个月的时间来完成预期的工作（图 3-3-7）。

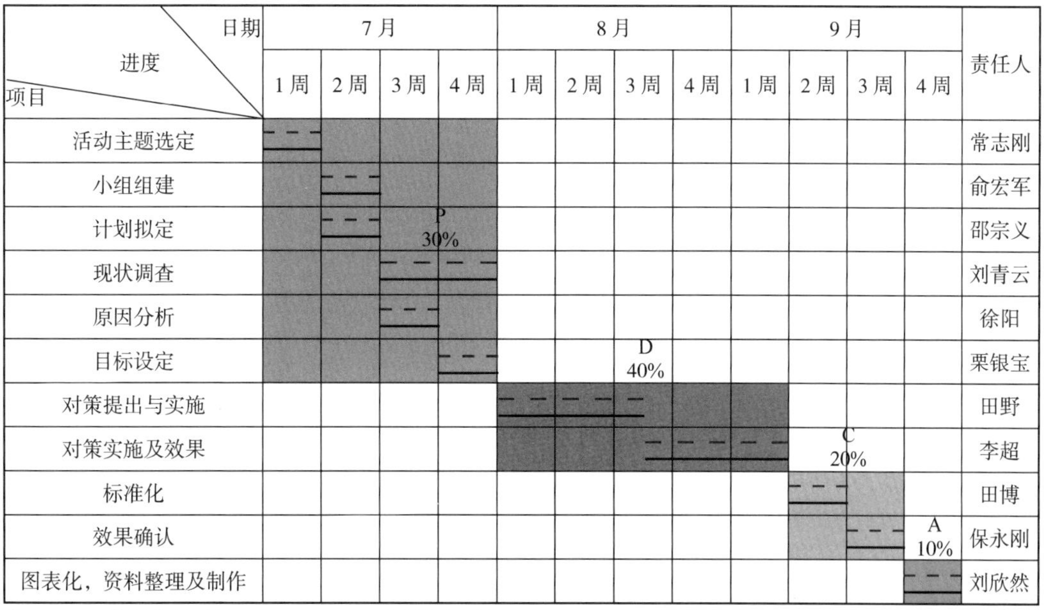

日期 进度 项目	7月				8月				9月				责任人
	1周	2周	3周	4周	1周	2周	3周	4周	1周	2周	3周	4周	
活动主题选定													常志刚
小组组建													俞宏军
计划拟定		P 30%											邵宗义
现状调查													刘青云
原因分析													徐阳
目标设定					D 40%								栗银宝
对策提出与实施													田野
对策实施及效果									C 20%				李超
标准化													田博
效果确认										A 10%			保永刚
图表化，资料整理及制作													刘欣然

注：- - - 计划执行时间　——— 实际执行时间

图 3-3-7　降低急诊楼中央空调报修量——甘特图

六、分析原因

经过 CQI 小组成员开会讨论、头脑风暴，进行根因分析，绘制出了鱼骨图和柏拉图，并选出了 3 个主要原因：维护手册保养周期过长造成过滤器堵塞、冷凝水管坡度较小、管路保温不完善（图 3-3-8，图 3-3-9，表 3-3-7）。

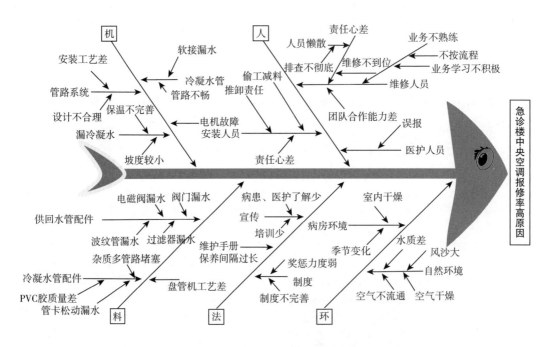

图 3-3-8　急诊楼中央空调报修率高原因分析——鱼骨图

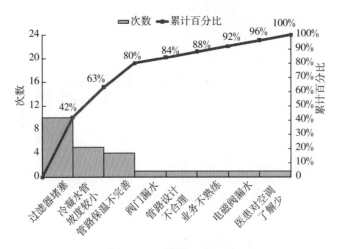

图 3-3-9　急诊楼中央空调报修率高根因分析——柏拉图

表 3-3-7　急诊楼中央空调报修率高原因分析统计表

维修项目	次数	累计百分比
维护手册保养周期过长造成过滤器堵塞	10	42%
冷凝水管坡度较小	5	63%
管路保温不完善	4	80%
阀门漏水	1	84%
管路设计不合理	1	88%
业务不熟练	1	92%
电磁阀漏水	1	96%
医患对空调了解少	1	100%

七、制定对策

运用5W1H分3个方面制定了持续改进对策（表3-3-8）。

表 3-3-8　降低急诊楼中央空调报修量对策——5W1H

What	Why	Where	When	Who	How
过滤器堵塞	维护手册规定的保养周期过长	急诊楼空调机房	2016.8	田博 徐阳	1. 将清洗过滤器的周期由1年改为3个月，并集中清洗 2. 主机正、反冲洗 3. 定期清洗电子除垢仪 4. 定期正、反冲洗软化水设备
冷凝水管坡度不够	原有设计不合理	急诊楼病区	2016.8	田野 保永钢	1. 提升冷凝水管路坡度 2. 加装管路排气口并高于节水盘10 cm 3. 缩短排水线实行就近排水原则 4. 疏通排水管线，清异物 5. 提升风机盘管高度，增大排水管线坡度 6. 加大排水管线管径
空调管路保温不彻底	建筑施工存在漏洞	急诊楼病区	2016.8	李超 刘青云	1. 对裸露管路进行保温处理 2. 完善保温，达到彻底阻隔空气 3. 对保温棉开裂部分进行刷胶粘接

八、执行阶段

对策一，缩短过滤器清洗周期。CQI 小组修订中央空调维护保养手册，缩短各类过滤器的清洗周期，并完善了维护保养制度。对急诊楼各病区共 900 余个过滤器进行清洗，提高了水循环效率，提升了制冷效果。

对策二，提升冷凝水管路坡度。对急诊楼 42 处空调冷凝水管进行坡度提升，避免冷凝水在管道和集水盘内淤积溢出的现象。

对策三，完善管道保温。对急诊楼未包裹保温棉的空调管路进行完善，防止夏季空调水管表面冷凝现象。

九、检查阶段

CQI 小组在所有对策实施完毕后，再次统计分析。与 2016 年 7 月急诊楼中央空调报修次数对比，9 月份报修次数下降到 24 次（表 3-3-9，图 3-3-10）。改善后的实际值低于目标值，视为本次活动有效。改善前后对比，空调制冷效果差、漏水 2 个问题，经过 PDCA 改进后，由改善前的 82% 降到了改善后的 68%。病房出风口制冷温度由过滤器清洗前的 22.3 度下降到清洗后的 16.4 度，患者和员工的舒适度明显提升，同时也节约了能耗。通过实施以上对策，空调制冷效果明显提升。彻底解决冷凝水漏水问题。不仅改善了室内环境，使患者和员工有更高的舒适度，还提高了设备使用寿命，降低了故障率，并起到了一定节能效果。

表 3-3-9　急诊楼中央空调报修量改善前后对比

项目	2016 年 7 月			2016 年 9 月		
	次数	维修人员	累计比例	次数	维修人员	累计比例
空调不制冷	24	田博	52.1%	9	田博	38%
冷凝水漏水	14	李长喜	82%	7	保永钢	68%
医患误报	5	保永钢	93%	5	杨红燕	88%
温控开关损坏	2	雷志强	97%	2	刘青云	96%
空调开关跳闸	1	李超	100%	1	李长喜	100%
总数	46			24		

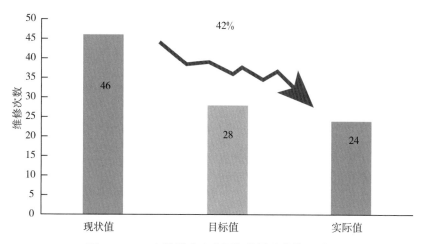

图 3-3-10　急诊楼中央空调报修量改善前后对比

十、总结阶段

这次降低急诊楼中央空调报修量，是动力科首次运用 PDCA 管理工具改善日常工作的尝试。虽然切入点比较小，但是通过此次活动，使我们了解了 PDCA 管理工具的基本知识，掌握了使用方法和流程步骤，也提高了 CQI 小组成员的个人能力，为今后继续发现问题解决问题打下了良好的基础。

我们计划将修订完善的空调保养手册和规范推广至全院及各分支机构。下一步，将进一步查找影响动力科服务质量的其他问题，并继续利用 PDCA 管理工具持续改进。

（宁夏医科大学总医院动力科　俞宏军）

案例 3　运用 PDCA 循环提高医院质量持续改进项目开展率

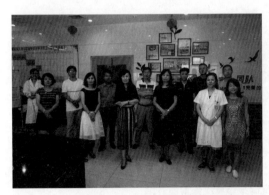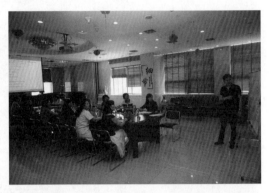

马　丽："工欲善其事，必先利其器"。有效解决问题要根据问题的性质，选对工具，问题就会迎刃而解，达到事功倍的效果。PDCA 循环是有效进行任何一项工作、合乎逻辑的工作程序，是不断解决问题、水平不断提升的过程。运用 PDCA 方法进行持续改进，聚沙成塔、滴水成河，每次改善一点，长期的效果将会非常惊人。

王　波：从彷徨、懵懂、焦虑到了解，学会使用 PDCA 工具解决工作中的问题，我们像一个蹒跚学路的孩子，每一个小小的进步、每一份喜悦都留下了努力的足迹。团结、协作能使人脑洞大开，能够有力的推动工作的开展，同时能够使工作有效地完成。

魏海英：从当初的跌跌撞撞到如今的阔步前行、从科室排斥到熟练运用，大家在工作中形成了运用管理方法和工具解决问题的惯性思维。各部门、科室之间互相交流借鉴，取长补短，在制度、流程、执行、监管、反馈、整改等各环节不断完善，持续改进，成效明显，形成了全院共同参与质量与安全管理的医院文化。

袁　萍：通过 PDCA 理论和实战学习，对医院管理工具的使用有了更深层次的理解和认识。通过持续改进，分析问题、解决问题，切实将管理工具运用到日常工作中。用科学的方法，解决工作中存在的问题和隐患，进一步提高医疗质量和服务水平、保障医疗安全。

王　涛：打破行政壁垒，CQI 小组是关键，多部门集思广益，运用 PDCA 管理工具科学、有效、持续解决棘手问题。

一、选题背景

1.2016 年 3 月，我院正式启动医院评审评价工作。通过自查发现医院在行政、后勤、医疗等方面的管理上未定期进行分析、检查、改进管理工作的问题。

2. 在《三级综合医院评审标准实施细则（2011 年版）》这本书中，有 13 处提到全面质量管理、19 处提到使用管理工具、290 处提到质量持续改进；在 4.2.5.1 和 4.1.1.3 这 2 个条款中也对院领导、职能部门领导和科主任能够运用管理工具改进质量管理工作提出具体的要求。

3. 基于此，医院印发了《应用质量管理工具开展服务质量与安全持续改进管理项目评价实施方案》，在实施方案中要求全院各行政后勤、临床医技科室每月至少上报 1 项改进项目。9 月份，全院 99 个科室只上报了 33 项改进项目。

二、现状调查及目标设定

针对科室改进项目"上报率低"的问题，评审办工作人员对全院各科室就开展质量改进项目工作进行了现场调研，文件和要求刚下发，全院共临床科室（含各班组）99 个，开展项目仅 33 项，开展比例仅 34%（表 3-3-10）。我院希望各科室（含各班组）开展率达到 100%。开展率 = 上报科室数（含各班组）/ 科室总数（含各班组）× 100%。没有开展 PDCA 的 67% 的科室（含各班组）汇总调研结果如下：①科室职工第 1 次接触管理工具，运用不熟练；②改进项目选题有困难；③每月上报 1 项改进项目比较频繁，压力较大。

表 3-3-10 科室质量持续改进项目（部分）统计表

科室名称	项目名称	计划完成时间	科室名称	项目名称	计划完成时间
神经外科	神经外科应用 PDCA 落实危急值管理	2016 年 1～7 月	新生儿科	提高新生儿监护室母乳喂养的比率	2016 年 3～8 月
动力科	降低急诊楼中央空调报修量	2016 年 8 月	中医骨伤科	手卫生依从性改进	2016 年 8 月
儿三科	危急值记录与处理改进	2016 年 8 月	耳鼻咽喉头颈外科	关于慢性扁桃体炎和（或）腺样体肥大的临床路径的医嘱吻合度	2016 年 8 月
制剂中心	改善胃肠外科病区全肠外营养处方中阳离子浓度超标问题	2016 年 8 月	胃肠外科	改善胃肠外科病区全肠外营养处方中阳离子浓度超标问题	2016 年 8 月
财务处	提高会计报表编报的及时性	2016 年 8 月	风湿科	提高病历书写内涵质量之鉴别诊断的书写	2016 年 4～8
泌尿外科	降低门诊处方不合格率	2016 年 8～9 月	门诊部	提高预约挂号率	2016 年 8～9 月

三、成立 CQI 小组

鉴于评审条款有要求，而且此次新一轮医院等级评审工作的核心就是持续改进，我院评审办牵头成立由评审办、质控办、医务处、门诊部、保卫科等部门组成的跨部门 CQI 小组，探讨运用 PDCA 提高医院质量持续改进项目开展率。

四、拟定计划

制作甘特图，计划 2017 年用 3 个月的时间来完成预期的工作，其中 PDCA4 个阶段分别按照 30%、40%、20%、10% 的时间比例进行（图 3-3-11）。

时间 内容	2月		3月				4月				5月		责任人
	1周	2周	3周	4周	5周	6周	7周	8周	9周	10周	11周	12周	
分析现状，找出问题													魏海英 朱东
分析各种影响因素或原因													朱东 钱莹
找出主要影响因素													朱东 钱莹
针对主要原因，制订措施计划		P 30%											魏海英 朱东
执行、实施计划							D 40%						魏海英 王岩 王波
检查计划执行结果										C 20%			朱东 钱莹
总结成功经验，制定相应标准											A 10%		魏海英 朱东 钱莹
把未解决或新出现的问题转入下一个 PDCA 循环													魏海英 朱东 钱莹

注：------- 计划执行时间 ——— 实际执行时间

图 3-3-11 运用 PDCA 提高医院持续质量改进项目的内涵——甘特图

五、分析原因

结合科室调研结果，CQI 小组召开会议，进行头脑风暴，认真查找和分析问题改进项目开展率低的原因。绘制鱼骨图（图 3-3-12），从人、机、料、法、环 5 个方面进行分析，认为培训不到位、项目上报频繁、奖惩未落实、联络员任务繁重、学习氛围不够、负责人不重视、数据收集困难等原因是改进项目上报率低的主要原因。按照频次计算出每个主要原因所占累计百分比（表 3-3-11），绘制了柏拉图（图 3-3-13）。按照二八法则，将培训不到位、项目上报频繁、奖惩未落实 3 项作为本次改进的重点。

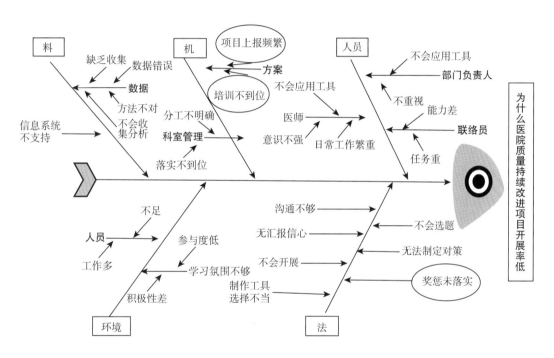

注：⬭表示由组员票选所得要因

图 3-3-12　医院质量持续改进项目开展率低原因分析——鱼骨图

表 3-3-11　医院质量持续改进项目开展率低原因分析统计表

项目	次数	累计百分比
培训不到位	46	31.94%
项目上报频繁	40	59.72%
奖惩未落实	30	80.56%
联络员任务繁重	11	88.19%
学习氛围不够	7	93.06%

续表

项目	次数	累计百分比
负责人不重视	5	96.53%
数据收集困难	3	98.61%
其他	2	100.00%

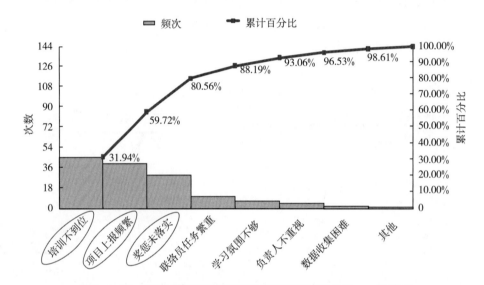

图 3-3-13　医院质量持续改进项目开展率低根因分析——柏拉图

六、制定对策

运用 5W1H 制定了持续改进对策（表 3-3-12）。

表 3-3-12　提高医院质量持续改进项目开展率对策——5W1H

What	Why	Where	When	Who	How
培训不到位	1. 科主任参与率低	评审办	2016 年 9 ~ 10 月	王 × ×	1. 加强管理：利用小晨会强调，加强负责人的考勤管理
	2. 培训方式单一				2. 开展多种方式的培训：参加科室 PDCA 项目实施，到科室给予现场指导，集中加强培训联络员
	3. 院科二级培训未落实				3. 加强联络员管理，督促科主任积极安排科的培训和实践

What	Why	Where	When	Who	How
项目上报频繁	方案不合理	评审办	2016 年 9 月	魏 × ×	1. 修改 PDCA 方案 2. 允许各科室申报相同的项目 3. 允许科室将 1 个大项目分解为数个小项目申报
奖惩未落实	制度不完善	评审办	2016 年 9 ～ 10 月	朱 × ×	1. 制定奖惩制度 2. 组织开展月度评价 3. 计划安排年度评奖

七、执行阶段

在加强培训方面，对院领导进行管理工具的运用培训 3 次、培训全院中层干部和联络员 6 次；组织召开医院持续质量改进项目专题会 1 次，遴选改进项目成效明显的 6 个临床医技、行政后勤科室负责人做经验交流，进一步提高科主任、护士长对运用管理工具进行质量改进工作的认识；利用 3 个月的时间走访全院所有科室，现场进行辅导并推进医院评审工作。

在修改方案方面，将每月上报 1 项改进项目更改为科室根据项目完成情况申请参加每 2 个月 1 次的月度汇报会（图 3-3-14，图 3-3-15）。

宁夏医科大学总医院
科室质量持续改进管理项目申报表

科室名称		项目名称	
项目成立日期			
CQI 小组组成	姓名	职务/职称	组内职责（组长、联络员、秘书、组员）

科主任签名：

图 3-3-14 宁夏医科大学总医院质量持续改进管理项目申报表

宁夏医科大学总医院科室质量持续改进管理项目统计表

申请时间：2016 年 8 月

科室名称	项目名称	计划完成时间
神经外科	神经外科应用 PDCA 落实危急值管理	2016 年 1 ～ 7 月
新生儿科	提高新生儿监护室母乳喂养的比率	2016 年 3 ～ 8 月
中医骨伤科	手卫生依从性改进	2016 年 8 月
护理部	提高护士对 PDA 的使用率	2016 年 10 ～ 12 月
生殖医学中心	运用 PDCA 循环促进供精使用的规范性	2016 年 7 ～ 11 月
药剂科	运用 PDCA 循环持续改进病区药品的管理项目	2016 年 10 ～ 12 月
门诊部	提高预约挂号率	2016 年 8 ～ 9 月

图 3-3-15 科室质量持续改进项目（部分）统计表

在奖惩未落实方面,制定方案,对月度汇报会上所有参加汇报的 2/3 的项目给予奖励,并通报表扬。开展月度汇报会 3 次,185 个项目参加汇报;要求科室负责人亲自汇报本科室开展的改进项目,其中有 82 个科室(含班组)负责人亲自展示科室持续改进的成效;同时,每期邀请 2 ~ 3 位院领导作为评委参加会议,既让院领导再一次进行管理工具的学习,也形成了院领导重视、科主任组织落实、职工参与的全院共同参与质量和安全管理的医院文化。

八、检查阶段

2016 年 11 月,再次对全院各科室改进项目情况进行查检,共开展 64 项。在此阶段发现有些科室开展的项目选题未与工作实际相结合,有的项目开展不扎实,项目资料不翔实。针对发现的问题,评审办组织开展了提升项目内涵质量的培训,并加强了对项目原始资料的审核,所有项目资料都由相应职能部门进行严格审核和落实。

2017 年 3 月,持续改进项目 79 项(图 3-3-16)。2017 年 7 月,举办了医院持续质量改进项目年度竞赛,全院 99 个科室(含班组)开展项目 101 个,达到目标值,百分之百的科室及班组都开展 PDCA 持续改进项目,涉及了医院行政、后勤、医疗、护理等方面的工作改进成效 [开展率 = 开展科室数(含班组)/ 科室总数(含班组)× 100%]。

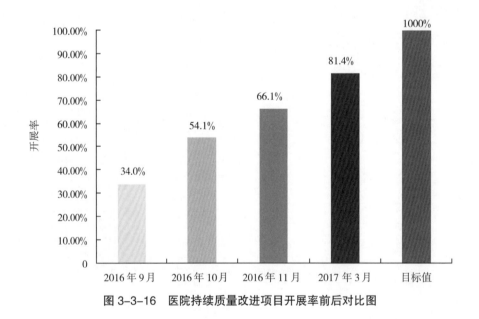

图 3-3-16 医院持续质量改进项目开展率前后对比图

九、总结阶段

通过本项目的开展，各科室改进项目的选题能够切实着眼于医院管理中的薄弱环节，选题理由充分、有据可依，背景材料翔实且有说服力；CQI 小组的成立突破本部门和科室的局限，拓展到跨部门、跨专业领域，体现多学科共同参与的理念；有些项目通过在不同层面上的反复循环，不断改善进步，进而达到持续改进的效果，并形成标准化制度和流程，通过有效的对策实施解决了临床工作中存在的问题和隐患，成效显著，进一步提高了医院的医疗质量，保障了医疗安全。同时改变了以往用经验管理的方式，使医院各级管理者对 PDCA 从不会到会，从不习惯应用到习惯应用，从强制性应用到自然应用，完成了从理论到实践的飞跃，使全院各级管理者形成了应用 PDCA 解决问题的良好氛围。

下一步的改善重点除了进一步提升项目内涵质量外，还要对已结题的项目进行追踪评价，促进医院质量和安全的持续改进。

（宁夏医科大学总医院评审办公室　魏海英）

案例 4　运用 PDCA 方法确保医用耗材冷链存储的安全性

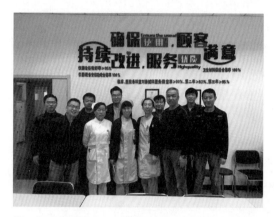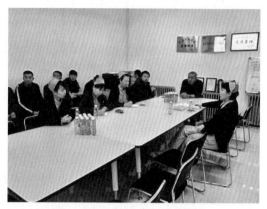

郑　钢：运用 PDCA 持续改进，确保使用，顾客满意，服务优质，砥砺前行，不忘初心！
柳　东：目标明确，坚定不移。
高　伟：每天认真多一些，每天改善多一点，临床满意在提高，器械工作需努力。
郭淑萍：设备正常运行，齿轮转动不停。持续质量改进，你我八方呼应。

一、选题背景

1. 根据《三级综合医院评审标准实施细则》6.9.4.4 条款要求，医院有计量设备清单、定期检测记录和维修记录等相关资料；6.9.5.1 条款要求医疗装备部门为临床合理使用医疗器械提供技术支持、业务指导、安全保障与咨询服务；6.10.4.1 条款要求有医学装备质量保障，医学装备须计（剂）量准确、安全防护、性能指标合格方可使用。

2. 根据国家食品药品监督管理总局《关于发布医疗器械冷链（运输、贮存）管理指南的公告》第七章附则第二十条的管理要求：各个环节始终处于产品标签说明所标示的特定温度环境下，以确保产品质量的管理，一般情况下，冷藏温度在 2 ～ 8 ℃。

二、现状调查

我院冷藏耗材及试剂入库由供应商配送并提供物流运输全过程的温度记录，入库时由我科验收人员再次用温控设备进行温度核查，通过温度检验的冷藏耗材及试剂，数量较大种类较多的一部分由我科物流人员配送至医学实验中心冷链库房。该冷链库房是我院投入巨额建立的现代化冷链库房。库房总面积近一百平方米，存放冷藏耗材与试剂的库房占地 38 平方米。足以达到冷藏耗材与试剂温度的存储要求。而另一部分，数量较小、种类单一的冷藏试剂及耗材则由各临床科室领走，存放在科室的小型温控设备（普通家用冰箱）中。那么，普通的家用冰箱是否能够满足冷藏耗材及试剂存储条件呢？我们按照临床科室排班情况，制作了查检表，分别以白班、前夜、后夜为分界点，抽样选取呼吸科、风湿科、肾脏内科、消化科、内分泌科等11个在使用冰箱具有代表性的科室进行抽查。在进行抽查之后，发现11个科室分3个时段共有33个样本，其中28个样本满足冷藏的存储条件，占84.85%，而其余的5个样本在某些时段无法满足冷藏存储条件（图3-3-17，表3-3-13）。

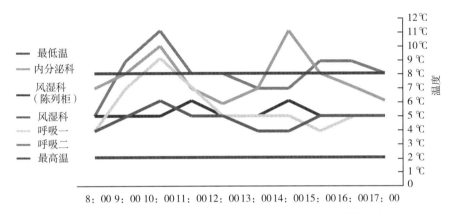

图 3-3-17　临床科室存储设备温度折线图（彩图见彩插18）

表 3-3-13　科室药物冰箱温度监测记录查检表

科室 班次	呼吸一	风湿免疫科	肾脏内科	消化内科	内分泌科	涉外病房	呼吸二	神经内科	儿一	儿二	儿三
白班	×	√	√	×	×	√	√	√	√	√	√
前夜	√	√	√	√	×	√	×	√	√	√	√
后夜	√	√	√	√	√	√	√	√	√	√	√
备注："√"满足2～8℃；"×"不满足2～8℃　　　　　时间：2017年1月											

三、成立 CQI 小组

成立了由器械科科长担任组长，器械科科员及耳鼻咽喉头颈外科、进行心脏中心大血管外科、风湿科、呼吸科护士长担任成员共11名的跨部门CQI小组（表3-3-14）。

表 3-3-14　CQI 小组成员

序号	姓名	职务	组内分工
1	郑钢	器械科科长	组长
2	柳东	器械科维修班长	联络员
3	訾珩	器械科维修组组员	秘书
4	贺宇航	器械科维修组组员	组员
5	蒋桦	器械科维修组组员	组员
6	高伟	器械科采购员	组员
7	郭吉庆	器械科维修组组员	收集数据
8	樊莉	耳鼻咽喉头颈外科护士长	组员
9	郭淑萍	心脏中心大血管外科护士长	组员
10	刘静	风湿科护士长	组员
11	王东丽	呼吸科护士长	组员

四、设定目标值

本着以患者为核心的准则以及考虑到耗材和试剂在临床诊断中起到的关键性作用，我们要求所有存储设备必须满足冷藏耗材及试剂的储存条件。故设定目标值为 100%（图 3-3-18）。

五、拟定计划

制作了甘特图，计划用 3 个月的时间来完成预期的工作（图 3-3-19）。

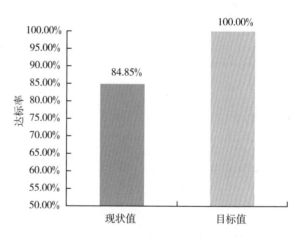

图 3-3-18　医用耗材冷链存储的安全性目标值设定

六、分析原因

经过 CQI 小组成员开会讨论、头脑风暴，进行根因分析，绘制出了鱼骨图和柏拉图（图 3-3-20，图 3-3-21），通过二八法则（表 3-3-15），选出了 3 个主要原因：测量方法不科学、开关门频繁、缺少职能部门巡查督导。

步骤 \ 月份	2017 年 1 月			2017 年 2 月				2017 年 3 月				负责人
	第1周	第2周	第3周	第4周	第5周	第6周	第7周	第8周	第9周	第10周	第11周	
选定主题	---											郑钢、柳东
调查现状		---										郭吉庆、訾珩
设定目标		---										郑钢、高伟
分析原因		P 30%	---									贺宇航、蒋桦、张小婷
确定主要原因			---									郑钢、訾珩
制订计划			---		D 40%							郑钢、柳东
执行计划				---	---	---	---	C 20%				郭吉庆、杨旭
检查执行结果									---	---	A 10% 柳东	
总结											郑钢、訾珩	

注：------- 计划执行时间 ———— 实际执行时间

图 3-3-19 确保医用耗材冷链存储的安全性——甘特图

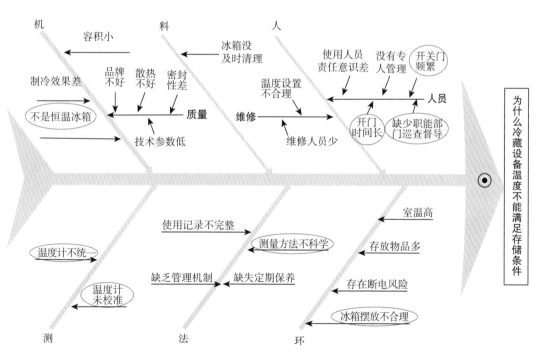

图 3-3-20 医用耗材冷链存储的安全性低原因分析——鱼骨图

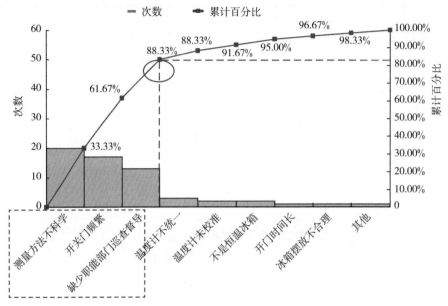

图 3-3-21　医用耗材冷链存储的安全性低根因分析——柏拉图

表 3-3-15　医用耗材冷链存储的安全性低原因分析统计表

项目	次数	累计百分比
测量方法不科学	20	33.33%
开关门频繁	17	61.67%
缺少职能部门巡查督导	13	83.33%
温度计不统一	3	88.33%
温度计未校准	2	91.67%
不是恒温冰箱	2	95.00%
开门时间长	1	96.67%
冰箱摆放不合理	1	98.33%
其他	1	100.00%

七、制定对策

运用 5W1H 分 3 个方面制定了持续改进对策（表 3-3-16）。

表 3-3-16　确保医用耗材冷链存储的安全性对策——5W1H

What	Why	Where	When	Who	How
测量方法 不科学	1. 使用普通温度计 2. 温度计摆放位置随意	科室	2017.1	工程技术人员	1. 更换测量方法，采用有介质的温度计模拟药品试剂的真实温度 2. 有固定的摆放位置
开关门 频繁	1. 临床使用时间集中，配药时间集中 2. 没有统计患者用药情况，临时取需配的药品 3. 管理不到位	使用科室	2017.1	各科室护士长配药护士	1. 加强管理，根据患者用药周期和医嘱及时统计用药情况，减少开关门次数 2. 制定《冷藏冰箱使用规范》
缺少职能部门巡查督导	工程技术人员无对温控设备类的巡视	科室	2017.1	工程技术人员	完善医疗设备巡查监督制度，增加了对计量设备的巡检督查

八、执行阶段

1. 更换测量方式，统一使用我科自制温度计（正在申请专利），以保证测量结果的科学性。

2. 制定冷藏冰箱使用规范：建议临床、各科室在集中使用时间段减少开门次数，1小时内开门不超过十次，每次开门时间控制在 15 秒内。

3. 完善医疗设备巡察监督制度。

4. 制度落实：我们积极与临床科室进行沟通交流，对临床科室提出的相关问题进行答疑，也听取更多临床科室意见与建议，对不够完善的地方进行进一步改进。

九、检查阶段

我们对不完善的地方进行改进之后，再次对 11 个科室进行抽查，发现 33 个样本中仅剩 1 个样本不满足冷藏耗材及试剂的存储条件。我科派相关负责人员进科室核查维修，发现该冰箱使用年限已久，设备老化，无法维修。

根据公式（满足 2～8 ℃的科室）/ 样本科室数 = 满足 2～8 ℃占比进行计算。得出：改善后满足 2～8 ℃占比为 96.97%，比改善前增长 12.12%，距目标值差 3.03%（图 3-3-22）。

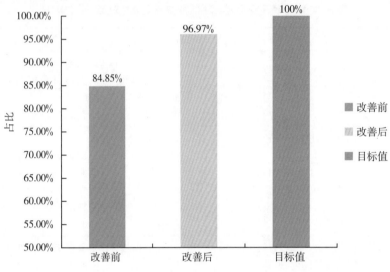

图 3-3-22　医用耗材冷链存储的安全性改善前后对比

十、总结阶段

本次我科以冰箱为切入点，做到全院试剂、耗材冷链贮存的全过程质量控制。科学管理方面，完善了旧的巡检制度，制定了新的使用规范，得到医院主管部门充分肯定，弥补了医院在器械管理相关条例上的缺失，下一步，在此次 PDCA 中取得的宝贵经验，我科将在全院进行推广。技术革新方面，制作了新型温度计，以最小成本解决临床实际问题。不良事件方面，建议临床科室将温控设备不满足温度需求问题以不良事件形式上报我科，我科会派专人进行核实，将风险控制在最小范围内。根据此次 PDCA 循环经验，我科将加强对其他计量设备的监控管理。下一步将对血压计、体重秤、计时设备等医用设备进行持续改进。本着以服务临床为宗旨的原则，及时有效地解决临床实际需求，落实各项工作。持续改进，我们一直在路上！

（宁夏医科大学总医院器械科　郑钢）

案例5 运用 PDCA 循环降低颅脑疾病致吞咽障碍患者误吸发生率

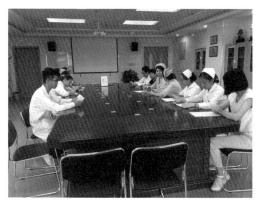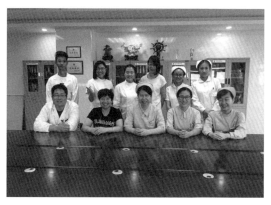

赵丽红：通过 CQI 小组，我学会了使用简单的统计方法，能够更加了解同事，加深彼此之间的感情。

刘　璐：我的贡献使大家认可，我感受到了团队的力量无穷大，使我更加自信。

赵　静：为患者提供更安全、更优质的护理服务，使临床护理工作更加流程化、标准化。

一、选题背景

吞咽是指人体从外界经口摄入食物并经食管传输到达胃的过程。而吞咽障碍，则是指吞咽相关的解剖结构功能受损，不能安全有效地把食物输送到胃内。当患者在进食（或非进食）时，食物、口腔内分泌物、胃食道反流物等进入声门以下的呼吸道时就会发生误吸，轻则表现为刺激性呛咳、气急等，重则会在气道内吸出食物残渣，甚至出现发绀、窒息等表现。

任何影响脑干吞咽中枢或调整吞咽过程的神经系统疾病均可引起吞咽障碍，如脑出血、颅脑外伤、脑肿瘤等神经外科常见的疾病均有可能引起，有研究显示颅脑相关疾病致吞咽障碍的发生率可高达28% ～ 67%。由此可见，吞咽障碍在神经外科是比较常见的，而患者一旦出现了吞咽障碍，则在进食的过程中容易发生误吸，导致吸入性肺炎等严重的不良后果，给患者的机体带来不同程度的损害。

二、现状调查

2017 年 2 月 8 日至 3 月 5 日期间对所有入住神经外科病区，GCS 评分 ≥ 12 分，洼田饮水试验 ≥ Ⅲ级的患者进行查检。在查检过程中由于意识障碍的患者无法配合洼田饮水试验以及疾病限制不可抬高床头者会干扰我们对结果的判断，均予以排除。共查检患者 116 例，其中发生误吸 49 例，误吸发生率高达 42.24%。为解决这一问题，我科成立了持续改进小组加以研究。

三、成立 CQI 小组

成立了医护协作的 CQI 小组，共有成员 11 人，其中医师 2 人，护士 9 人，各成员分工明确。

四、设定目标值

通过查阅文献"脑卒中患者预防误吸的研究现状 [J]. 护理实践与研究，2016，13（4）：27–30."，我们将活动目标值定为误吸发生率由 42.24% 降为 30.5%。

五、拟定计划

制作了甘特图（图 3-3-23），计划用 5 个月的时间来完成预期的工作。

时间 / 步骤	2017年2月 2周	3周	4周	2017年3月 1周	2周	3周	4周	5周	2017年4月 1周	2周	3周	4周	2017年5月 1周	2周	3周	4周	5周	2017年6月 1周	2周	3周	4周	负责人
分析现状找出问题																						乔艳玲
分析各种影响因素																						周晓东
找出主要影响因素	P 30%																					赵丽红
针对主要原因，制订措施计划								清明节			劳动节											张爱凤
执行、实施计划															端午节							乔艳玲
检查计划执行结果						D 40%																刘敩淑
总结成功经验，制定相应标准													C 20%									陈丽娟
把未解决或新出现的问题转入下一个 PDCA																A 10%						杨俊芳

注：------- 计划执行时间　　——— 实际执行时间

图 3-3-23　降低颅脑疾病致吞咽障碍患者误吸发生率——甘特图

六、分析原因

经过 CQI 小组成员开会讨论、头脑风暴，进行根因分析，绘制出了鱼骨图和柏拉图（图 3-3-24，图 3-3-25），并选出了 3 个主要导致患者发生误吸的要因（表 3-3-17）。

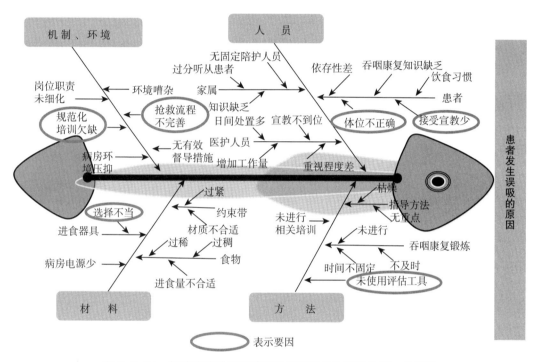

图 3-3-24　颅脑疾病致吞咽障碍患者误吸发生原因分析—鱼骨图

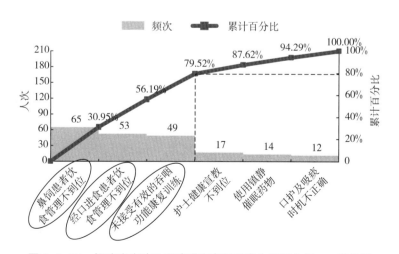

图 3-3-25　颅脑疾病致吞咽障碍患者误吸发生原因分析——柏拉图

表 3-3-17　颅脑疾病致吞咽障碍患者误吸发生原因统计表

项目	人次	累计百分比
鼻饲患者饮食管理不到位	65	30.95%
经口进食患者饮食管理不到位	53	56.19%
未接受有效的吞咽功能康复训练	49	79.52%
护士健康宣教不到位	11	87.62%
使用镇静催眠药物	14	94.29%
口护及吸痰时机不正确	12	100.00%

七、对策拟定

根据 5W1H 的原则制定了相应的对策（表 3-3-18）。

1. 高危患者由责任护士行床旁吞咽摄食管理。对于留置胃管的患者进食前清除咽部分泌物，抬高床头 30°，鼻饲前后胃管内注入温开水，同时要控制每次进食量小于 200 mL，速度不可过快，及时清除患者口腔内多余的唾液，每日行口腔护理，降低误吸或反流的风险。对于可经口进食的患者，指导患者最好采用坐位进食，若病情不允许可将床头抬高 30°，颈部前倾。如果患者存在一侧肢体偏瘫，可以将偏瘫侧肩部垫起。喂食人员位于患者健侧。同时，指导患者家属为患者制作易于吞咽的半流质食物，将食物做成糊状，使用边缘较钝的长柄汤勺，进食时从小量开始。指导患者吞咽与空吞咽交替进行，不可进食过快。

2. 对于有吞咽障碍或是留置胃管的患者要求在进食时将床头抬高 30°，但由于没有统一的标识，无论是护理人员还是陪护人员均无法准确地判断床头抬高 30° 具体位置，针对这一情况，小组成员设计制作了床头抬高 30° 的标识，粘贴在患者床单位的一侧，责任护士在患者进食前后进行指导，使患者的饮食管理更加规范化。

3. 由于科室以前的误吸相关制度流程过于陈旧，未及时更新，导致护理人员对患者发生误吸后的处理不够规范，科室根据《临床营养护理指南》修订了患者发生误吸的急救预案及流程，并组织护理人员定期对该预案进行模拟演练，便于大家掌握。

4. 按照计划由小组内经验丰富、理论知识扎实、同时又是康复护理专科小组成员的 N4 级护士分阶段对全科护理人员进行吞咽障碍、误吸、患者发生误吸时的海姆 - 里克急救手法以及洼田饮水试验进行理论知识培训，增强护理人员相关理论知识，同时将海姆 - 里克急救手法制作成简洁易懂的彩页，悬挂在科室醒目的位置，供大家学习。并要求所有护理人员掌握此项急救手法，向患者及家属进行宣教。除此之外还利用洼田饮水试验进行高危患者的筛查，对于 > Ⅲ级的患者给予留置胃管，同时由责任护士与主管医师共同为患者制订吞咽功能的康复计划，由科室一级质量控制小组监督其落实情况。

表 3-3-18　降低颅脑疾病致吞咽障碍患者误吸发生率对策——5W1H

What	Why	Where	When	Who	How
鼻饲患者饮食管理不到位	未及时清理患者口腔分泌物、进食准备工作不充分	病房	2017.3—2017.5	张爱凤	高危患者责任护士行床旁吞咽 – 摄食管理
	无床头抬高角度标识	病房	2017.3	周晓东	制作并粘贴床头抬高 30° 标识
		病房	2017.3—2017.5	张爱凤	责任护士床旁指导
	误吸抢救流程及预案未及时更新，发生呛咳处理不当	病房	2017.4	乔艳玲	重新修订患者发生误吸的急救预案及流程
		病房	2017.4.26	赵静	组织护理人员进行误吸急救预案的演练
经口进食患者管理不规范	患者进食方式不正确	病房	2017.3—2017.5	刘敏淑	责任护士床旁指导，掌握患者一口量
		病房	2017.3—2017.5	陈丽娟	进食前后行口腔清洁及排痰
	患者进食器具、食物选择不当	病房	2017.3—2017.5	杨俊芳	帮助患者选择合理的进食器具
		病房	2017.3—2017.5	朱莎莎	指导家属为患者准备适合患者的食物
未接受有效的吞咽功能康复训练	未进行系统、有计划性的训练	病房	2017.3—2017.5	乔艳玲	责任护士为患者制订患者吞咽功能康复训练计划，按计划实施。管理人员加强督导
	预见性吞咽障碍评估不及时	病房	2017.3—2017.5	张爱凤	使用洼田饮水试验筛查吞咽障碍高危患者，＞Ⅲ级者给予留置胃管

八、检查阶段

进行再次查检，共查检患者 136 例，发生误吸 39 例，误吸发生率由原来的 42.24% 降至 28.68%，改进效果明显，目标值达成（图 3-3-26）。

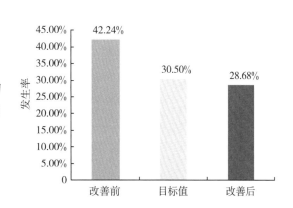

图 3-3-26　颅脑疾病致吞咽障碍患者误吸发生率改善前后对比图

九、总结阶段

通过此项工作的开展，CQI 小组成员进一步总结分析，制定了颅脑疾病致吞咽障碍患者护理流程，修订了患者发生误吸时的急救预案及流程，使护理工作更加规范化、制度化、流程化。

工作开展过程中还发现部分患者在出院时吞咽功能仍未完全恢复，出院后由于各种原因中断了吞咽功能的康复训练，延误其康复进展。因此，下一步计划将对此类患者开展延续性护理服务，使患者在出院后仍能得到随访及指导，促进患者进一步康复。

（宁夏医科大学总医院神经病学中心外科　赵静）

案例 6　运用 PDCA 循环持续改进医院临床被服洗涤配送服务质量

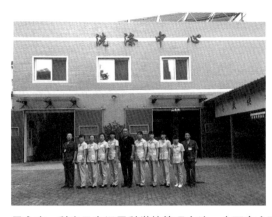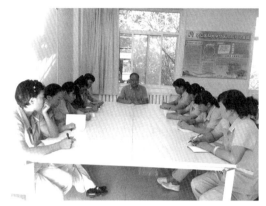

晁永宏：科室只有运用科学的管理方法，大环套小环，小环保大环，一环扣一环，推动大循环，才能
　　　促进业务不断提高，科室不断发展。科室发展质量先行，质量管理离不开所有人的参与，只
　　　有团结一致，凝聚在一起，才能发挥出最大的效应，创造出更大的价值。

张惠萍：质量管理没有最好只有更好，过硬的质量保障是临床满意的必要因素，在今后的后勤保障服
　　　务中，科室应该使用一切方法提高质量，让临床满意，让患者放心。PDCA 循环质量管控不
　　　是一朝一夕就能够完成的，需要持续不断的完善才能进一步提升。

路靖华：通过本次项目，使我们扩展了思路，提升了员工的凝聚力。大家齐心协力，任何复杂问题都
　　　变得简单，只要付出就一定会有收获。项目的开展使我们学习了许多先进的质量管理方法，
　　　提高了自身的业务能力水平，让我们能够及时地发现自身不足，并运用所学到的新知识找到
　　　解决问题的方法。

梁慧琪：质量提升，全员参与，持续改进，持之以恒。

本次项目开展让我们认识到：PDCA 循环不是运行一次就结束了，虽然解决了一些
问题，但有新的问题、新的目标需要去面对。质量改进的道路上——只有起点，没有终点。
此次项目的开展，提升了员工的知识层面，树立了质量至上的理念，希望在今后的工作
中能够更多地参与此类活动，促进科室的进一步发展。

一、选题背景

根据《三级综合医院评审标准实施细则（2011 版）》6.8.1.1 规定"后勤保障管理机
构健全，规章制度完善，人员岗位职责明确，后勤保障服务坚持'以患者为中心'，满
足医疗服务流程需要""有定期教育培训活动。患者、员工对服务工作满意度高"。从
规章制度、洗涤质量、配送效率等方面不断完善，提高医院后勤保障服务质量，满足医
院的发展需求。

二、现状调查

1. 规章制度不完善，组织机构不健全，生产管理混乱。

2. 设备陈旧老化，不能满足生产需要。

3. 运送方式为手推车运送，方式滞后。

4. 敷料打包交接流程不规范，存在重复交接环节。

5. 通过对外科大楼各科室连续 5 个工作日单趟运输时间进行统计，得出单趟运输时间平均为 25 分钟左右。

6. 征求科室意见并对临床被服配送服务质量进行问卷调查，满意度仅为 85%（表 3-3-19）。

表 3-3-19　临床被服配送服务质量问卷调查满意度统计表

项次	检查内容	满意	不满意
1	工作衣洗涤质量	45	6
2	被服洗涤质量	48	3
3	工作人员态度	48	3
4	配送效率	32	19
百分比		85%	15%

三、拟定计划

计划用 10 个月的时间来完成预期的工作，其中 PDCA 的 4 个阶段分别按照 30%、40%、20%、10% 的时间比例进行（图 3-3-27）。

四、分析原因

经 CQI 小组讨论，头脑风暴，绘制鱼骨图、柏拉图（图 3-3-28，图 3-3-29），得出 3 个主要因素：配送效率低、洗涤质量低和制度不完善（表 3-3-20）。

内容＼时间	2016年						2017年				责任人
	7月	8月	9月	10月	11月	12月	1月	2月	3月	4月	
选定主题	-----										晁永宏
数据收集	P 30%										朱丽萍，魏玲
目标设定		-----									张惠萍
原因分析			-----								张瑞玲
制定对策					D 40%						晁永宏
对策实施				-----				C 20%			杨梅，朱丽萍
效果确认								-----			路靖华，梁慧琪
巩固实施								-----		A 10%	李小惠，纳娜
综合体会										-----	晁永宏
汇报											梁慧琪

注：------- 计划执行时间　　　——— 实际执行时间

图 3-3-27　运用 PDCA 循环持续改进医院临床被服洗涤配送服务质量——甘特图

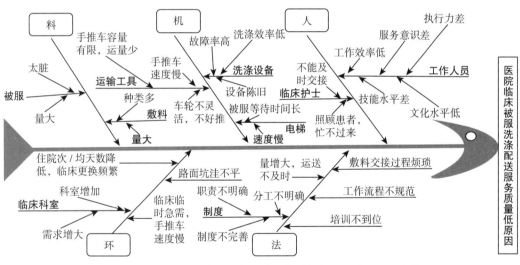

图 3-3-28　医院临床被服洗涤配送服务质量低原因分析——鱼骨图

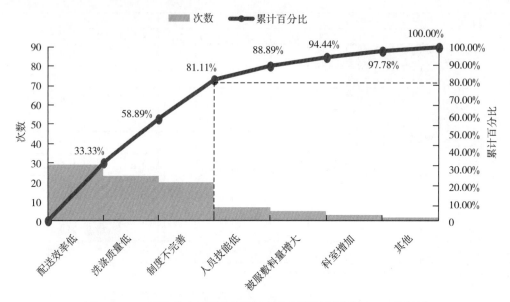

图 3-3-29 医院临床被服洗涤配送服务质量低根因分析——柏拉图

表 3-3-20 医院临床被服洗涤配送服务质量低原因分析统计表

原因	次数	累计百分比
配送效率低	29	33.33%
洗涤质量低	23	58.89%
制度不完善	20	81.11%
人员技能低	7	88.89%
被服敷料量增大	5	94.44%
科室增加	3	97.78%
其他	2	100.00%

五、制定对策

运用 5W1H 制定了持续改进对策（表 3-3-21）。

表 3-3-21　提高医院临床被服洗涤配送服务质量对策——5W1H

What	Why	Where	When	Who	How
配送效率低	手推车容量小、速度慢	洗涤中心	2016 年 10 ～ 12 月	晁永宏	配置电瓶车及机动车进行配送
	距离临床路程远		2016 年 10 ～ 11 月	张惠萍	在每栋楼设立中转库
	敷料打包流程不规范		2016 年 10 月	杨梅	接管敷料打包间
洗涤质量低	洗涤设备陈旧		2016 年 10 月 ～ 2017 年 1 月	晁永宏	引进先进的洗涤设备
	洗涤工艺落后		2017 年 1 月	张瑞玲	改进原有的洗涤工艺
	人员操作技能差		2016 年 11 月	朱丽萍	岗位人员进行操作培训
制度不完善	岗位分工不明确		2016 年 10 ～ 11 月	纳娜	明确岗位分工
	岗位职责不完善		2016 年 11 ～ 12 月	李小惠	完善岗位职责
	人员培训不到位		2016 年 10 月 ～ 2017 年 1 月	张惠萍	加强人员制度培训学习

六、执行阶段

1. 针对配送效率低的问题。①购置 4 辆电瓶车及 2 辆机动车辆，由专人进行管理、配送，随时对科室进行回收、配送服务，并对车辆执行"一用一消毒"的制度，杜绝交叉感染，达到高效、快捷的配送效果。同时对外科大楼各科室连续 5 个工作日单趟运输时间进行统计，配送时间由单次 25 分钟缩短为 7 ～ 8 分钟。配送量也是先前的 3 ～ 4 倍。②每栋楼设置被服中转库，由洗涤中心统一管理，提升临床配送效率。例如回收外科大楼临床、医技科室，由原来的 19 人减少至现在的 5 人，同时节省护士被服管理时间，节约各科室库房空间，整合资源，及时调配，使被服使用率最大化。科室如有紧急需要，中转库可第一时间配送到临床。③敷料打包间交由洗涤中心管理后，由原来的 13 名专业技术人员压缩至现在的 8 人，经过专业的岗位技术培训学习，并考取到相关职业资格证书。配送流程由先前的 9 个环节优化为现在的 6 个（图 3-3-30）。从回收、分拣、洗涤、消毒、熨烫、折叠、敷料打包到运输交接，环环相扣，规范了流程，节省了时间，提高了效率。同时敷料打包间由原来的 7 个手术室增加至现在的 15 个，2016 年敷料较 2015 年增加 43 390 件（图 3-3-31）。在工作量递增的情况下，从未发生一起因质量引起的科室投诉，赢得了供应室及手术室的一致好评。

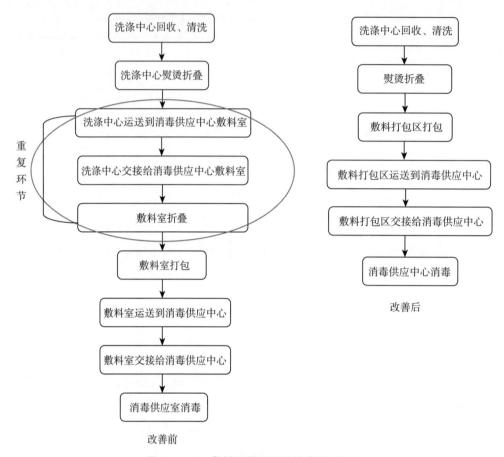

图 3-3-30　敷料配送流程改善前后对比图

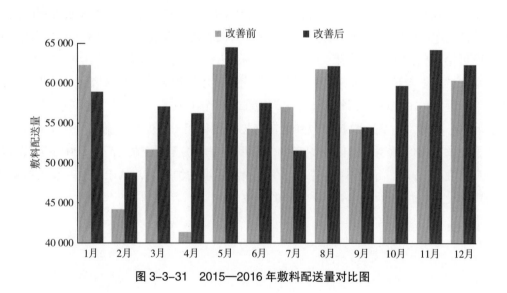

图 3-3-31　2015—2016 年敷料配送量对比图

2. 针对洗涤质量低的问题。①更换先进的全自动洗涤设备后，在保障完成总院洗涤任务的情况下，分支机构及托管医院年洗涤创收 50 余万元。②严格区分感染织物与普通织物的洗涤流程，改进原有的洗涤工艺。经自治区纤维检验局检测，消毒、pH 值均达标。③对人员进行岗位操作技能培训，11 人获得专业消毒资质、18 人获得专业洗涤证书。

3. 针对制度不完善的问题。①细化当前组织结构，实行区域化管理，明确分工，落实岗位责任制（图 3-3-32）。②完善规章制度及岗位职责共计 28 项，订制成册，下发至员工手中，同时利用连廊及通道设立团队文化园地，将各项规章制度上墙。③组织员工每月 1 次规章制度培训学习，不定期邀请职能部门对员工进行培训，提高员工的综合素质。

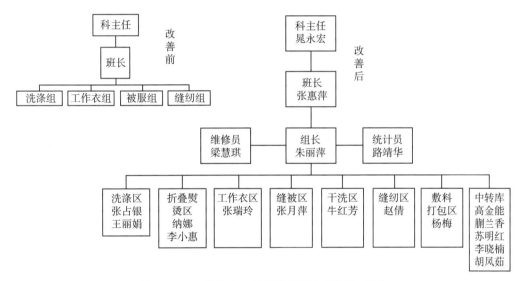

图 3-3-32　洗涤中心组织架构图改善前后对比图

七、检查阶段

通过查检表对之前措施的确认，各项措施都已实施（表 3-3-22）。近期对总院 51 个临床科室进行问卷调查。2015 年的满意度仅为 85%，在 2016—2017 年的持续改进中，我们的满意度达到了 98%，超过了我们预期目标值 90%（表 3-3-23，图 3-3-33）。

表 3-3-22 提高医院临床被服洗涤配送服务质量对策实施查检表

问题	检查项目	是否实施	实施人	备注
配送效率低	配置电瓶车及机动车进行配送	√	晁永宏	配置 4 辆电瓶车、2 辆机动车
	在每栋楼设立中转库	√	张惠萍	设立 6 个中转库
	接管敷料打包间	√	杨 梅	2016 年由洗涤中心接管
洗涤质量低	引进先进的洗涤设备	√	晁永宏	引进 15 台自动化洗衣机、11 台烘干机、3 台烫平机、3 台折叠机
	改进原有的洗涤工艺	√	张瑞玲	规范洗涤标准
	岗位人员进行操作培训	√	朱丽萍	取得洗涤证 18 个、消毒证 11 个
制度不完善	明确岗位分工	√	纳 娜	细化 10 个岗位
	完善岗位职责	√	李小惠	制度上墙
	加强人员制度培训学习	√	张惠萍	全员每月一学习

表 3-3-23 临床被服配送服务质量问卷调查满意度统计表

项次	检查内容	2015 年		2016 年		2017 年	
		满意	不满意	满意	不满意	满意	不满意
1	工作衣洗涤质量	45	6	47	4	50	1
2	被服洗涤质量	48	3	48	3	49	2
3	工作人员态度	48	3	48	3	50	1
4	配送效率	32	19	39	10	51	0
百分比		85%	15%	90%	10%	98%	2%

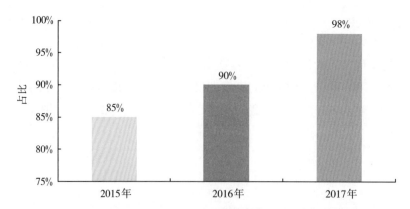

图 3-3-33 2015—2017 年临床被服配送服务质量问卷调查满意度结果对比图

八、总结阶段

通过运用 PDCA 循环持续改进医院临床被服洗涤配送服务质量，临床被服洗涤量由原来年洗涤量 500 多万件增加至现在的 700 多万件，在人员数量没有增加的情况下，出色完成工作任务，同时洗涤配送服务质量明显提高，达到了预期效果。

今后我们将继续严格执行《医院医用织物洗涤消毒技术规范》，规范洗涤行业服务标准，推动洗涤行业全面发展，持续改进，坚持"以患者为中心"，全心全意服务临床，提高医院后勤保障服务质量。

（宁夏医科大学总医院洗涤中心　梁慧琪）

案例 7　运用 PDCA 循环规范胃肠外科肠外营养处方

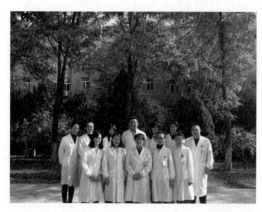 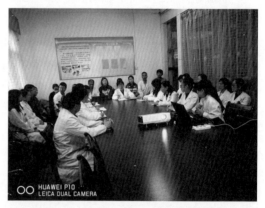

陈　晶：正确的运用 PDCA 质量管理工具，针对一些科室管理和质量工作一直存在的问题，通过 PDCA 项目的开展和实施，大家集思广益，让问题不再是问题，让问题通过不断的项目循环，而最终得到有效的改善。总之，运用 PDCA 质量工具，让我们不再惧怕问题，因为我们有一个充满智慧的优秀团队。

余　娜：作为静脉用药调配中心的药师，有效开展药学服务，切实做到"让患者放心，让临床满意"是使命也是挑战。以肠外营养安全合理应用为例，将 PDCA 循环应用到不合理用药行为临床干预是我们的一次尝试，也是一次突破：传统工作模式下零散、繁杂的干预工作系统化，药师和临床医师共同组建的团队以"目标"为圆心，展开一系列经过充分论证并行之有效的改进活动。经过不断循环和推进的改进活动，我们收获的不仅仅是既定目标的实现、肠外营养合理用药水平的可持续提升，还有不断完善的标准和规范。

王紫燕：PDCA 循环是一个发现问题，提出问题，并不断改进和优化的过程。CQI 小组的成立，对促进项目的顺利开展至关重要，CQI 小组成员既精诚协作又分工明确，每一次的小组会议，大家思想聚焦，充分讨论，不仅打破了传统的一人主讲的模式，也对发生问题的原因剖析的更全面、更深入。让每名成员都成为责任人，切实投入到对策制定与实施中，为了共同的目标而努力，是一个相互学习、相互促进的过程，既提高了工作效率、强化了专业知识，也加强了团队凝聚力。在这次的项目中，每名成员都得到了成长，对自身的发展、对工作的规划有了更深入的思考。团队让我们感受到自己不是在单打独斗，而是我们背后有能够依靠的力量。

马林玉：通过运用 PDCA 循环开展工作，让我发现了自身及团队所具有的隐形潜能，找到了发现并解决工作问题的方法及捷径，让思路变得更加明朗，这种获益甚至波及至我平日的生活中，可以称之为"解题神器"！

《三级综合医院评审标准实施细则（2011 年版）》条款 4.5.2.4 中要求主管部门对肠外营养有监督管理。

为了提高肠外营养的合理应用，制剂中心对使用 TPN（全肠外营养）最多的胃肠外科肠外营养处方进行专项点评、数据统计及问题汇总，发现胃肠外科 TPN 处方中二价阳离子浓度超标以及能量供给、热氮比普遍偏低。

7-1　改善胃肠外科 TPN 处方中二价阳离子浓度超标问题

一、选题背景

TPN 的稳定性特征之一为脂肪乳剂的颗粒大小和分布无改变。影响脂肪颗粒物理稳定性的最主要因素之一是 Zeta 电位。阳离子可改变排斥力、影响电位，阳离子浓度越高，脂肪乳剂越不稳定。

人体毛细血管内径一般为 $6 \sim 8 \, \mu m$，当脂肪乳剂颗粒 $> 4 \sim 6 \, \mu m$，则可能形成栓子。肠外营养指南明确指出 TPN 的二价阳离子浓度 $< 5 \, mmol/L$，二价阳离子浓度超标致使脂肪乳破乳，继而导致超出药典规定的微粒量的增加，其可能会造成组织栓塞或坏死，引起静脉炎或肉芽肿。所以控制 TPN 医嘱阳离子浓度成为保障 TPN 液稳定性的重要方法。

二、现状调查

2016 年 3 月起对胃肠外科 TPN 进行专项点评，结果显示二价阳离子浓度超标问题显著，3 ～ 5 月二价阳离子浓度超标医嘱均 $> 50\%$（图 3-3-34）。

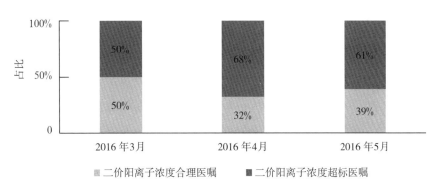

图 3-3-34　胃肠外科 TPN 处方中二价阳离子浓度超标情况

三、成立 CQI 小组

成立了由制剂中心副主任、胃肠外科护士长担任督导，药师及相关医师、护师担任成员共 12 名的跨部门 CQI 小组，各成员都有明确的分工。

四、设定目标值

点评 2016 年 7 月 15 ～ 29 日新开立的 TPN 处方，查检结果显示二价阳离子浓度超标医嘱占 77%，结合现状值和项目开展难度将目标值设为 10%。

五、拟定计划

制订改进计划，绘制了甘特图（图 3-3-35），按照计划执行。

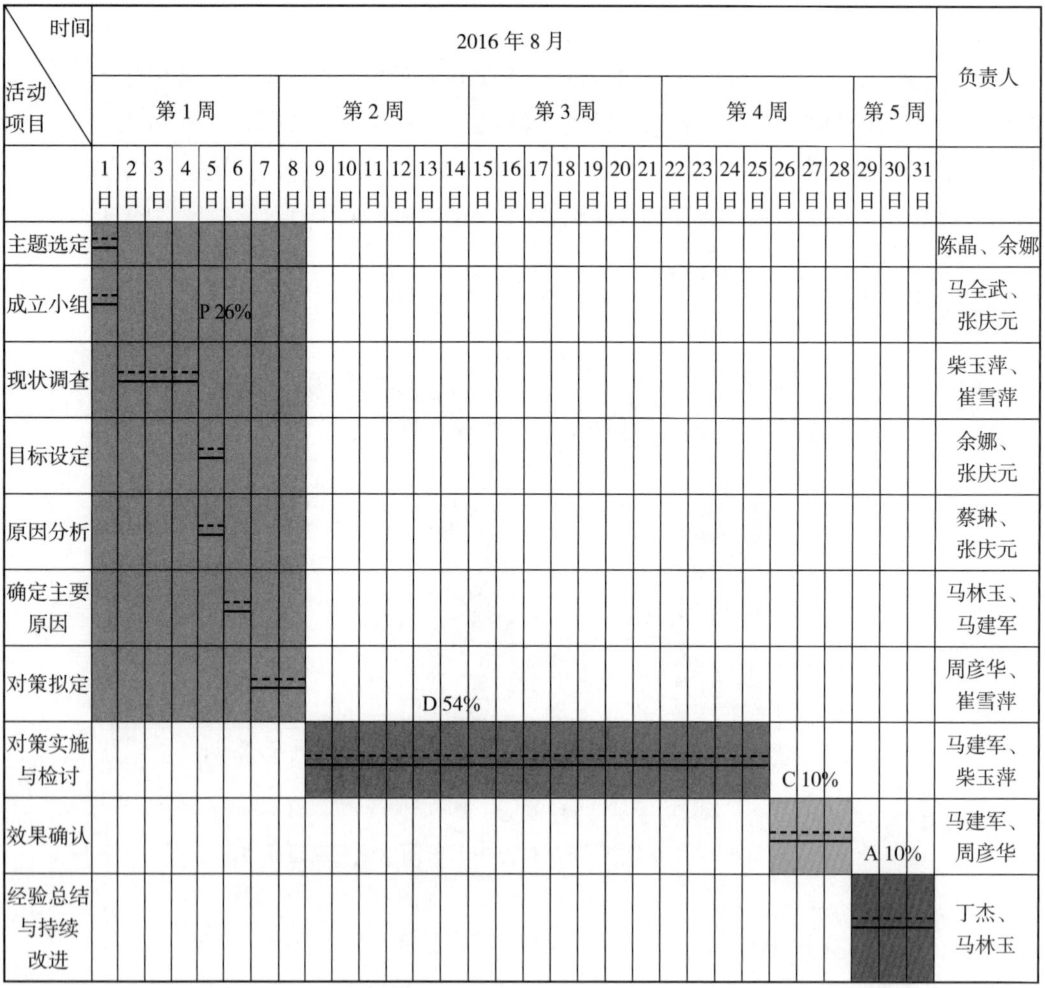

活动项目 \ 时间	2016 年 8 月 第1周 1日	2日	3日	4日	5日	6日	7日	第2周 8日	9日	10日	11日	12日	13日	14日	第3周 15日	16日	17日	18日	19日	20日	21日	第4周 22日	23日	24日	25日	26日	27日	28日	第5周 29日	30日	31日	负责人
主题选定	▓																															陈晶、余娜
成立小组	▓				P 26%																											马全武、张庆元
现状调查		▓	▓	▓																												柴玉萍、崔雪萍
目标设定				▓																												余娜、张庆元
原因分析				▓																												蔡琳、张庆元
确定主要原因					▓																											马林玉、马建军
对策拟定						▓	▓																									周彦华、崔雪萍
对策实施与检讨								▓	▓	▓	▓	D 54%	▓	▓	▓	▓	▓	▓	▓	▓	▓	▓	▓	▓	▓	C 10%						马建军、柴玉萍
效果确认																										▓	▓	A 10%				马建军、周彦华
经验总结与持续改进																													▓	▓	▓	丁杰、马林玉

注：------- 计划执行时间　　——— 实际执行时间

图 3-3-35　改善胃肠外科 TPN 处方中二价阳离子浓度超标——甘特图

六、分析原因

经 CQI 小组成员会议，通过头脑风暴，利用鱼骨图、柏拉图（图 3-3-36，图 3-3-37），得出 3 个真因：一是医师对"二价阳离子对 TPN 稳定性影响认识不足"；二是阳离子浓度限定无统一标准；三是无便捷计算工具（表 3-3-24）。

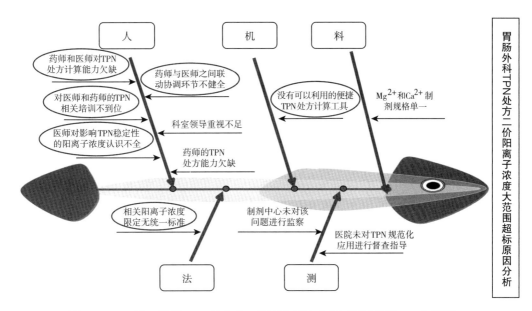

图 3-3-36 胃肠外科 TPN 处方中二价阳离子浓度超标原因分析——鱼骨图

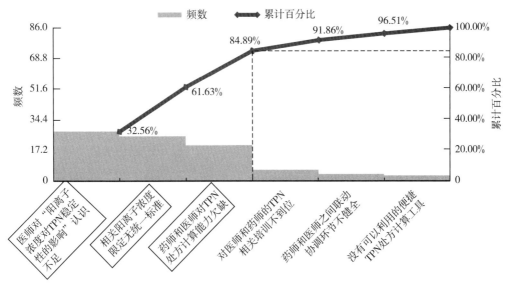

图 3-3-37 胃肠外科 TPN 处方中二价阳离子浓度超标根因分析——柏拉图

表 3-3-24 胃肠外科 TPN 处方中二价阳离子浓度超标原因分析统计表

原因类别	频数	累计百分比
医师对"阳离子浓度对 TPN 稳定性的影响"认识不足	28	32.56%
相关阳离子浓度限定无统一标准	25	61.63%
药师和医师对 TPN 处方计算能力欠缺	20	84.89%
对医师和药师的 TPN 相关培训不到位	6	91.86%
药师和医师之间联动协调环节不健全	4	96.51%
没有可以利用的便捷 TPN 处方计算工具	3	100.00%

七、制定对策

运用 5W1H 制定对策并实施（表 3-3-25）。①制作了宣传板；②在胃肠外科进行了 TPN 稳定性知识培训；③根据指南确定了执行标准，设计了阳离子浓度参照表（表 3-3-26，表 3-3-27）；④修订了 TPN 审方制度规范审方；⑤设计了辅助计算表。

表 3-3-25 改善胃肠外科 TPN 处方中二价阳离子浓度超标对策——5W1H

What	Why	Where	When	Who	How
医师对"阳离子浓度对 TPN 稳定性的影响"认识不足	1. 医师对药物稳定性配伍关注不够 2. 医师药学知识欠缺 3. 医师 TPN 相关培训不到位	电子医嘱开立环节	2016.8	胡进 雷亚亚 （宣讲） 周彦华 （宣传板）余娜	1. 宣讲 TPN 稳定性相关知识、增强关注度（资料、宣传板） 2. 加强 TPN 培训
相关阳离子浓度限定无统一标准	1.PIVAS（静脉药物配置中心）药师对该问题关注度不够 2. 我院无全肠外营养应用规范 3.PIVAS 药师学习主动性低	PIVAS 药师审方环节	2016.8	余娜 马林玉 马全武	1. 确定应用 TPN 的阳离子浓度标准并在 PIVAS 及胃肠外科学习并实施（资料） 2. 对审方药师制定相关规定
药师和医师对 TPN 处方计算能力欠缺	1. 药师学习主动性差 2. 相关培训不到位	处方开立环节、审方环节	2016.8	高婷 余娜	1.TPN 相关计算培训（PIVAS） 2. 设计辅助计算 Excel 表

表 3-3-26　医嘱开具参考表——保证钙供给，调整镁

总液量 1000 mL		总液量 1500 mL		总液量 1800 mL		总液量 2000 mL		总液量 2300 mL		总液量 2500 mL	
10%葡萄糖酸钙注射液（g）	硫酸镁注射液（g）	10%葡萄糖酸钙注射液（g）	硫酸镁注射液（g）	10%葡萄糖酸钙注射液（g）	硫酸镁注射液（g）	10%葡萄糖酸钙注射液（g）	硫酸镁注射液（g）	10%葡萄糖酸钙注射液（g）	硫酸镁注射液（g）	10%葡萄糖酸钙注射液（g）	硫酸镁注射液（g）
0.5	0.75	0.5	1.5	0.5	1.75	0.5	2	0.5	2.5	0.5	2.75
1	0.50	**1**	**1.25**	1	1.5	1	1.75	1	2.25	**1**	**2.5**
1.5	0.25	1.5	1	1.5	1.25	1.5	1.5	1.5	2.00	1.5	2.25
2	–	2	0.8	**2**	1	2	1.25	2	1.75	**2**	**2**

表 3-3-27　医嘱开具参考表——保证镁供给，调整钙

总液量 1000 mL		总液量 1500 mL		总液量 1800 mL		总液量 2000 mL		总液量 2300 mL		总液量 2500 mL	
硫酸镁注射液（g）	10%葡萄糖酸钙注射液（g）	硫酸镁注射液（g）	10%葡萄糖酸钙注射液（g）	硫酸镁注射液（g）	10%葡萄糖酸钙注射液（g）	硫酸镁注射液（g）	10%葡萄糖酸钙注射液（g）	硫酸镁注射液（g）	10%葡萄糖酸钙注射液（g）	硫酸镁注射液（g）	10%葡萄糖酸钙注射液（g）
0.5	1.3	0.5	2	0.5	2	0.5	2	0.5	2	0.5	2
1	0.4	1	1.5	1		1		1		1	
1.2	–	**1.25**	1	1.25	1.5	**1.25**		1.25		1.25	
–		1.5	0.5	1.5	1	1.5	1.5	1.5		1.5	
–	**1.85**	–	2	0.4	2	0.5	2	1.5	2		
–	–	–	–	**2.2**	–	**2.5**	–	**2.5**	0.5	**2.5**	1

八、检查阶段

点评 2016 年 8 月 12 ~ 26 日新开立的 TPN 处方，查检结果显示二价阳离子浓度超标医嘱由改善前的 77% 降至 3.7%，远小于目标值（图 3-3-38）。

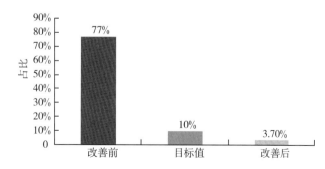

图 3-3-38　胃肠外科 TPN 处方中二价阳离子浓度超标医嘱改善前后对比

7-2 改善胃肠外科 TPN 处方中能量供给、热氮比普遍偏低问题

一、选题背景

ASPEN 肠外营养外科指南、成人围手术期营养支持指南、《临床诊疗指南－肠外肠内营养学分册（2008 版）》等指南均推荐有营养风险的大多数非肥胖患者围手术期的目标能量需要量为 25 ～ 30 kcal/（kg·d）。对于胃肠外科腹部大、中手术后由于各种原因导致胃肠功能障碍，需要肠外营养支持的患者，为了避免术后应激性高血糖等手术创伤引起的并发症，术后推荐按照允许性低热卡原则进行营养支持，因此，在点评 TPN 处方时，将能量供给范围界定在 20 ～ 30 kcal/（kg·d）。研究表明，热氮比在（100 ～ 200）：1，可以更好地维持氮平衡。合适的能量供给和热氮比能够较好的控制血糖水平、降低术后并发症的发生率，缩短术后住院时间。

二、现状调查

采用随机抽样法抽取胃肠外科 2016 年 10 ～ 12 月开立的 TPN 处方，每月 30 份进行点评，结果显示欠规范医嘱占 87.78%，其中，以能量供给和热氮比问题最为突出，查检结果显示能量供给和热氮比存在普遍偏低问题（图 3-3-39）。

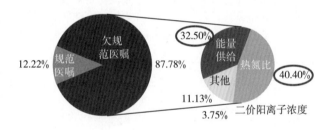

图 3-3-39 胃肠外科 2016 年 10 ～ 12 月 TPN 处方点评情况

三、设定目标值

结合能量供给、热氮比偏低医嘱占 87.78% 的现状值与项目开展难度，将首轮改进目标值设为 30%。

四、拟定计划

制订改进计划，按照计划执行（图 3-3-40）。

月份	2017年																	负责人
	1月		2月		3月				4月				5月				6月	
活动项目	3周	4周	3周	4周	1周	2周	3周	4周	1周	2周	3周	4周	1周	2周	3周	4周	1周	
主题选定	▬		P 29%															张庆元、王紫燕
现状调查	▬	▬																余娜、王紫燕
目标设定			▬															张庆元、马全武
原因分析				▬														赵伟、周彦华
确定主要原因					▬													倪瑞、马林玉
制定对策					▬		D 53%											张庆元、王紫燕
对策实施与检讨						▬	▬	▬	▬	▬	▬	▬	C 12%					倪瑞、蔡琳
效果确认													▬					马建军、柴玉萍
巩固措施															▬	A 6%		赵伟、余娜
总结体会																	▬	张庆元、王紫燕

注：------- 计划执行时间　　——— 实际执行时间

图 3-3-40　改善胃肠外科 TPN 处方中能量供给、热氮比普遍偏低——甘特图

五、分析原因

CQI 管理小组开会讨论，利用头脑风暴进行原因分析（图 3-3-41），选出 8 个要因，

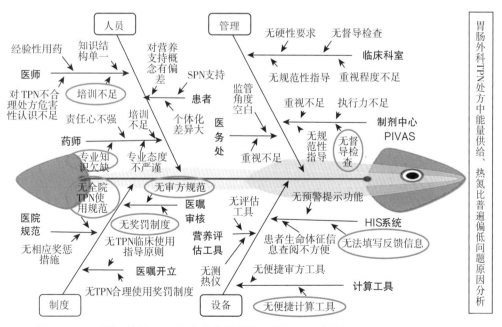

图 3-3-41　胃肠外科 TPN 处方中能量供给、热氮比普遍偏低原因分析——鱼骨图

就要因对相关人员进行问卷调查，根据结果绘制柏拉图（图 3-3-42），按照 80/20 法则，找出 3 个真因：一是全院无完善 TPN 使用规范，二是无便捷计算工具，三是医师相关知识培训不足（表 3-3-28）。

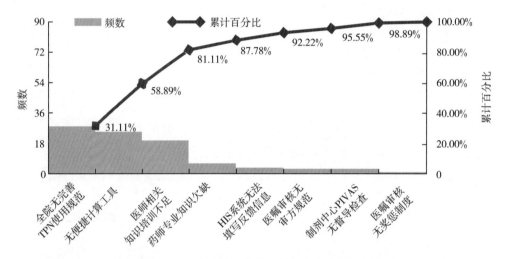

图 3-3-42　胃肠外科 TPN 处方中能量供给、热氮比普遍偏低根因分析——柏拉图

表 3-3-28　胃肠外科 TPN 处方中能量供给、热氮比普遍偏低原因分析统计表

原因类别	频数	累计百分比
全院无完善 TPN 使用规范	28	31.11%
无便捷计算工具	25	58.89%
医师相关知识培训不足	20	81.11%
药师专业知识欠缺	6	87.78%
HIS 系统无法填写反馈信息	4	92.22%
医嘱审核无审方规范	3	95.55%
制剂中心 PIVAS 无督导检查	3	98.89%
医嘱审核无奖惩制度	1	100.00%

六、制定对策并实施

1. 制定并完善了 TPN 使用规范并在 PIVAS 和胃肠外科进行了培训学习，进一步修订了 TPN 审方制度。

2. PIVAS 将自主研发的智能计算分析软件推广至了胃肠外科。

3. 分别在胃肠外科和全院展开了 TPN 相关知识培训。

4. 建立微信交流群，加强了医师和审方药师的交流。

5. 建立了微信公众平台，推送肠外营养知识。

6.PIVAS 专门派出药师深入临床，提高了医嘱开立规范率。

七、检查阶段

采用随机抽样法抽取 2017 年 3 月 21 日～5 月 21 日新开立的 TPN 处方，每月 30 份进行点评，查检结果显示能量供给、热氮比偏低医嘱由改善前 88% 降至 10%，远小于目标值，说明循环有效，并持续改进（图 3-3-43）。

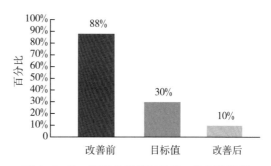

图 3-3-43 胃肠外科能量供给、热氮比偏低 TPN 医嘱百分比改善前后对比

八、总结阶段

通过 2 项 PDCA 循环、7 次培训及医药护精诚合作的工作态度和一切以患者为中心的宗旨，胃肠外科 TPN 欠规范医嘱由改善前的 88% 降至改善后的 10%。然而，实现肠外营养规范化应用目标是个持续改进的过程，在持续对二价阳离子浓度、能量供给、热氮比等改进中，发现能量供给阶梯式变化将是下一个改进的 PDCA 项目。

目前，所开展的 PDCA 项目，仅仅是以药论药，未来的前进方向是以病论药，以至以人论药，最终实现肠外营养个体化用药。

（宁夏医科大学总医院制剂中心　陈晶）

案例 8 运用 PDCA 循环提高临床路径内涵质量

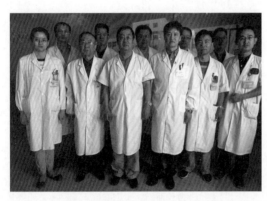 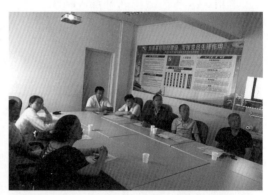

贾绍斌：现代医院走向科学化、精细化管理，不仅仅只是注重结果，而是对事物发展进行科学的分析，
形成更优化的处理方式。PDCA 循环管理正是遵循科学的程序，综合运用各种管理技术和方法，
收集大量数据资料，通过优化流程等途径增强系统抵御风险的能力，提高医院整体医疗质量。

朱　东：质量改进是一个持续和恒久的过程。通过运用科学的管理工具（PDCA）促使医院员工主动参与，
并自主改进工作流程，甚至工作模式，形成自我改进、自我提升的工作习惯。建立多部门、
跨科室协同合作的管理机制，有利于在质量管理中建立一套完整的、合乎我院实际的医疗质
量管理体系。

王晶晶：要想精准的发现医院自身管理问题，有效地解决问题，需灵活使用 PDCA 管理工具。临床路
径作为公立医院改革的核心内容之一，其内涵质量的提高，有利于医院整体医疗质量与安全
的提升，可以更加合理的控制医疗成本。

一、选题背景

1. 国家卫生健康委 2009 年发布《临床路径管理指导原则（试行）》，并先后多次
强调该项工作的重要性。2016 年发布的《医疗质量管理办法》中再次指出路径管理对于
医疗质量管理的作用。宁夏回族自治区卫生健康委、人社厅、物价局联合医学会对医院
的路径管理也提出了任务要求。

2. 在《三级综合医院评审标准实施细则》中，设置临床路径专项条款 6 项，全书提
及临床路径相关要求共 57 处，其中涉及 C 类要求 18 条、B 类要求 9 条、A 类要求 11 条。
在条款 4.4.2.1 中指出"根据路径实施效果进行评价，及时调整病种、修订文本、优化路
径"；在条款 4.4.3.1 中指出"通过医疗、护理、质控等部门的联席会议对存在问题与缺
陷进行总结分析，提出改进措施，改进临床路径质量管理。"

二、现状调查

我院自 2013 年实现信息化临床路径管理,由落后的手工回顾式填报路径转变为信息化实时医嘱控制的路径管理。2014—2015 年为扩大路径的覆盖面,在开发路径的方式上进行改进,由单病种模式转变为多元化路径模式,如路径形式增加按诊疗方式制定的路径和按症状制定的路径;路径进程划分由"入院第 ×× 天"转变为"术前准备""手术日""术后治疗"的限时阶段代替;路径内容由具体医嘱"×× 药物"转变为诊疗项目"×× 治疗",项目下包含限制品种数量的同类药物医嘱。同时设置医疗评价指标"入径率(入径数 / 出院数 ×100%)"对临床科室进行考核。2016 年为了提高路径的执行质量,加强对变异的控制管理,建立指标"医嘱吻合度(路径医嘱数 / 患者医嘱总数 ×100%)"进行评价考核,将变异的定性群体评价精细化至个体的定量评价。在保障了路径的覆盖面和执行力后,路径自身的质量问题亟待改进。部分路径存在时间久远,其内容和最新指南内容脱节。随着科技的发展、新药的诞生、新诊疗技术的开展,路径的更新却未紧随其后,其指导性往往不被临床医师所认可。加之医院对医嘱吻合度的评价考核致使路径越来越臃肿庞大,大量的可选治疗、备选药物、合并症检查等内容掺杂在路径中,专科路径逐渐转变成全科路径。于是,我们建立了路径的内涵质量评价指标"路径依从率(选用医嘱数 / 路径医嘱总数 ×100%)",以加强路径对医疗行为的约束力。

针对路径内涵问题,对全院路径执行情况进行检查,并进行问卷调查。得出结论:路径内涵质量存在缺陷,且可改进(表 3-3-29)。

表 3-3-29　2017 年第 1 季度临床路径指标检查情况

序号	科室	入径率	是否达标	吻合度	是否达标	符合度	是否达标
1	PICU	99.85%	是	90.99%	是	31.59%	否
2	产科	91.88%	是	47.30%	否	14.88%	否
3	创伤骨科	51.82%	是	37.99%	否	18.94%	否
4	儿科二病区	99.19%	是	78.28%	是	29.21%	否
5	儿科感染病区	78.45%	是	77.11%	是	23.94%	否
6	儿科三病区	87.17%	是	63.24%	是	20.45%	否
7	儿科一病区	95.18%	是	70.82%	是	48.19%	否
8	耳鼻咽喉头颈外科	51.56%	是	59.64%	是	12.74%	否
9	风湿科	76.71%	是	77.33%	是	15.20%	否
	全院	70.24%	是	61.47%	是	18.87%	否

三、成立 CQI 小组

通过综合指数法对科室路径执行力、改进迫切性及成效预估进行整体分析遴选出最优先改进的前 4 个科室（心脏中心内科、神经病学中心内科、脊柱骨科、消化内科）作为第 1 批改进对象（表 3-3-30）。成立路径内涵质量 CQI 小组，固定成员由主管医疗管理的副院长及质控办、医保办、药剂科、器械科、护理部的工作人员组成，可变成员由第 1 批改进科室的临床路径个案管理员组成（表 3-3-31）。

表 3-3-30 科室路径执行力、改进迫切性及成效预估整体分析表

排名	科室	入径率	吻合度	依从率	管理员能力	行政执行力	入径率指数	吻合度指数	依从率指数	管理员能力指数	行政执行力指数	综合指数
1	心脏中心内科	76.47%	79.16%	14.02%	9	10	1.089	1.288	1.347	2.316	1.290	7.329
2	神经病学中心内科	59.01%	83.16%	14.25%	9	10	0.840	1.353	1.325	2.316	1.290	7.123
3	消化内科	80.97%	72.43%	14.43%	9	9	1.153	1.178	1.308	2.316	1.161	7.116
4	脊柱骨科	88.33%	62.20%	21.96%	9	10	1.258	1.012	0.860	2.316	1.290	6.735
	全院	70.24%	61.47%	18.87%	3.89	7.75	1.000	1.000	1.000	1.000	1.000	5.000

注：①入径率、吻合度作为路径执行力优势正向指标；②管理员能力、行政执行力由前期问卷调研及职能部门打分所得，作为成效预估优势正向指标；③依从率作为改进迫切性负向指标；④指数对比标准为全院整体情况。

表 3-3-31 CQI 小组成员

序号	姓名	科室	职务	组内分工
1	贾绍斌	医院办公室	副院长	督导
2	朱东	质量控制办公室	科室主任	组长
3	裴子宇	质量控制办公室	科员	秘书
4	钱晨	医疗保险办公室	科员	联络员
5	滕玉龙	医疗保险办公室	科室主任	成员
6	党宏万	药剂科	科室副主任	成员
7	张鹏	药剂科	科员	成员

序号	姓名	科室	职务	组内分工
8	郑钢	器械科	科室主任	成员
9	徐秀英	护理部	区护士长	成员
10	杨生平	心脏中心内科	临床路径个案管理员	成员
11	于博	神经病学中心内科	临床路径个案管理员	成员
12	朱禧	脊柱骨科	临床路径个案管理员	成员
13	王晶晶	消化内科	临床路径个案管理员	成员

四、设定目标值

结合既往我院临床路径评价指标考核要求，设定内涵质量指标路径依从率的目标为50%（图 3-3-44）。

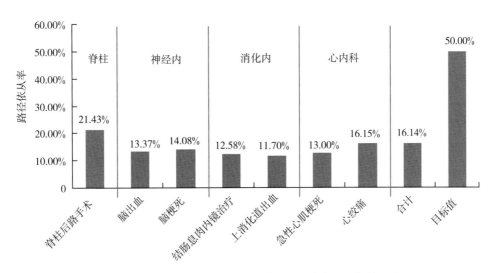

图 3-3-44　2017 年第 1 季度临床路径依从率及目标值设定

五、拟定计划

制订改进计划，绘制了甘特图（图 3-3-45），按照计划执行。

时间 内容	4月				5月				6月				责任人
	第1周	第2周	第3周	第4周	第1周	第2周	第3周	第4周	第1周	第2周	第3周	第4周	
分析现状，提出问题	P 30%												朱东
分析各种影响因素或原因													全体成员
找出主要影响因素													全体成员
针对主要原因，制订措施计划				D 40%									全体成员
执行计划							C 20%						全体成员
检查执行结果								A 10%					裴子宇、钱晨、党宏万、郑刚
成效评价，总结经验制定标准													全体成员

注：----- 计划执行时间　　　——— 实际执行时间

图 3-3-45　提高临床路径内涵质量——甘特图

六、分析原因

由小组牵头组织第 1 批改进科室进行路径医嘱分析。神经病学中心内科分析脑梗死、脑出血 2 条路径：参照 347 份出院病例的医嘱使用比例，分析路径内医嘱 692 条，提出建议：制定路径时剔除合并症及并发症的处理。心脏中心内科分析心肌梗死、心绞痛两条路径：参照 901 份出院病例的医嘱使用比例，分析路径内医嘱 566 条，提出建议：按诊疗项目进行审核替代医嘱项审核，避免受到药品的厂家及品规影响。脊柱骨科分析脊柱后路手术路径：参照 215 份出院病例的医嘱使用比例，分析路径内医嘱 242 条，提出建议：制定单病种路径，压缩诊疗方式路径的包容性。消化内科分析上消化道出血、结肠息肉内镜治疗两条路径：参照 116 份出院病例的医嘱使用比例，分析路径内医嘱 560 条，提出建议：特殊诊疗项目"输血治疗"制定合并症路径。

小组召开会议，参考全院检查结果、问卷调查结果及科室医嘱分析情况，对依存率不高进行原因分析。从人、机、料、法、环五个方面进行头脑风暴找出问题（图 3-3-46，图 3-3-47）。对存在的问题通过德尔菲法确定主要问题：路径文本不规范、管理员能力不足、科主任未理解评价指标（表 3-3-32）。

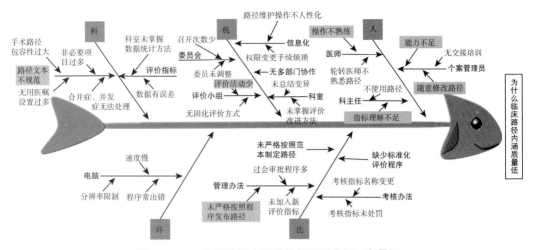

图 3-3-46 临床路径内涵质量低原因分析—鱼骨图

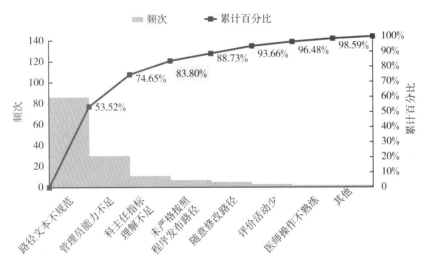

图 3-3-47 临床路径内涵质量低根因分析——柏拉图

表 3-3-32 临床路径内涵质量低因分析统计表

项目	频数	累计百分比
路径文本不规范	86	53.52%
管理员能力不足	30	74.65%
科班指标理解不足	11	83.80%
未严格按照程序发布路径	7	88.73%
随意修改路径	5	93.66%
评价活动少	3	96.48%
医师操作不熟练	2	98.59%

七、制定对策

针对主要问题，进行根因分析并制定改进措施图（表 3-3-33）。①调整路径管理员权限，向信息中心提交系统需求；②督促科室进行医嘱合理性评价，讨论并修订路径；③建立合并症、并发症的嵌入式路径；④建立多样化治疗方式的分支路径；⑤多部门协作，严格执行路径发布程序；⑥开展多种方式的培训：全院培训、个案管理员个体培训、微信培训平台培训；⑦利用质控简讯通报，参加科室质量与安全管理小组会议。

表 3-3-33　提高临床路径内涵质量对策——5W1H

What	Why	Where	When	Who	How
路径文本不规范	个案管理员随意修改路径	信息中心	2017 年 4 月	裴子宇	1. 调整路径管理员权限，向信息中心提交系统需求
	科室未发挥管理作用	临床科室	2017 年 4～6 月	个案管理员学科专家	2. 督促科室进行医嘱合理性评价，讨论并修改路径
	无法处理合并症及并发症	质控办临床科室			3. 建立合并症、并发症的嵌入式路径
	诊疗方式路径包容性大				4. 建立多样化治疗方式的分支路径
	未按程序发布路径	质控办	2017 年 6 月	朱东	5. 多部门协作，严格执行路径发布程序
管理员能力不足	培训及交流不足	质控办临床科室	2017 年 4～5 月	裴子宇	6. 开展多种方式的培训：全院培训、个案管理员个体培训、微信培训平台培训
科主任未理解评价指标					7. 利用质控简讯通报，参加科室质量与安全管理小组会议

八、执行检查阶段

根据措施并进行检查总结。第一批科室路径依存率由 16.14% 提升至 20.65%，确认改进有成效，但未达到目标，仍需继续改进并推广（图 3-3-48，图 3-3-49）。

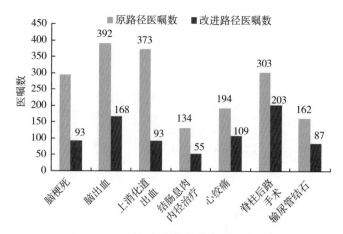

图 3-3-48　路径病种改进前后医嘱数量对比

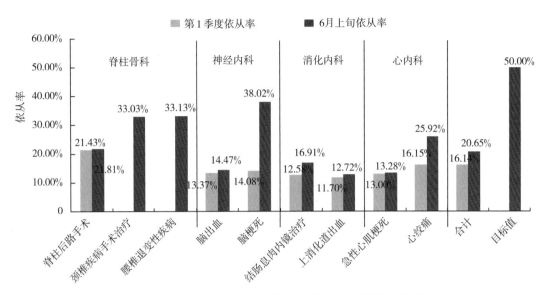

图 3-3-49　2017 年第 1 季度及 6 月上旬临床路径依从率

九、总结阶段

本轮改进获得以下工作成效：一是确定了"路径依从率"作为临床路径内涵质量评价指标；二是明确了路径的审核发布程序，严格执行路径的审批发布；三是医疗、护理、质控、医保、药剂等部门协作共同改进临床路径质量。但仍存在以下问题：一是缺少护理路径，护理规范及耗材管理控制不足；二是缺少时间消耗成本分析，流程管理质量评价不足。以上存在的 2 个问题将转入下一个 PDCA 循环进行持续改进。

（宁夏医科大学总医院质量控制办公室　朱东）

案例 9　运用 PDCA 提高诊断医师钼靶阅片识别乳腺癌的敏感性

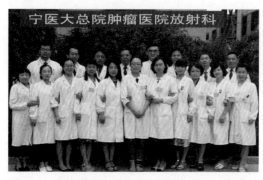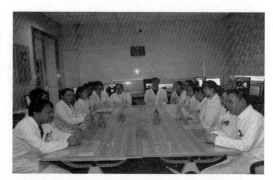

陈　兵：理解 PDCA 循环的本质和内涵，熟练掌握 PDCA 工具的应用。能够运用 PDCA 工具查找科室工作存在的问题和不足，找出解决的办法，科学合理地解决实际问题。不仅提高了团队的协作能力，而且提高了科室核心竞争力。

王志军：参加本项目后，系统地了解了 PDCA 项目模式，明白了团队建设重要性，规范了钼靶影像诊断，使我们更好地服务于临床。

李春花：PDCA 循环用数据说话，从统计学角度为疾病的诊断及治疗提供依据，加强了临床医师自身能力的建设，为科室的规范化发展奠定了基础。

李　莉：通过参与此项目，可以将 PDCA 与实际工作相结合，科学地完善患者的检查流程以及提高诊断医师的报告质量，进一步提高服务质量。

詹茸婷：参加此项目后，提高了科室同事间的凝聚力，提高了乳腺阅片技能，提高了与患者及家属的沟通技能。

冯少彤：通过参与此项目，大家集思广益认识到在乳腺钼靶中识别乳腺癌的不足，合理制定了改善措施，提高诊断水平、精益求精，使今后的报告达到更新的突破。

一、选题背景

1. 乳腺癌是严重威胁女性健康的恶性肿瘤之一。

2. 乳腺的影像检查主要有钼靶、B 超和 MRI。

3. 钼靶检查是亚洲 40 岁以上女性乳腺癌筛查和诊断的首选。

4. 2016 三级综合医院评审标准（医学影像管理与持续改进）要求有科室质量管理小组，能够用质量管理工具，开展质量管理，持续改进影像诊断报告质量。

二、现状调查

肿瘤医院放射科成立于 2016 年 5 月，大部分报告医师、审核医师以前从未接触过乳腺钼靶片，所以诊断医师钼靶阅片识别乳腺癌的敏感性较低，统计 2016 年 7～8 月，病理确诊且有钼靶检查的共计 35 例，但诊断医师诊断报告结论与病理一致的仅有 21 例，敏感性为 21/35×100%=60%（表 3-3-34）。

表 3-3-34　2016 年 7～8 月诊断医师钼靶阅片识别乳腺癌的敏感性

项目	7 月	8 月
病理确诊乳腺癌例数	26 例	27 例
病理确诊且有钼靶检查	15 例	20 例
报告结论与病理一致	9 例	12 例
改善前 7～8 月的敏感性	21/35×100%=60%	

三、拟定计划

计划用 6 个月的时间来完成预期的工作，其中 PDCA4 个阶段分别按照 30%、40%、20%、10% 的时间比例进行（图 3-3-50）。

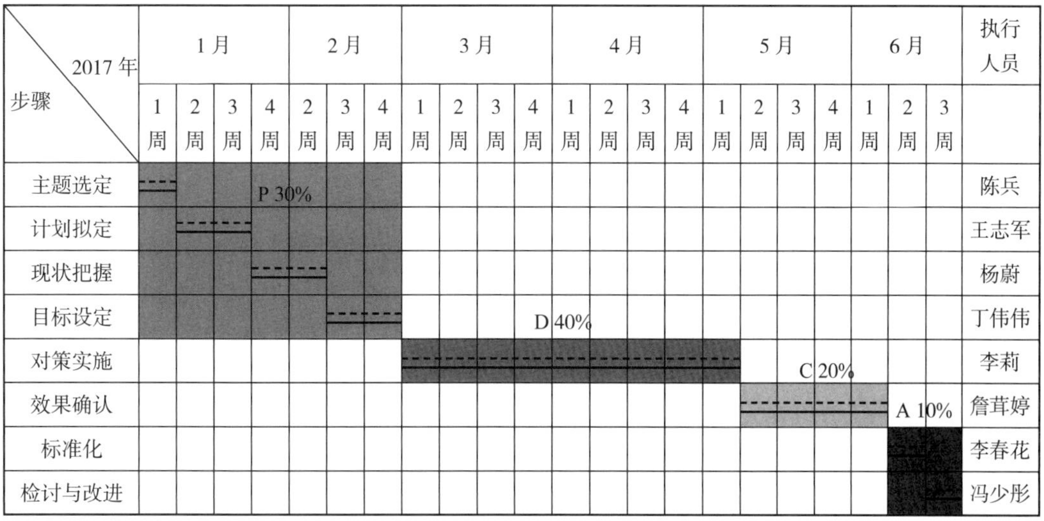

注：- - - - - 计划执行时间　———— 实际执行时间

图 3-3-50　提高诊断医师钼靶阅片识别乳腺癌的敏感性——甘特图

四、分析原因

认为诊断医师经验不丰富、申请单病史提供不充分、诊断医师未对阳性病例进行随访、乳腺的 X 线分型、乳腺设备等原因是造成诊断医师钼靶阅片识别乳腺癌敏感低的主要原因（图 3-3-51）。按照频次计算出每个主要原因所占累计百分比（表 3-3-35），绘制了柏拉图（图 3-3-52）。从柏拉图找出前 3 项主要原因分别是诊断医师经验不丰富、申请单病史提供不充分、诊断医师未对阳性病例进行随访，本次 PDCA 项目对此 3 项作为改进的重点。

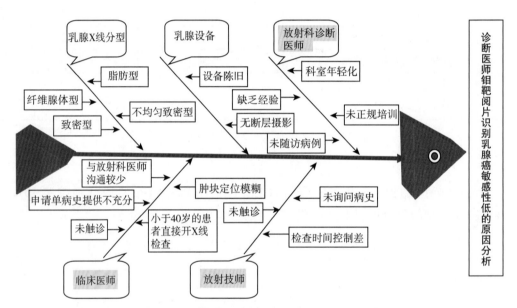

图 3-3-51　诊断医师钼靶阅片识别乳腺癌敏感性低原因分析——鱼骨图

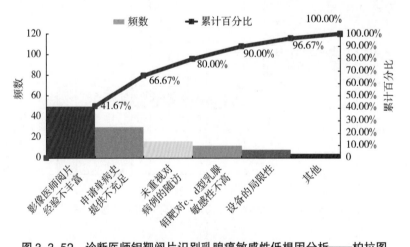

图 3-3-52　诊断医师钼靶阅片识别乳腺癌敏感性低根因分析——柏拉图

表 3-3-35 诊断医师钼靶阅片识别乳腺癌敏感性低的原因分析统计表

存在原因	频数	累计百分比
诊断医师阅片经验不丰富	50	41.7%
申请单病史提供不充足	30	66.7%
未重视对病例的随访	16	80.0%
乳腺 X 线分型（c、d）	12	90.0%
设备的局限性	8	96.7%
其他	4	100.0%

五、制定对策

运用 5W1H 制定了持续改进对策（表 3-3-36）。

表 3-3-36 提高诊断医师钼靶阅片识别乳腺癌的敏感性对策——5W1H

What	Why	Where	When	Who	How
1.影像诊断医师阅片经验不丰富	1.部分医师以前未接触过乳腺片 2.工作年限短 3.未经过系统培训	诊断室	2016.9—2017.6	1.报告医师 2.审核医师	1.科室业务学习 2.查阅书籍、文献 3.共同阅片 4.听讲座
2.申请单病史提供不完善	1.临床医师接诊量大，时间紧促 2.与放射科医师沟通较少	诊断室 检查室	2016.9—2017.6	1.报告医师 2.审核医师 3.检查医师	放射科的医师及时召回患者补充询问
3.未重视对阳性病例的随访	1.平时工作量大，时间有限 2.病例随访意识淡薄	诊断室	2016.9—2017.6	1.报告医师 2.审核医师	对影像诊断可疑阳性病例进行随访并记录

六、执行阶段

1. 乳腺业务学习。我科每 2 周进行 1 次乳腺业务学习。学习内容包括中文和（或）英文文献。本科室诊断医师及硕士研究生上网查阅乳腺相关文献，自己学习后，总结出重点和要点，通过科室多媒体以讲课的形式分享给科室人员。参加人员包括本科室诊断医师、技师、研究生、轮转研究生及实习生。

2. 乳腺晨会阅片。我科每 2 周进行 1 次乳腺晨会阅片。阅片病例包括前一天诊断有疑难的病例及前几周怀疑乳腺癌并且有病理结果的乳腺病例。阅片会有科室主任主持，主任医师、副主任医师、主治医师及住院医师踊跃发言，最后由科室主任总结，并有专人负责阅片记录。

3. 乳腺可疑阳性病例的随访。科室定期进行乳腺可疑阳性病例的随访，并对随访乳腺病例的报告结论及病理结果进行记录。对报告结论与病理结果相悖的病例安排晨会进行阅片。

4. 补充询问病史。对申请单病史提供不充分及需要进行体格检查的患者，由当天乳腺钼靶班的诊断医师召回患者进行询问病史并查体。

七、检查阶段

2016 年 12 月底和 2016 年 7 月初对本科室诊断医师钼靶阅片识别乳腺癌的敏感性进行了 2 次查检。PDCA 第 1 轮，收集我院 2016 年 9 月 1 日～12 月 30 日术后病理确诊为乳腺癌 110 例；检出在我科进行钼靶检查，并且影像资料完整，图像清晰可阅的病例为 71 例；钼靶诊断报告结论为 BI-RADS 4 和 5 类的为 55 例；以病理诊断为金标准，计算诊断医师钼靶阅片诊断乳腺癌的敏感性为 77.0%。PDCA 第 2 轮，收集我院 2017 年 1 月

1 日～6 月 30 日的乳腺癌病例，以同样的方法计算诊断医师钼靶阅片识别乳腺的敏感性为 78.77%（图 3-3-53）。

八、总结阶段

通过这个 PDCA 项目的开展，肿瘤医院放射科诊断医师钼靶阅片识别乳腺癌的敏感性不断提高。不仅提高了诊断医师的专业技能，而且能够更好地服务于临床，更重要的是体现了我科以患者为中心，为

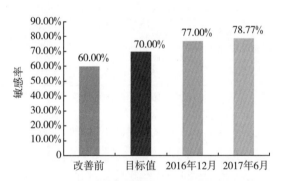

图 3-3-53 诊断医师钼靶阅片识别乳腺癌的敏感性改善前后对比图

患者优质服务的文化主题，最终达到了患者和医师共赢的效果。科室建立乳腺业务学习制度、乳腺阅片制度及可疑阳性病例随访制度。下一步，我们将提高诊断医师 MRI 图像识别乳腺癌的准确性、敏感性作为目标，进入下一轮的 PDCA。

（宁夏医科大学总院肿瘤医院放射科　陈真）

案例 10 运用 PDCA 循环提高医院病房地面清洁质量

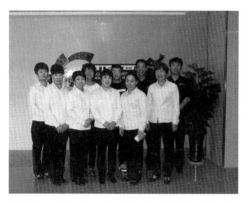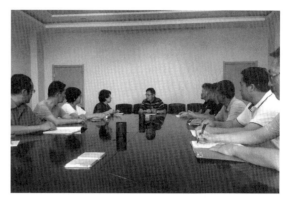

马维华：服务临床是后勤工作的职责，是以患者为中心的具体体现，服务质量是工作业绩的唯一标准。提高医院病房地面清洁质量项目分工明确，通过团队的共同努力，实现了初定的目标。实施成果要想展现，持之以恒才是关键。

杨　瑞：临床医护职工的满意度才是后勤服务品质的象征。我们所有后勤人的目标是为临床一线提供一流的后勤服务，树立一流的服务品质意识。协调和组织，也就是把合适的人放在合适的位置上。

田　可：精工出细活。激励和信任可以有效地增强组员的使命感，提高组员的自信心，给组员有更多的机会锻炼及证明自己的能力，促进工作的顺利完成，保证工作质量。与其临渊羡鱼，不如退而结网。

李轩宇：做后勤就是做服务，做服务就是比质量。集思广益，每个成员都参与到讨论中，共同攻克难题。即使是不成熟的尝试，也胜于胎死腹中的策略。

丁　甲：提高服务质量，提升临床满意度，目标一致是团队建设的核心。投诉事件快速处理才能让临床科室满意。

沈凤玲：我们的策略是以质量取胜；通过此次课题学习到了新的解决问题的工具——"鱼骨图"的使用方法。沟通是真诚搭建理解的坦途，只有真诚沟通才能相互理解。

一、选题背景

医院后勤管理是医院建设重要的组成部分，担负着医院的美化、绿化、净化、硬化、亮化工作。自"十三五"规划以来，医院后勤管理处总务科在改善基础设施、整治院容院貌、强化服务意识、宣传文明建设方面做了大量的工作，取得了一定的成效。但是也必须注意到在当前医院快速发展和社会现代化进程加快的情况下，广大住院患者对病区医疗、生活环境，提出了更新和更高的要求，更重要的是临床科室对病房消毒和院内感控要求也更加严格，而在常规保洁工作中，传统的清洁模式存在着诸多弊端，所以必须改变以往传统清洁模式来适应当前更加复杂和严格的病房保洁工作，这不仅是应对当前，也是未来医院持续发展的迫切需要。

二、现状调查

病房地面清洁作为医院环境清洁工作中的重要一环，也是环境卫生质量最直观的体现，一直以来，病房地面清洁是传统拖布清洗的模式，经每周卫生巡查和月度问卷调查，反映出传统地面清洁诸多弊端。通过借鉴国内医院优秀的后勤管理理念，借助评审工作平台，总务科将改变现有病房地面清洁模式作为改进环境卫生工作的计划和措施，运用 PDCA 循环管理工具进行分析和整改。

三、拟定计划

计划用 5 个月的时间来完成预期的工作，其中 PDCA 的 4 个阶段分别按照约 30%、40%、20%、10% 的时间比例进行（图 3-3-54）。

步骤＼时间	2017 年 3 月				2017 年 4 月				2017 年 5 月				2017 年 6 月				2017 年 7 月				负责人
	第1周	第2周	第3周	第4周	第1周	第2周	第3周	第4周	第1周	第2周	第3周	第4周	第1周	第2周	第3周	第4周	第1周	第2周	第3周	第4周	
主题选定	----																				田可
现状调查		----		P 30%																	李轩宇
目标设定			----																		全体成员
原因分析				----																	全体成员
确定主要原因					----																全体成员
对策实施						----			D40%												全体成员
对策实施与检查							-----	-----	-----	-----	-----	-----	C 20%								田可、丁甲
效果确认													=====	=====	=====	=====					田可、李轩宇
巩固措施													=====	=====	=====	=====	A 10%				田可、李轩宇
总结体会																	=====	=====	=====	=====	田可
汇报																	=====	=====	=====	=====	田可

注：----- 计划执行时间 ———— 实际执行时间

图 3-3-54 提高医院病房地面清洁质量——甘特图

四、分析原因

通过 CQI 小组讨论及日常工作中所收集到的临床意见，绘制出鱼骨图（图 3-3-55），分析出传统拖地模式的诸多弊端，通过小组投票方式按照票数计算出每个主要原因所占累计百分比，绘制了柏拉图（图 3-3-56）。按照二八法则，将清洁工具落后、存在交叉感染、人员管理不足 3 项作为本次改进的重点（表 3-3-37）。

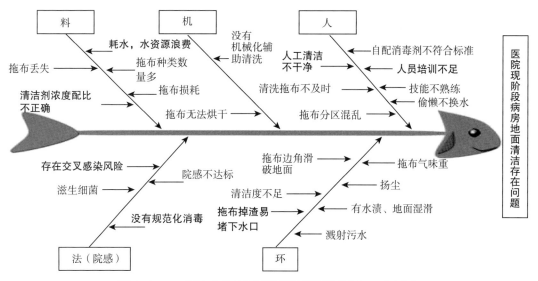

图 3-3-55　医院病房地面清洁质量低原因分析——鱼骨图

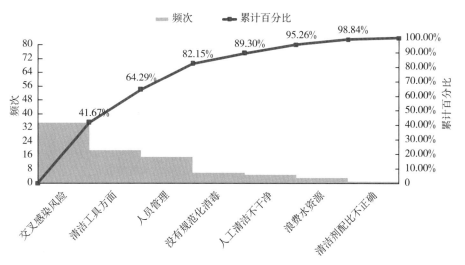

图 3-3-56　医院病房地面清洁质量低根因分析——柏拉图

表 3-3-37　医院病房地面清洁质量低原因分析统计表

原因	频次	累计百分比
交叉感染风险	35	41.67%
清洁工具方面	19	64.29%
人员管理	15	82.15%
没有规范化消毒	6	89.30%
人工清洁不干净	5	95.26%
浪费水资源	3	98.84%
清洁剂配比不正确	1	100.00%

五、制定对策

运用 5W1H 分 3 个方面制定了持续改进对策（表 3-3-38）。

表 3-3-38　提高医院病房地面清洁质量对策——5W1H

What	Why	Where	When	Who	How
清洁工具方面	1. 拖布掉渣堵塞下水口 2. 拖布使用时间长有异味 3. 拖布边缘滑破地面 4. 现场清洗拖布浪费水 5. 深层污垢无法彻底清除 6. 拖布湿滑有水渍	临床科室	2017 年3～6 月	总务科 田可 李轩宇 保洁公司 丁甲	1. 使用可更换式地拖巾 2. 配置工业洗衣机，地拖巾统一洗涤 3. 配置洗地机，配合人工保洁
存在交叉感染风险	1. 传统人工洗涤拖布无法烘干，消毒不规范 2. 病房清洁时不换拖布水，有交叉感染的风险	临床科室	2017 年3～6 月	总务科 田可 李轩宇 保洁公司 丁甲 顾竹青	1. 配置烘干机 2. 地拖巾统一消毒、清洗、运送、回收 3. 要求地拖巾高温消毒符合规范 4. 持续监督保洁员作业至符合规定
人员管理方面	1. 作业技能不熟练 2. 工作不积极主动，存在惰性 3. 地面清洗不干净 4. 用力不足污垢难清除	临床科室	2017 年3～6 月	总务科 田可 李轩宇 保洁公司 丁甲 刘秀琴	1. 开展保洁工作月度例会，进行总结和制订整改计划 2. 对新员工进行岗前培训 3. 组织保洁员进行技能大赛，鼓励员工积极学习新技能与新工具 4. 保洁公司自检自查 5. 制定病房清洁流程及标准 6. 对不积极主动工作、违反作业流程的员工进行处罚 7. 总务科负责检查落实上述工作

六、执行阶段

1. 清洁工具方面。①将传统的拖布更换为新式地拖巾，材质为超细纤维材质，且每间房更换一条地拖巾，无须现场清洗，较之传统拖布，有效解决了拖布掉渣、异味、堵塞下水口等问题。②配置手推式洗地机（每栋住院楼 2 台），利用机械与人工相配合，解决了因人工清洁力度不足及 PVC 地板表面粗糙（防滑设计）所造成的病房地面洁净度不合格以及 PVC 地板藏污纳垢问题，同时也可以解决机械清洗存在卫生死角的问题。

2. 控制院内交叉感染风险方面。①总务科利用空余房间，改造装修为地拖巾洗涤用房，面积 120 平方米，内置工业洗衣机 4 台，烘干机 2 台，每日最大清洗量 8000 条／日。②地拖巾通过集中消毒、清洗、烘干、密闭式配送，可以做到 A0 值 =600 标准值，全程无污染风险，1 个病房 1 条地拖巾，降低了院内交叉感染的风险。③分别对传统拖布和新式地拖巾使用前后进行菌落数检测，对比可以发现：传统人工清洗拖布消毒效率为 87.44%。新式地拖巾经过机械化清洗和高温杀菌，消毒效率可以达到 100%。复用清洁材料方面，地拖巾使用前，自身无携带细菌。持续监督保洁员作业至符合规定。

3. 人员管理方面。①开展月度保洁例会，每月最后一个星期的星期二设为保洁例会，反馈临床意见制定整改措施。②总务科协同保洁公司，通过开展新员工培训、业务技能竞赛、理论知识培训、自检自查等方式，激发保洁员工作热情、提高技能熟练度。③制定病房清洁流程和标准，奖罚分明。④持续的监管和检查。

七、检查阶段

2017 年 3 ～ 5 月，针对病房地面清洁质量，总务科进行了 3 个月的持续改进，初始满意度为 78%，经过 2 个月的整改以及问卷调查，各科意见减少，满意度提升至 95.2%（图 3-3-57）。

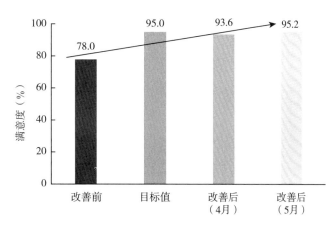

图 3-3-57　病房地面清洁质量问卷调查满意度改善前后对比

八、总结阶段

通过更换病房地面清洁模式，成功解决了因清洁用具、地板等材质方面所造成的卫生清洁难题，通过机械化，配合人工清洁，极大地提高了工作效率，而且因为采用集中消毒、清洗、烘干模式，用水效率得到了很大的提高，不但节约了大量水资源，同时规范了消毒剂的使用，不仅响应国家"节能减排"号召，也呼应了医院精细化管理模式的要求，在卫生质量持续提高的前提下，有效地控制了成本支出。

下一步的重点除了持续监督改进项目质量外，还要将病房整体清洁纳入进一步的整改计划，其中包括物体表面清洁、消毒以及病床终末清洁、消毒。

（宁夏医科大学总医院总务科　田可）

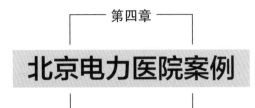

第四章

北京电力医院案例

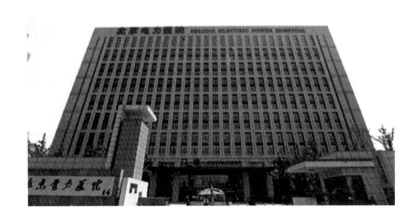

第一节　北京电力医院简介

　　国家电网公司北京电力医院位于北京市丰台区，毗邻六里桥长途客运枢纽、西客站南广场，于 1989 年在时任国务院总理李鹏的亲切关怀下成立。医院占地 5.02 万平方米，总建筑面积 18 万平方米，国家卫生健康委批复床位 1000 张，开放床位 1200 张，集医疗、教学、科研、预防、健康管理等为一体，是首都西南地区规模较大的三级综合医院。

　　医院主要担负着国家电网有限公司重大任务和重要活动医疗保障、一线员工健康服务等职责，承担着首都西南地区居民的医疗、预防、保健、卫生应急、医疗保障等任务。是首都医科大学教学医院、中国研究型医院学会常务理事单位、中国医院协会企业医院分会副主委单位、北京市医保定点单位、全国"百姓放心示范医院"、北京市"平安医院"、中国健康管理产学研联盟理事单位、国家健康管理师首家见习基地、全国综合医院中医药工作示范单位，连续 12 年被评为"首都文明单位"。

　　医院设置院务部、医疗事务部、党建工作部、运营保障部 4 个职能部门，内设机构

10 个 [办公室、人力资源部（党委组织部）、医务处、护理部、感染（疾控）管理处、医保办公室、科教处、计财处、物资信通处（招标办公室）、后勤处]，36 个临床科室（内科、外科、妇产科、儿科等），11 个医技科室（药剂科、检验科、放射科等）。

医院现有各类员工 1278 人，女职工占 76.8%，其中，高级职称 258 人，占 20.18%；博士、硕士研究生 285 人，占 22.3%；博士、硕士研究生导师 8 人。

医院现有万元以上设备 2000 余台件，设备总值超过 7 亿元。拥有国内领先的大型医用设备 CT、MR、SPECT、DSA 八台，全自动生化分析仪、全自动化学发光免疫分析仪、彩色多普勒超声诊断仪等先进检验检查设备百余台，一体化手术室及 3D 高清内窥镜手术系统等手术配套设备、OCT 光学干涉断层成像系统处于国际领先水平。

医院打造以重点专科、优势学科、特色专科及特色诊疗项目构成的多层次学科体系。目前，普通外科、心血管内科、心脏血管外科、泌尿外科、耳鼻咽喉头颈外科等多个学科技术水平进入北京市三级医院前列；普通外科入选国家卫生健康委"2019 年医疗服务与保障能力提升项目"，心血管内科、口腔科成为丰台区临床重点专科建设项目，口腔专业、麻醉专业、护理专业当选丰台区医疗质控中心主任委员单位。检验科、放射科列入京津冀鲁检查化验结果互认共享试点单位，"胸痛中心""卒中中心""糖尿病足中心""内镜中心"等多学科联合诊疗体系基本形成，胸痛中心通过"中国胸痛中心"认证。

第二节 北京电力医院 PDCA 制度

北京电力医院医院质量持续改进项目管理制度

一、目的

鼓励医院广大职工主动发现问题，落实 PDCA 质量管理的科学程序，实现医疗服务质量持续改进。

二、范围

医院全体员工。

三、内容

1. 适用范围

适用于医院质量持续改进项目，包括使用 PDCA、QCC 等项目。

2. 项目负责

1）医院质量与安全管理办公室负责奖励项目的运行。

2）医院成立质量持续改进项目评价专家组。质量持续改进项目评价专家组负责项目的立项评审、技术指导、成果评价。

3）医院质量与安全管理委员会负责项目奖励的审定。

3. 评价标准

见《PDCA"四个阶段和九个步骤"项目评价表》。

4. 产生办法

1）立项：科室（部门）选题，上报相关职能部门审核，由医院质量与安全管理办公室汇总，并组织质量持续改进项目评价专家组评审，获准立项后，报医院质量与安全管理委员会批准，项目开始运行。

2）成果：项目结题后上报医院质量与安全管理办公室汇总，并组织质量持续改进项目评价专家组审核后，报医院质量与安全管理委员会，并报院办公会决定。

3）优秀项目：鼓励持续改进项目参加院外评比。

第三节　北京电力医院 PDCA 案例

案例 1　运用 FOCUS-PDCA 改进检验危急值管理

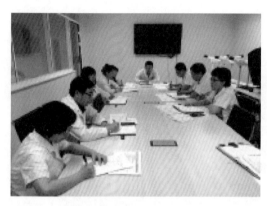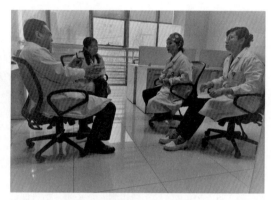

倪冬梅：危急值是体现患者生命危险状态的检验或检查结果，若不及时处理，严重影响患者安全，运用 PDCA 持续改进十分见成效。

范　磊：危急值管理是医院十八项核心制度之一。利用 PDCA 管理工具对危急值管理进行改进，对危急值阈值设置，规范危急值报告、处理、记录全流程管理具有重要意义。

赵　锐：检验危急值在全院危急值中占主要部分，对临床患者的病情状态具有重要的提示作用。

戴　晖：危急值管理涉及医院多部门、多科室，需要科室间通力合作，才能将危急值管理好。

张　翀：运用 PDCA 持续改进危急值管理，使其落到实处，临床医师才能重视危急值报告，及时处理危急值，保障患者得到及时、正确、有效的诊治。

一、选题背景

1. 危急值及时识别和处理是保障患者安全的重要举措，在国家卫生健康委 2016 年 11 月 1 日发布执行的《医疗质量管理办法》中，将危急值报告制度作为十八项核心制度之一进行强调。

2. 合理的危急值项目和阈值设置是危急值报告的基础，不适宜的危急值项目或过于宽泛的危急值阈值设定容易误导或干扰临床医师对患者病情的判断，降低其对临床实验室及其危急值报告的信任度，也加重了临床实验室的工作负荷。而盲目地减少危急值项目或报告阈值过窄，虽可减少报告量，但有可能会导致患者危险状态被忽视，存在医疗安全隐患。因此设置适宜的危急值项目及合适的阈值对患者生命危险状态的提示及临床及时采取适宜的救治措施意义重大。

3. 本院通过 PDCA 改进活动，根据医院临床救治能力及循证医学依据，对危急值项目和阈值进行调整，使危急值能够真正体现"危急"的含义，促进危急值项目持续改进。此外，通过此次活动，修订了危急值管理制度，明确了门诊危急值报告流程，建立了紧急追踪预案，根据危急值报告、处理、记录全流程，建立了危急值追踪管理机制。现将运用 FOCUS-PDCA 持续改进检验危急值管理的案例进行分享。

二、P 阶段 F 步骤——发现问题

PDCA 活动前，我院危急值管理现状是：①制定了危急值报告制度与流程；②医院上线了 LIS 平台，建立了病区、急诊检验危急值信息化报告平台；③建立了危急值目录，包含检验及超声、放射、病理、核医学等检查危急值，其中检验危急值 27 项。检验危急值报告占全院危急值报告的 99.6%，所以此次 PDCA 改进活动重点针对检验危急值进行改进。

现状调研：调查 50 位临床医师对检验危急值项目认可程度；查阅 HIS 医嘱、病历系统及危急值登记本，追踪危急值处理及记录情况。结果显示，我院检验危急值管理存在 5 大问题：① 90% 的医师认为部分项目设置不合理，部分阈值设置需要进行调整。②危急值超时确认率高：统计 2015 年 LIS 系统数据发现病房危急值平均超时确认率为 35%，门诊超时确认率达 75%，高于其他医院的统计数据。③危急值处理与记录不及时，存在不处理、漏处理，以及处理完不记录的现象。④门诊危急值未实行监管，未建立门诊危急值信息化报告平台，单纯以电话的形式进行报告，容易出现漏记或者信息传递错误。⑤各科室危急值登记本不统一，不便于统一管理。

三、P 阶段 O 步骤——成立 CQI 小组

检验危急值的管理涉及医疗、护理、检验，以及信息化支撑等多个环节。确定问题后，成立由医疗事务部牵头，检验科、门诊办公室、护理部、信息通讯部、危急值报告率较高的临床科室（重症医学科，呼吸内科）组成的持续改进小组（表 4-3-1）。

表 4-3-1 CQI 小组成员

	科室	成员	职称	分工
组长	医疗事务部	倪××	主任医师	统筹负责
组员	医疗事务部	范×	副主任医师	制度、流程梳理、修订，制定整改措施，部门间协调
	检验科	赵×	主任医师	规范危急值报告流程
	信息通讯部	贺×	工程师	LIS 系统维护，危急值报告信息系统支持
	门诊办公室	李××	医师	协调门诊危急值管理
	护理部	李××	主管护师	统一危急值登记本，规范危急值记录
	呼吸内科	唐××	副主任医师	收集危急值处理、记录数据
	普外科	张×	副主任医师	协助收集危急值处理、记录数据
	重症监护室	赵××	主治医师	收集危急值处理、记录数据
	医疗事务部	程×	护师	小组活动记录、数据整理与分析

四、P 阶段 C 步骤——明确现行流程和规范

梳理危急值处理过程中的关键流程，CQI 小组成员应用头脑风暴法分析危急值管理全流程中存在的问题，绘制鱼骨图（图 4-3-1）。

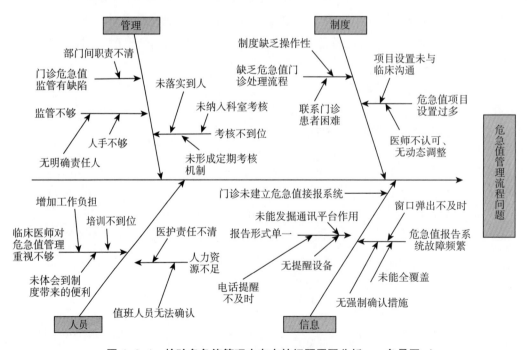

图 4-3-1 检验危急值管理中存在的问题原因分析——鱼骨图

五、P 阶段 U 步骤——问题的根本原因分析

参照鱼骨图归纳总结的问题，设计查检表，CQI 小组成员根据问题的解决难易程度、重要性、发生频次制作危急值要因统计表（表 4-3-2），进行打分，制作柏拉图（图 4-3-2），根据"二八法则"确定根本问题及此次 PDCA 首要改进问题有 4 个：①危急值项目设置过多，部分阈值不合理，不能体现"危急值"含义；②门诊危急值管理不到位；③主管部门对危急值监管力度不够；④危急值登记本不统一。

表 4-3-2 检验危急值管理存在的问题要因查检表

问题	内容	评分	累计百分比
问题 1	危急值项目设置过多，不能体现"危急值"含义	100	22.6%
问题 2	门诊危急值管理不到位	97	44.5%
问题 3	主管部门对危急值监管力度不够	92	66.1%
问题 4	危急值登记本不统一	50	81.9%
问题 5	临床医师对危急值管理重视不够	35	87.6%
问题 6	不熟悉危急值接报、处理流程	30	92.1%
问题 7	人力资源不足，因手术等因素不能及时确认危急值	20	95.5%
问题 8	危急值管理考核不到位	10	97.7%
问题 9	危急值报告形式单一	10	100%

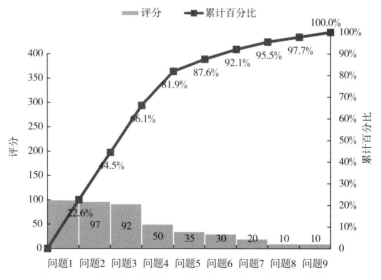

图 4-3-2 检验危急值管理存在的问题根因分析——柏拉图

六、P 阶段 S 步骤——选择改进方案

根据主要问题，讨论和选择改进方案。

1. 根据危机值项目过多，组织专家修订我院检验危急值目录。《三级综合医院评审标准实施细则》要求医院要根据自身实际情况确定"危急值"项目，并根据临床需要和实践，更新和完善危急值项目表。我院原有危急值目录制定于 2012 年，实践证明，部分危急值项目及阈值已经不能满足临床工作的需求。主要体现在部分项目的设立和阈值的设定，不能反映危急状态，影响工作效率，增加临床工作负担，导致临床医师对目前危急值认可度较低，故需加以修订。

2. 根据门诊危急值管理不到位，进一步完善门诊危急值管理。现状调查发现，门诊危急值超时确认率明显高于病房，分析原因可能为门诊患者及医师流动性较大，联系不通畅等情况时常存在；此外，门诊危急值管理涉及部门众多，危急值管理流程与分工不明确，导致确认时间长、未能及时通知已经离院患者、不能及时处理等问题。所以门诊患者的危急值报告与管理是难点，也应是管理的重点。

3. 根据主管部门监管不力，建立了危急值全流程追踪管理。根据危急值处理的流程，建立危急值全流程追踪管理机制，设立危急值管理质控指标，定期进行监管。

4. 统一危急值登记本。重新设计危急值登记本和登记表，全院统一下发和使用。

七、P 阶段 P 步骤——制订计划

根据改进方案选用 5W1H 表制定出详细的整改措施，明确各部门的责任（表 4-3-3）。

表 4-3-3　检验危急值改进措施——5W1H

What	Why	How	When	Who	Where
修订检验危急值目录	危急值项目设置过多，不能体现危急值的意义	回顾分析过去一年的 LIS 系统危急值报告信息，根据各项目危急值报告率、临床意义，参阅相应文献、指南，对危急值项目进行调整	2016 年 3 月	三甲办、检验科	LIS 系统
	部分项目阈值需要调整，设置过宽，不能反映危急状态	根据临床医师意见结合历史数据分析，对部分项目进行阈值调整	2016 年 4 月	三甲办、检验科	LIS 系统
	临床医师对目前危急值认可度较低	在危急值修订的过程中，充分征求临床一线的意见	2016 年 5 月	三甲办、检验科	临床科室

续表

What	Why	How	When	Who	Where
完善门诊危急值管理	缺乏门诊危急值处理流程	制定门诊危急值报告、处理流程，明确责任人，明确门诊非工作时间危急值报告终端。并在院内网发布执行，对门诊相关人员进行培训	2016年2月	三甲办、门诊办	院内网、门诊部
	门诊没有建立信息化危急值报告系统	明确门诊各护士站为门诊危急值报告系统接收终端；在各门诊护士站安装危急值播报系统	2016年2月	信息通讯部	门诊部
	门诊患者、医师流动性大，造成管理困难	明确危急值处理流程中，各部门、各人员的职责；建立门诊危急值处理紧急预案	2016年2月	门诊办	门诊部
建立危急值追踪管理机制	未建立危急值常态管理机制	根据检验危急值报告制度和处理流程，明确危急值管理责任部门。明确危急值质控内容，制定危急值质控指标	2016年3～5月	医疗事务部、三甲办	院内网、LIS系统
	危急值质控指标不明确				
	危急值质控频率不定，较为随意				
统一全院危急值登记	各科室危急值登记本不统一，且缺乏对处理情况的记录	对全院危急值登记本进行规范，使用统一记录本和记录表	2016年1月	三甲办、护理部	院内网、各临床科室

八、D阶段——实施计划

1.修订检验危急值目录。回顾分析2015年1～12月LIS系统的检验危急值数据信息。血清钾和动脉血氧分压危急值报告率最高，而这两项对临床的指导意义很大，故而深入分析这两项危急值的发生规律。

（1）调整血钾阈值。我院血钾危急值报告的低限为3.0 mmol/L，高限为5.8 mmol/L。文献报告显示国内外医疗机构普遍将血钾低限阈值设置在2.0～2.8 mmol/L，高限值在6.0～6.5 mmol/L。与其他医院相比，可见我院血钾危急值报告阈值范围设置相对较为宽泛。过于宽泛的危急值范围，不仅不能真正反映患者的危急状态，也增加了临床和检验的工作负担。过去一年的统计数据表明血钾危急值年报告数量是1461次，报告率10.43%，占血钾检测总数的0.43%。从分布图上看（图4-3-3），655例的报告危急值集中在2.6～3 mmol/L、5.8～6.0 mmol/L，占45%。在保障安全的情况下，将血钾危急值低限调整为 2.8 mmol/L，高限调整为 6.0 mmol/L，可以大大减少该项危急值报告量，减轻了检验科和临床科室工作负担。危急值阈值的设置需要考虑医院自身的临床救治水平，在既保证患者安全，又兼顾临床效率的情况下，将危急值血钾低限报告值调整为 2.8 mmol/L，高限调整为 6.0 mmol/L。

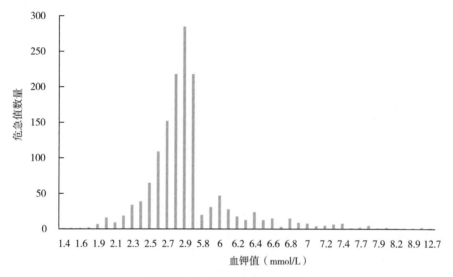

图 4-3-3　血钾危急值分布图

（2）取消动脉血氧分压高限阈值：在实际工作中，对于使用呼吸机的患者，氧分压高限报警对临床意义不大，且频繁的报警影响其正常工作。历史数据表明本院全年氧分压危急值报告共 1259 例次，占总危急值的 8.99%。其中高限危急值（氧分压≥ 150 mmHg）报告 774 例次，占氧分压危急值报告的一半以上（61.48%）。主要集中在使用呼吸机频繁的科室。氧分压是反映患者组织缺氧状态的重要指标，低氧分压提示患者可能存在组织血液灌注不足，处于缺氧状态，提示有呼吸功能减退的可能，应列入危急值目录，并设置低限阈值，而高浓度吸氧或者使用呼吸机的患者容易出现氧分压增高，对临床无警示作用，故将氧分压高限取消。

（3）删除 10 项危急值：2016 年最新的《临床检验危急值规范化管理京冀专家共识》中，确立了基础危急值项目（强烈要求设置）和建议性危急值项目。医院将本院目录与之比对，发现目录中红细胞压积、红细胞计数、血清氯、胆碱酯酶（合计占比达到 15.74%）等不在建议范围之内。此外，红细胞计数、红细胞压积和血红蛋白均是诊断患者贫血的指标，但血红蛋白更为敏感和准确，所以项目中保留血红蛋白即可；血清氯与血清钠均是反映人体水电解质平衡的指标，且两者的变化几乎协同，其中血清钠是专家共识中强烈建议的项目，因此血清氯可不再进行危急值报告。经医院质量与安全管理委员会决定删除红细胞压积，红细胞计数，血清氯，胆碱酯酶，血、尿淀粉酶，降钙素原，肌酸激酶，多重耐药菌监测 9 项危急值项目。修订后的检验危急值目录经医院质量与安全管理委员会批准通过后，于 2016 年 6 月 16 日在医院公布并使用。同时医院建立危急值目录动态调整机制，修改危急值管理制度，要求医疗事务部至少每年一次对危急值报告情况进行全面总结，同时各临床、医技科室在实际诊疗工作中，如发现规定的"危急值"项目及"危急值"范围需要更改或增减，可以及时与医疗事务部汇报。医院根据我院临床实际情况，不断完善"危急值"项目、范围及相关规定。

2. 完善门诊危急值管理。①修订门诊危急值处理流程（图 4-3-4），明确门诊工作时间和非工作时间危急值报告处理责任人；建立门诊危急值追踪预案。②在门诊护士站安装危急值播报系统，实现门诊检验危急值的信息化管理。③建立门诊危急值登记本，由医疗事务部和护理部进行监管。

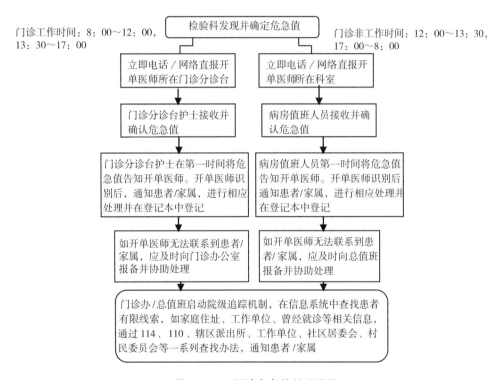

图 4-3-4　门诊危急值处理流程

3. 建立危急值追踪管理机制。①确立危急值管理指标：包括危急值超时确认率、漏登率、危急值处理率、病程记录率、危急值复查率、复查后记录率。②根据危急值处理流程和管理指标，设计危急值检查记录表，每月由医疗事务部负责利用追踪检查法全流程追踪危急值管理，将检查结果公示。③对全院危急值登记本进行规范，使用统一的记录表。④将危急值处理合格情况纳入科室质控考核。

九、C 阶段——检查验收

1. 超时确认率明显下降。2015 年 4 月病房危急值总数 505 例，267 例超时确认，超时确认率为 52.9%。2016 年 10 月，危急值总数为 601 例，62 例超时确认，超时确认率为 10.3%，较改进前明显改善（χ^2=237.798，P=0.000）（图 4-3-5）。2015 年 4 月门诊危急值总数 91 例，34 例超时确认，超时确认率为 37.4%。2016 年 10 月，门诊危急值总数为 156 例，8 例超时确认，超时确认率为 5.1%，较改进前明显改善（χ^2=42.316，P=0.000）（图 4-3-6）。

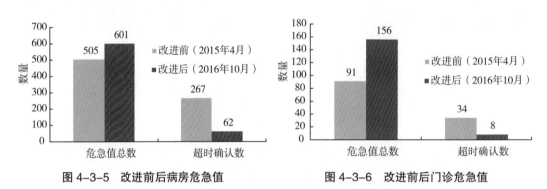

图 4-3-5　改进前后病房危急值　　图 4-3-6　改进前后门诊危急值

2. 危急值处理和记录率明显提升。在改进前后，分别追踪 60 条危急值，评价危急值处理及记录情况。改进后，危急值处理和记录率明显提升（表 4-3-4）。

表 4-3-4　改进前后危急值处理情况比较

组别	危急值登记本		病程中记录危急值和处理情况		处理后复查相应项目的医嘱		在病程中反馈复查结果情况	
	记录	漏记	有	无	有	无	有	无
改善前	49	11	24	36	30	30	25	35
改善后	55	5	45	15	48	12	40	20
χ^2	2.596		15.038		11.868		7.552	
P	0.107		0.000		0.001		0.006	

3. 危急值月报告量明显减少。比较分析危急值项目及阈值调整前后危急值月报告量。调整前（2016 年 1 月 1 日～ 2016 年 6 月 15 日）月报告量平均为 1250 例，调整后（2016 年 6 月 16 日～ 2016 年 12 月 31 日）月报告量平均为 739 例，降低 41%（图 4-3-7）。

在保证患者安全的前提下，大大减轻了临床工作负担，提高了诊疗效率。

4.统一全院危急值记录本。在全院各临床科室建立《危急值记录本》，本内含医院危急值目录，危急值管理制度及危急值记录表。记录表内容含：患者姓名、病案号、诊断、报告日期、报告时间、检验项目、危急值、接报者签名、医师获悉时间、收报医师签名，以及处理情况（表4-3-5）。2016年1月开始实施执行。

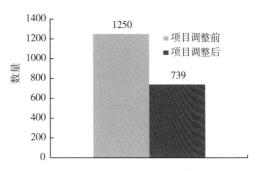

图 4-3-7 改进前后危急值月报告数量比较

表 4-3-5 危急值报告记录本

患者姓名	病案号	诊断	报告日期	报告时间	检验项目	危急值	接报者签名	医师获悉时间	收报医师签名	处理情况

十、A 阶段——处理问题

通过此次 PDCA 活动：①修订了检验危急值目录，由 27 项删减为 17 项，调整了 2 个项目的阈值（调整血钾阈值及取消动脉血氧分压高限阈值）。②修订了门诊危急值处理流程。③修订了危急值管理制度。④危急值超时确认率大大降低，最新统计数据（2017 年 9 月）显示危急值超时确认率已降至 3% 以下。⑤危急值处理、记录更及时。⑥统一了全院危急值登记本。

在实施过程中不断改进，发现新问题进行持续改进，改进后发现了新的问题，例如危急值报告形式单一，有时因手术、外出会诊等原因不能及时获悉和确认危急值信息，医院拟考虑下一步丰富危急值报告的形式，除了电话报告和网络直报外，增加手机短信提醒。为方便临床医师及时记录和处理危急值，计划下一步实现 LIS 系统、HIS 系统及电子病历系统的对接，临床医师在 HIS 电脑上确认危急值后，能自动在电子病历系统中生成危急值记录，提醒医师在病程中完善处理记录。

（北京电力医院医疗事务部 程芳 李俊杰 温琳琳）

案例 2　应用 PDCA 规范病案首页的填写项目

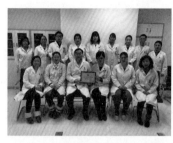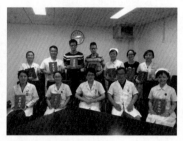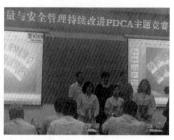

倪冬梅：病案首页是整个病案信息最核心、最集中的部分，只有统筹全局，重视病案首页的填写，用
　　　　科学的管理方法，才能保证高质量的病案首页信息，更好地反映医院的管理状况。

范　磊：把 PDCA 科学工具真正运用好，解决病案首页填写的质量缺陷。

樊丽颖：上下齐心，搞好病案首页填写质量持续改进的工作。

尹　洁：做好病案首页填写的基础工作，才能更好地提升首页质量。

一、选题背景

1. 病案是医疗行为的唯一载体，病案首页是整个病案信息最核心、最集中的部分，
也是医院医疗质量水平的集中体现。病案首页作为患者入出院各项情况的集中载体和住
院患者各个子系统的信息汇聚点，可极大反映医院的行医规范程度，住院病案首页也是
患者住院期间医疗、护理和医院管理等信息的高度浓缩，是医院医疗统计、管理决策等
工作的重要信息来源。

2. 我院在争创"三甲"医院的同时，以期持续提升医疗品质、管理品质。在三级医
院综合评审的 48 项核心条款中有关病案质量的为两部分，为了达到核心标准的要求，
需要规范我院病案首页填写，降低我院病案首页填写过程中的空项率、错误率，提高病
案首页填写质量。病案统计科运用 PDCA 的科学方法分九个步骤，对比实施前后病案首
页填写质量，统计改善后的效果，评价实施工作的有形成果及无形成果，把我院病案首
页质量管理工作的重点从"事后整改"转移到"事前防范"，不仅规范了首页填写的工
作规范，降低了错误率，也实现了首页信息质量和医疗质量的双提升。

二、P 阶段 F 步骤——分析现状，发现问题

为了提高我院病案首页填写质量，收集 2016 年 1～8 月出院病案 11 443 份作为本次观察主体，其中实施 PDCA 改进后的病案首页作为观察组（5～8 月），实施 PDCA 改进前的病案首页为对照组（1～4 月）。从现状找问题，对 1～4 月首页填写内容进行整理，发现缺项分为两大类：①基本信息不完整：身份证号不全或缺失，婚姻状况有误（不能为其他），联系地址、方式不全等；②医疗信息不完整：肿瘤分期空项、入院病情空项、日常生活能力评分空项、缺三级医师签字、缺质控护士签字、手术切口愈合等级空项等。

在此次改进中共统计出院病案 11 443 份，其中实施 PDCA 前病案首页填写有缺项的为 1228 份（图 4-3-8），缺项率为 10.7%。分析缺项及导致的结果如下。

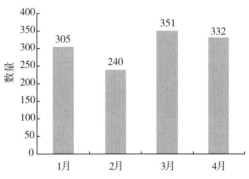

图 4-3-8　实施 PDCA 改进前病案首页填写缺项统计图

1.病案首页的患者基本信息不完整（1～4 月计 173 例）。患者入院时没有强制使用有效身份证件建卡入院，导致建病历窗口和入院登记处不能对基本信息进行完整录入，而患者入院后主管医师无意识对病案首页中患者基本信息进行补录。

2.医疗信息不准确或缺失（1～4 月计 1055 例）。①临床科室对病案首页填写不重视，医师对首页应填写的内容不清晰，如肿瘤分期、入院病情的选择（331 例）。②新入科的住院医师在病案首页培训方面不到位，导致诊断选择不正确，手术切口不填写（358 例）。③ HIS 系统在病案首页必填项目上没有强制检验，空项内容无提醒，如日常生活能力评分等（155 例）。④缺少病案首页填写制度，质控管理不严，医师、护士的签字不及时或空项（211 例）。

三、P 阶段 O 步骤——成立 CQI 小组

根据病案首页填写出现的问题成立 CQI 小组，在 CQI 小组中每位组员有具体的分工（表 4-3-6）。CQI 小组召开病案首页填写质量持续改进的头脑风暴会议，组员们打破行政壁垒，根据首页填写中出现的问题每位组员都从自己工作的专业角度提出合理化建议及需要整改的措施（图 4-3-9）。医疗事务部负责整体协调，病案科落实具体工作。

表 4-3-6　规范病案首页 CQI 小组成员及分工

	科室	成员	分工
组长	医疗事务部	倪主任	统筹负责
组员	医疗事务部	范副主任	监管执行
	医疗事务部	李医师	病案质量监控
	病案统计科	樊技师	病案统计科首页数据上报质量监控，临床医师首页填写培训
	病案统计科	尹技师	数据汇总、整理、分析
	病案统计科	王技师	病案首页患者入院基本信息质量监控
	信息通讯部	朱工程师	HIS 信息系统技术支持
	资金结算中心	孙主任	病案首页患者基本信息质量监控
	护理部	钱护士长	病案首页患者护理信息质量监控
	内科病案质控	钮医师	内科系统出院病案医疗信息质量监控
	外科病案质控	郝医师	外科系统出院病案医疗信息质量监控
	妇产科病案质控	郝医师	妇产科出院病案医疗信息质量监控

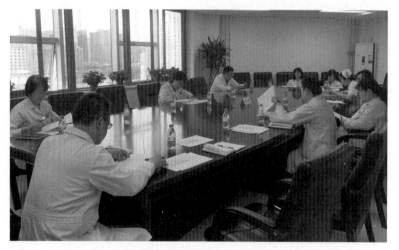

图 4-3-9　CQI 小组病案首页填写质量改进头脑风暴会议

四、P 阶段 C 步骤——明确现行流程和规范

在 CQI 小组头脑风暴会议中，逐项梳理病案首页填写的现行流程，从环境、管理、人员、制度、HIS 系统几个方面找出我院病案首页填写不完善存在的问题，制作出鱼骨图（图 4-3-10）。

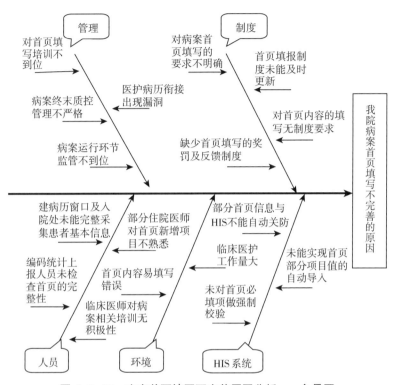

图 4-3-10　病案首页填写不完善原因分析——鱼骨图

五、P 阶段 U 步骤——问题的根本原因分析

统计改进前 2016 年 1～4 月有缺项的病案为 1228 份，参照鱼骨图归纳总结出缺项的主要原因为：无首页填写制度、管理欠缺、HIS 系统不完善、其他人为因素（表 4-3-7）。根据以上病案首页缺项内容，做出 2016 年 1～4 月首页缺项内容占比表及柏拉图（表 4-3-8，图 4-3-11）。

表 4-3-7　病案首页缺项内容及原因

缺项内容	1 月	2 月	3 月	4 月	归纳原因
手术切口	81	66	110	101	制度
肿瘤分化	83	67	94	71	管理
身份信息	43	43	41	46	环境
缺医护签字	53	28	63	67	人员
日常生活能力评分	42	34	41	38	HIS 系统
入院病情	3	2	2	9	其他
合计	305	240	351	332	

表 4-3-8　病案首页缺项内容占比

类别	缺项数	缺项率	百分比 %	累计百分比 %
制度	358	3.1%	29.2%	29.2%
管理	315	2.8%	25.7%	54.8%
环境	211	1.8%	17.2%	72%
人员	173	1.5%	14.1%	86.1%
HIS 系统	155	1.4%	12.6%	98.7%
其他	16	0.1%	1.3%	100%

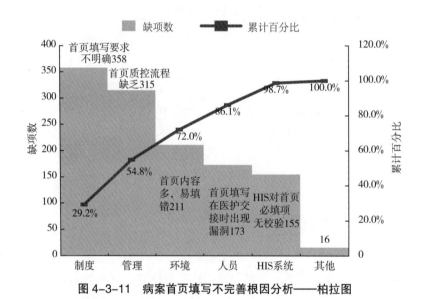

图 4-3-11　病案首页填写不完善根因分析——柏拉图

六、P 阶段 S 步骤——选择改进方案

依据柏拉图显示，占有 80% 的病案首页填写缺项原因如下：①医师填写病案首页的制度不细化；②监管不到位；③采集患者基本信息源头出现漏项。

七、P 阶段 P 步骤——制订计划

1. 制订首页填写质量改进时间进度表（即甘特图），明确时间节点及相应的负责人（图 4-3-12）。

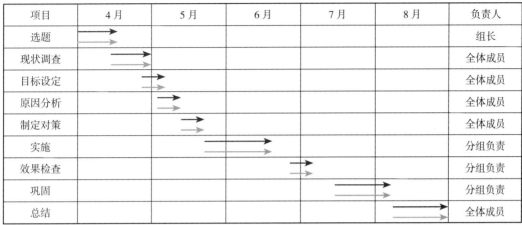

项目	4月	5月	6月	7月	8月	负责人
选题						组长
现状调查						全体成员
目标设定						全体成员
原因分析						全体成员
制定对策						全体成员
实施						分组负责
效果检查						分组负责
巩固						分组负责
总结						全体成员

注：——→ 计划执行时间　　——→ 实际执行时间

图 4-3-12　改进病案首页填写质量进度——甘特图

2. 根据改进方案选用 5W1H 法制定出相应的措施（表 4-3-9）。

表 4-3-9　改进病案首页填写质量措施——5W1H

What	Why	How	When	Who	Where
细化制度	现有制度对病案首页填写要求不明确	在院内网发布首页填写规范	2016年5月	医疗事务部病案统计科	院内网三甲办
	无首页填写奖罚及反馈制度	制定完善首页填报的相关制度	2016年6月	医疗事务部	医疗事务部
精细管理	病案首页培训不到位	针对性开展首页填报及主要诊断选择培训	2016年5月	医疗事务部病案统计科	各临床科室
	病案在医护流通中出现漏洞	病案在提交病案室前指定专人负责检查必填项目的完整性	2016年5月	医疗事务部护理部	各临床科室
提升人为及环境因素	HIS 系统对空项内容缺少审核	对首页空项 HIS 做强制校验，对部分项目值自动导入	2016年5月	信息通讯部护理部医疗事务部	HIS 系统
	入院处采集患者基本信息不全面	患者持有效证件办理入院	2016年5月	入院处门诊建病历窗口	入院处
	编码、统计员没能细致检查缺项信息	编码、统计人员建立首页空项登记，及时与临床科室沟通，补充空项	2016年5月	病案统计科	病案统计科

八、D 阶段——实施计划

1. 头脑风暴会议后，资金结算中心的建卡挂号窗口立即制定对新患者采用身份证建卡采集基本信息的新制度，门诊建病历窗口与入院处也配合尽力补录缺失或不全的患者基本信息，尤其针对肿瘤患者、特病患者。

2. 每份病历在提交病案室前都由各科室的环节质控医师审核，护理部与医疗事务部联合信息通讯部将 HIS 系统病案首页中"医师、护士签字""日常生活能力评定量表得分"设置为必填强制校验项目，避免病案在医师与护士的衔接环节中出现空项内容（图 4-3-13）。

3. 病案统计科严格把关，编码员和统计员建立病案首页缺项登记本，发现问题立即与临床主管医师沟通，让医师知道问题的原因，及时补充空项及修正诊断，提醒医师避免同类型问题再次出现。

4. 将国家卫生健康委《住院病案首页数据填写质量规范》、北京市卫生健康委DRGS 临床版疾病和手术字典挂在医院内网信息发布系统的下载平台和院内"三甲联络员"微信群中，为临床各科室提供首页填写的参考。并要求各科"三甲联络员"必须通知每一位临床医师学习（图 4-3-14）。

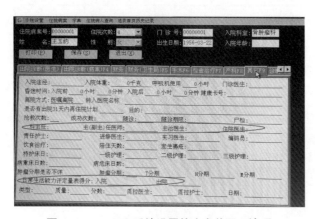

图 4-3-13　HIS 系统设置的病案首页必填项

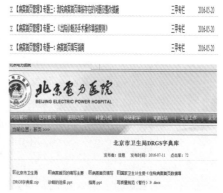

图 4-3-14　院内网与首页填写相关的学习文件

5. 加大宣传，组织《病案相关制度及疾病手术分类知识》培训，医疗事务部要求临床科室全员参加培训，并记学分。尤其是住院医师、新入职的临床医护人员必需参加培训（图 4-3-15）。

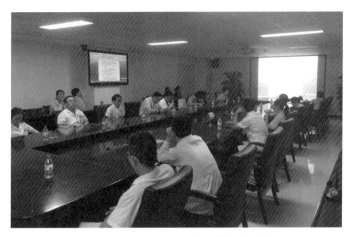

图 4-3-15　院内开展首页填写的培训

6. 医疗事务部质控办和病案统计科每月对病案首页填写缺失情况进行考核，并将考核结果与科室绩效挂钩。在院病案质控会上进行通报，对首页填写多次出现问题的科室、医师，医疗事务部将有针对性地组织学习、考核。

九、C 阶段——检查验收

1. 经过 4 个月对我院病案首页质量的不断改进，随机抽取 3 个临床科室进行检查。对病案首页中手术切口填写不完整，妇产科由改进前 209 份下降至改进后 18 份，泌尿科从改进前 41 份下降至改进后 4 份，心外科从改进前 14 份下降至改进后 2 份。通过趋势图能看到病案首页质量有显著的提高，首页缺项有明显的减少（图 4-3-16）。

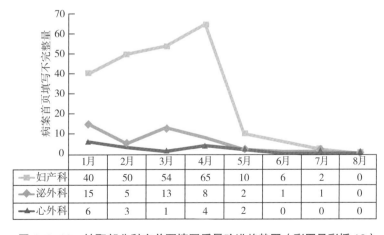

	1月	2月	3月	4月	5月	6月	7月	8月
妇产科	40	50	54	65	10	6	2	0
泌外科	15	5	13	8	2	1	1	0
心外科	6	3	1	4	2	0	0	0

图 4-3-16　抽取部分科室首页填写质量改进趋势图（彩图见彩插 19）

2. 实施病案首页缺项质量改进前后，我院病案首页的填写缺项数据对比（图 4-3-17）：

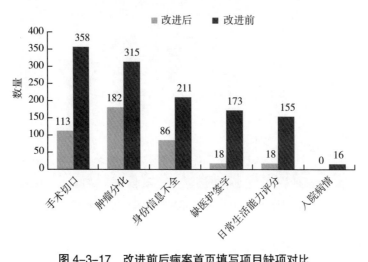

图 4-3-17　改进前后病案首页填写项目缺项对比

3. 通过表 4-3-10 可以看出，运用 PDCA 方法实施病案首页质量改进相关措施后，我院首页填写缺项率开始大幅度下降。到 8 月底，除肿瘤分化项目外，其余项目均下降至较低水平。首页填写缺项率由改进前的 10.7% 降至 3.6%，下降了 7.1%。可见采用 PDCA 方法改进后的观察组病案首页填写质量比未采取 PDCA 方法改进前的对照组质量有明显的提高（图 4-3-18）。

表 4-3-10　PDCA 改进前后病案首页填写缺项对比

	改进前	改进后
缺项数	1228	417
缺项率	10.7%	3.6%

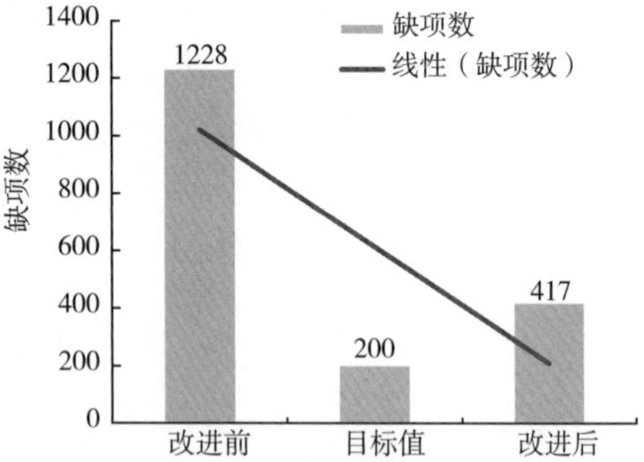

十、A 阶段——总结

在此次 PDCA 活动中，不仅在短时间内提高了我院病案首页填写质量，降低了病案

图 4-3-18　改进前后病案首页填写缺项对比

首页信息缺失率，也对临床医师病案首页填写进行了规范，把影响首页缺项的因素限制在可控范围内。通过此次的 PDCA 总结如下。

1. 健全病案首页质量反馈机制

病案统计科按月对首页填写情况进行统计汇总，完善首页管理制度的监管及奖罚。

既有制度管理，又有 HIS 系统的帮助，减少了临床医师对首页填写缺乏责任心的现象。

2. 整合协调督导提升

在医疗事务部的牵头下，整合病案科、信息通讯部、资金结算中心（入院处）、临床科室病案质控、护理部等部门共同协作，信息共享，相互配合，对病案首页出现的问题及时解决，不遗留，提升首页质量。医疗事务部对首页填写中出现的问题要常抓不懈，切实做好三级医师监控管理，充分发挥质控医师的作用，做好首页填写的环节质控。

3. 强化培训

（1）定期对临床科室进行培训，培训内容包括病案首页填写规范、国际疾病分类知识、主要诊断的选择、手术操作选择等，尤其对住院医师、新入职的临床医护人员反复进行培训。培训后考核，以巩固培训效果。

（2）将病案首页填写说明和培训知识挂在院内网上，方便临床查阅使用。病案统计科要及时回答临床医师关于首页填写方面的问题。

（3）对上级卫生行政部门发布的有关病案首页的新文件、新制度在院内联席会上及时通告各临床科室，并要求科内及时学习，科室内要有相关的学习记录，医疗事务部要定期对科室的学习情况进行检查。

（4）病案统计科编码员和统计员要不断学习业务知识，病案管理是一项专业性很强的工作，既要熟练掌握国际疾病分类知识也要有一定的医学知识，还要对工作认真负责，提高业务技能，把好病案首页质量关。

运用 PDCA 循环方法，帮助我们在实际工作中理清思路、提出问题、设定预期目标，找出解决方法并实施，检查实施效果，对未解决的问题及未达到的目标进入到下一个循环。在巩固成效的同时，把成功的经验纳入标准，用标准化提出更高的要求。我院此次采用 PDCA 循环法不仅提高了病案首页数据上报卫生行政部门的准确性，还为医院制订医疗工作计划提供了可靠的信息支持。

（北京电力医院病案统计室　尹洁　樊丽颖　倪冬梅）

案例 3　运用 PDCA 循环改进手术风险评估管理

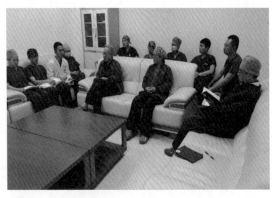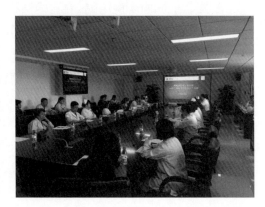

倪冬梅：手术安全是医疗安全的重要内容。

范　磊：准确有效的手术风险评估，是保障手术安全的重要举措。因此，运用 PDCA 方法改进手术风
　　　　险评估管理，提高医务人员术前风险评估的执行率和手术风险意识，才能从根本上杜绝隐患。

孙立智：手术麻醉科和临床手术科室是手术风险评估的执行部门，也是保障手术安全的核心环节，我
　　　　们一定要做好相关工作。

朱晓东：作为手术科室，一切操作一定要按章按规进行。

黄金洪：患者安全高于一切。

一、选题背景

1. 2009 年中国医院协会制定下发了"手术风险评估表"，要求各示范医院贯彻落实"患
者安全目标"；国家卫生健康委颁布的《三级综合医院评审标准（2011 版）》中也有明
确的手术风险评估要求，故我院一直按要求开展和实施手术风险评估工作。根据本院实
际情况，制定具体的制度，明确手术风险评估流程，评估时限。要求风险分级 ≥ 2 分，
必须在科主任的组织下进行科内甚至院内会诊，并报告医疗事务部。

2. 目前，大部分医院都按照中国医院协会下发的"手术风险评估表"执行。它的手
术风险分级标准（NNIS）是依据：手术切口清洁程度、麻醉分级（ASA 分级）、手术
持续时间这三项内容；手术风险评估计算方法是将手术切口清洁程度、麻醉分级和手术
持续时间的分值相加，结果分为四级，即 NNIS-0 级、NNIS-1 级、NNIS-2 级、NNIS-3 级。
若分值 ≥ 2 分，视为较高风险，需重点关注并组织术前讨论，上报医务处。不难看出，
仅从这三项内容判断手术风险有些牵强，不全面，主要从感染角度考虑设计。但手术风
险不仅仅是这些，除感染方面外，还包括出血、并发症等。同时还发现每项内容未明确

由谁填写，填写责任不清。

所以我院针对以上诸多问题，积极利用 PDCA 管理工具进行持续改进，对手术风险评估表的内容与排版进行修订，明确评估表的内涵是评估手术感染的风险，为手术切口感染的防控提供了重要的参考依据，同时明确了填写职责；加强手术风险评估制度和手术风险评估表填写的培训，提高医务人员手术安全意识；加强执行情况的监督，提高了术前感染风险评估的执行率。现将详细改进过程分享如下。

二、P 阶段 F 步骤——现状调查

2015 年 5 月，抽查某个工作日 40 份择期手术风险评估单的填写情况。现状如下：风险评估表完全空白 10 份，占 25%；评估项目填写不完整 4 份，占 10%；评估后未签字 5 份，占 12.5%。填写合格 21 份，占 52.5%。对本院 30 位手术和麻醉医师进行问卷调查。结果显示 30% 的医师认为很有必要实施手术风险评估，但 100% 的医师认为执行起来有困难，认为目前的手术风险评估表并不能直接反映患者整体的手术风险。执行医师对风险评估表的不认可，直接影响手术风险评估的落实。同时，调查了北京市 8 家三甲医院的 20 名外科、麻醉医师，普遍对"手术风险评估制度"存在异议，但由于医院制度要求，仍在执行，但落实情况欠佳。同时，在实际填写过程中，有横版表格填写烦琐、易出现遗漏、"完成时间"要求不明确、风险评估过程"责任人"不明确等问题。

三、P 阶段 O 步骤——成立 CQI 小组

明确存在的问题后，成立了由医疗事务部牵头，手术麻醉科、临床手术科室组成的持续改进小组（表 4-3-11），全面实施质量改进工作。

表 4-3-11　运用 PDCA 循环改进手术风险评估管理 CQI 小组

	成员	科室	职务	分工
组长	倪 × ×	医疗事务部	主任	统筹负责
组员	范 ×	医疗事务部	副主任	协调督查
	程 ×	医疗事务部	质控员	数据汇总、整理
	韩 × ×	医疗事务部	质控员	数据汇总、整理
	孙 × ×	手术麻醉科	主任	数据提供、调研
	张 ×	普通外科	副主任医师	调研、科室宣贯

续表

	成员	科室	职务	分工
组员	邓 ×	骨科	主治医师	调研、科室宣贯
	刘 ××	妇产科	主治医师	调研、科室宣贯
	朱 ××	泌尿外科	副主任	调研、科室宣贯
	于 ××	耳鼻喉科	主治医师	调研、科室宣贯
	宗 ×	神经外科	主任	调研、科室宣贯
	黄 ××	心胸血管外科	主任	调研、科室宣贯
	刘 ××	肿瘤科	主任	调研、科室宣贯

四、P 阶段 C 步骤——明确现行流程和规范

CQI 小组成立后，组织召开了小组工作会议，通过讨论，利用头脑风暴法总结分析风险评估全流程中存在的问题，绘制鱼骨图（图 4-3-19）。

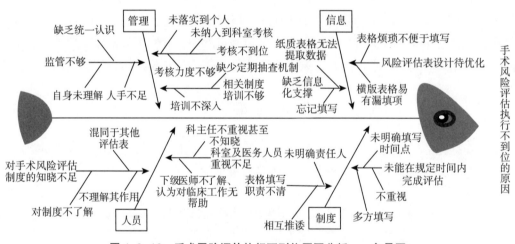

图 4-3-19　手术风险评估执行不到位原因分析——鱼骨图

五、P 阶段 U 步骤——问题的根本原因分析

CQI 小组参照鱼骨图归纳总结的问题，设计查检表（表 4-3-12），制作柏拉图（图 4-3-20），根据"二八法则"确定根本问题及此次 PDCA 首要改进问题。

表 4-3-12　手术风险评估表执行不到位原因分析查检表

原因	例数	累计百分比
风险评估表设计待优化	98	26.8%
对手术风险评估制度培训不足	95	52.9%
职能部门监管不到位	92	78.1%
考核不到位	40	89.0%
缺乏信息化支撑	30	97.3%
其他因素	10	100%

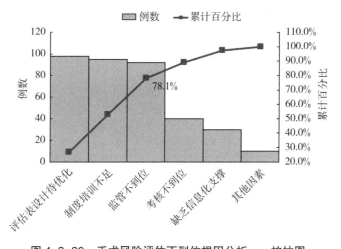

图 4-3-20　手术风险评估不到位根因分析——柏拉图

六、P 阶段 S 步骤——选择改进方案

根据主要问题,讨论和选择改进方案:①修订手术风险评估表,包括内容修订和版式修订;②加强手术风险评估制度和手术风险评估表填写的培训;③加强对手术风险评估执行情况的监督检查。

七、P 阶段 P 步骤——制订计划

根据改进方案选用 5W1H 表制定出详细的整改措施,明确各部门的责任(表 4-3-13)。利用甘特图绘制工作计划表(图 4-3-21)。

表 4-3-13　整改计划——5W1H

What	Why	How	When	Who	Where
1. 修订《手术风险评估表》	1. 手术风险评估表的内容与手术风险评估指标不符合	1. 追踪《手术风险评估表》的发布来源，找出原始循证依据 2. 根据原始循证依据对评估内容进行修改	5～7月	医疗事务部 手术麻醉科 手术科室	图书馆 手术室
	2. 手术风险评估表设计不合理，不方便填写，且手术风险评估过程中的填写责任人不明确	征求麻醉医师、手术医师及手术室护士的意见，对评估表的排版进行重新设计，明确整个评估过程中，麻醉医师、手术医师和巡回护士的具体填写内容			
2. 加强手术风险评估制度和手术风险评估表填写的培训	1. 医院手术风险评估制度健全，但是人员知晓不足。未能严格执行手术风险评估制度	1. 在院内网对手术风险评估制度进行重申 2. 在医技联席会上对相关科室主任进行培训	7～9月	医疗事务部	院内网 医技联席会 手术室
	2. 手术风险评估相关人员不能正确填写评估表	3. 对修订后的评估表进行宣贯，做到人人知晓如何开展评估，如何正确填写表格			
3. 加强对手术风险评估执行情况的监督检查	1. 对手术风险评估执行情况检查不足	建立定期抽查机制	9～11月	医疗事务部	各手术科室 手术间
	2. 执行情况未纳入科室质量评价指标体系	将手术风险评估执行情况纳入科室质量评价指标中			
	3. 未进行考核	在医技联席会上公示执行不合格的科室			

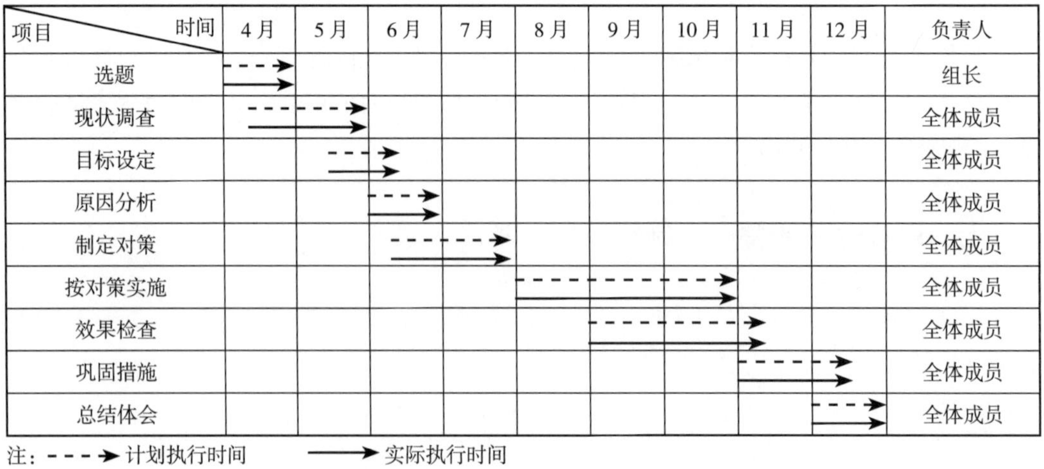

项目＼时间	4月	5月	6月	7月	8月	9月	10月	11月	12月	负责人
选题										组长
现状调查										全体成员
目标设定										全体成员
原因分析										全体成员
制定对策										全体成员
按对策实施										全体成员
效果检查										全体成员
巩固措施										全体成员
总结体会										全体成员

注： - - - ➔ 计划执行时间　　——➔ 实际执行时间

图 4-3-21　工作计划表——甘特图

八、D 阶段实施阶段

措施 1：修订手术风险评估表。

1. 内容修订。目前医院用的《手术风险评估表》是"中国医院协会"参考世界卫生组织（WHO）相关资料，制定和发布实施的（医协会发【2009】7 号）；追踪 WHO 网站发现：其来源是美国 CDC "NNIS 手术风险分级标准"，但存在翻译问题。NNIS 是国家医院感染监控（National Nosocomial Infections Surveillance）的缩写，而 NNIS 风险指数（NNIS risk index）是对手术部位感染（surgical site infections，SSI）进行风险评估，所以不应该称作"手术风险评估"，而应该是手术部位感染风险评估。目前的手术风险评估表包含手术切口清洁程度、麻醉分级和手术持续时间，这三项评估指标并不能完全反映手术的风险水平。CQI 小组根据手术风险评估表内容及原始循证资料，咨询医院感染管理专家及外科专家后，决定将《手术风险评估表》改为《手术（感染）风险评估表》。

2. 版式修订。目前医院协会统一下发的风险评估表存在以下问题：①评估过程中涉及的手术医师、麻醉医师、巡回护士的填写位置不够清晰，没有填写日期栏；②最终的 NNIS 得分及分级未明确填写责任人；③横版的设计易出现填写遗漏。修改前的《手术风险评估表》见表 4-3-14。修订后的表格：①将标题更改为《手术（感染）风险评估表》；②竖版设计；③明确麻醉医师、手术医师（要求为经治医师）、巡回护士的评估内容并在相应内容下方设置独立签名和日期填写栏；④对术前 NNIS 分级和术后 NNIS 分级分开进行计算；⑤术前 NNIS 分级由经治医师计算和填写，术后 NNIS 分级由巡回护士计算和填写。修订后的风险评估表见表 4-3-15。将修订后的《手术（感染）风险评估表》做入电子病历系统，自动获取患者一般情况信息，手术医师可打印填写。

措施 2：加强手术风险评估制度和手术风险评估表填写的培训。

1. 在院内网对手术风险评估制度进行重申。

2. 对外科医师、麻醉医师及手术室护士进行重点培训。

3. 深入手术间对修订后的评估表进行宣贯，做到人人知晓如何进行风险评估，如何正确填写评估表。

措施 3：加强对手术风险评估执行情况的监督检查。

1. 建立定期抽查机制，定期检查追踪手术（感染）风险评估制度落实情况。

2. 将手术风险评估执行情况纳入科室质量评价指标中。

3. 在医技联席会上公示执行不合格的病例。

表 4-3-14　医院协会统一下发的《手术风险评估表》

CHA 手术风险评估表（试行）　　　　日期：　　科别：　　　住院号：　　　实施手术名称：

1. 手术切口清洁程度		2. 麻醉分级（ASA 分级）		3. 手术持续时间	
Ⅰ类手术切口（清洁手术）	0	P1：正常的患者；除局部病变外，无系统性疾病	0	T1：手术在 3 小时内完成	0
手术野无污染、手术切口周边无炎症； 患者没有进行气道、食道和 / 或尿道插管； 患者没有意识障碍		P2：患者有轻微的临床症状、有轻度或中度系统性疾病	0	T2：完成手术超过 3 小时	1
Ⅱ类手术切口（相对清洁手术）	0	P3：有严重系统性疾病，日常活动受限，但未丧失工作能力	1	随访：切口愈合与感染情况 切口甲级愈合 切口感染——浅层感染□ 深层感染□ 在与评价项目相应的框内"□"打"√"后，分值相加即可完成！	
上、下呼吸道，上、下消化道，泌尿生殖道或经以上器官的手术； 患者进行气道、食道和 / 或尿道插管； 患者病情稳定； 行胆囊、阴道、阑尾、耳鼻手术的患者		P4：有严重系统性疾病，已丧失工作能力，威胁生命安全	1		
		P5：病情危重，生命难以维持的濒死患者	1		
Ⅲ类手术切口（清洁 – 污染手术）	1	P6：脑死亡的患者	1		
开放、新鲜且不干净的伤口； 前次手术后感染的切口； 手术中需采取消毒措施的切口		4. 手术类别			
		1. 浅层组织手术	□		
Ⅳ类手术切口（污染手术）	1	2. 深部组织手术	□		
严重的外伤，手术切口有炎症、组织坏死，或有内脏引流管					
		3. 器官手术	□		
		4. 腔隙手术	□	急诊手术	□
手术医师签名：		麻醉医师签名：		巡回护士签名：	
手术风险评估：手术切口清洁程度（　分）+ 麻醉 ASA 分级（　分）+ 手术持续时间（　分）＝　分， NNIS 分级：0- □　1- □　2- □　3- □					

表 4-3-15　修订后的《手术（感染）风险评估表》

科室：　　患者姓名：　　　床号：　　　住院号：

麻醉分级 （ASA 分级）	P1	正常的患者；除局部病变外，无系统性疾病	0 ☐
	P2	患者有轻微的临床症状、有轻度或中度系统性疾病	0 ☐
	P3	有严重系统性疾病，日常活动受限，但未丧失工作能力	1 ☐
	P4	有严重系统性疾病，已丧失工作能力，威胁生命安全	1 ☐
	P5	病情危重，生命难以维持的濒死患者	1 ☐
	P6	脑死亡的患者	1 ☐
麻醉医师签名		年　　月　　日	
手术切口 清洁程度	清洁手术	■ 手术野无污染；手术切口周边无炎症 ■ 患者没有进行气道、食道和 / 或尿道插管 ■ 患者没有意识障碍	0 ☐
	相对清洁手术	■ 上、下呼吸道，上、下消化道，泌尿生殖道或经以上器官的手术 ■ 患者进行气道、食道和 / 或尿道插管 ■ 患者病情稳定 ■ 行胆囊、阴道、阑尾、耳鼻手术的患者	0 ☐
	清洁 - 污染手术	■ 开放、新鲜且不干净的伤口 ■ 前次手术后感染的切口 ■ 手术中需采取消毒措施的切口	1 ☐
	污染手术	■ 严重的外伤，手术切口有炎症、组织坏死，或有内脏引流管	1 ☐
手术预计持续时间	手术预计在 3 小时内完成		0 ☐
	手术预计超过 3 小时完成		1 ☐
手术类别	浅层组织手术		☐
	深部组织手术		☐
	器官手术		☐
	腔隙手术		☐
术前 NNIS 分级	麻醉分级 + 手术切口清洁程度 + 手术预计持续时间 =0 ☐ 1 ☐ 2 ☐ 3 ☐		
经治医师签名		年　　月　　日	
是否急诊手术	急诊手术		☐
手术实际持续时间	手术在 3 小时内完成		0 ☐
	手术超过 3 小时完成		1 ☐
术后 NNIS 分级	麻醉分级 + 手术切口清洁程度 + 手术实际持续时间 =0 ☐ 1 ☐ 2 ☐ 3 ☐		
巡回护士签名		年　　月　　日	

九、C 阶段——检查阶段

1.《手术（感染）风险评估表》填写合格率，较改进前增长 39%。PDCA 活动后，再次抽查 40 例择期手术的手术风险评估情况，填写合格率较活动前改进提升明显（图 4-3-22）。

2. 外科医师、麻醉师、手术护士对修订后的《手术（感染）风险评估表》的认可度提高（表 4-3-16）。

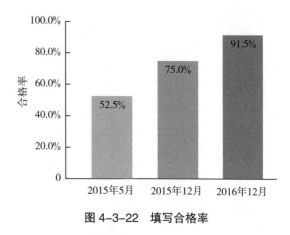

图 4-3-22　填写合格率

表 4-3-16　修订后《手术（感染）风险评估表》认可度调查

评价内容	占比
评估内容与指标更贴切	100%
填写更方便	100%
填写职责更明确	100%
术前手术风险评估的必要性（很有必要的占比）	93.3%

十、A 阶段——总结阶段

通过此次 PDCA 改进活动，改进小组对手术风险评估表的内容与排版进行修订，明确评估表的内涵是为了评估手术感染的风险，为手术切口感染的防控提供重要的参考依据，同时明确了填写职责；加强手术风险评估制度和手术风险评估表填写的培训，提高了医务人员手术安全意识；同时加强执行情况的监督，提高了术前感染风险评估的执行合理率。

但在改进过程中，改进小组发现了新的问题：虽然修订后的风险评估表已经做进电子病历系统中，但是不能智能计算 NNIS 得分。下一步将改造信息系统，为计算 NNIS 得分与实际手术切口感染发生率的相关性提供数据评价，为管理与科研提供支撑。

（北京电力医院医疗事务部　韩海琳　范磊　李霞）

案例 4　运用 PDCA 循环管理提高临床痰标本送检合格率

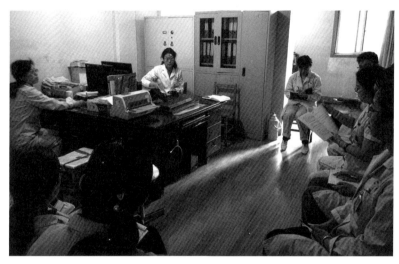

赵　锐：抓细节重管理，保检验质量促医疗，统筹管理。

王玉娟：护理管理不当直接影响到检验标本的后续操作，影响检验工作的顺利进行，因此标本的前期
　　　　质量控制尤为重要。

王　蕾：监督、综合管理是提高痰标本合格率的关键。

李　弈：有计划、有步骤、有方法，科学地管理好标本的储存，有利于保障科室工作的安全性，同时
　　　　促进科室综合管理水平的提高。

张莎娜：用心、尽心、精心地做好微生物室标本质量管理。

胥俊越：运用 PDCA 方法规范医院标本的质量控制，才能从根本上杜绝不合格标本的送检。

一、案例背景

　　痰标本作为临床常见送检标本之一，在判断下呼吸道感染（包括结核菌病感染）方面具有十分重要的意义，尤其是在病原菌菌种鉴定方面是唯一的确诊方法，具有不可替代的意义。正是由于痰标本的重要性，科室内部开展了痰涂片的检查，意义主要有两方面：一是在痰培养鉴定结果出具之前提前判断病原菌的大概种类，方便临床大夫的经验性用药；二是通过显微镜观察痰标本中白细胞及上皮细胞的数量，判断痰标本合格与否。只有合格的痰标本才能真实反映患者的感染状况。PDCA 循环管理是由美国著名管理学家戴明（W.E.Deming）博士在 19 世纪 50 年代初提出的，核心包括 Plan（计划）、Do（实施）、Check（检查）、Action（处理）4 个阶段，我院在 2016 年 1 月开始通过 PDCA 循环管理对痰标本送检进行管理，并得到了非常好的效果。

二、P 阶段 F 步骤——发现问题

2016 年 1 月～ 3 月北京电力医院检验科总共收到痰标本 1255 份，经过痰涂片显微镜下检查，其中不合格标本数为 1158 份，合格标本数为 97 份，合格率仅为 7.8%（表 4–3–17），为确保诊断质量，就要从源头抓起，用 PDCA 循环方法持续改进痰标本送检中的问题。

表 4–3–17　2016 年 1 ~ 3 月痰标本合格率统计

1 ～ 3 月痰标本总数	合格标本数	不合格标本数
1255	97（7.8%）	1158

三、P 阶段 O 步骤——成立 CQI 小组

检验科联合护理部及医院感染管理中心专门成立 CQI 小组，分析痰标本不合格率高的主要原因（表 4–3–18）。

表 4–3–18　CQI 小组成员及分工

	科室	成员	分工
组长	检验科	赵某	统筹负责
组员	护理部	王某某	统筹负责全院护士标本采集培训
	感染办公室	王某	监督痰标本不合格率状况及督促改进
	检验科	李某	负责检验科内部工作监督
	检验科	张某某	负责检验科细菌室痰标本质量评价
	检验科	徐某某	检验、临床护士对接
	检验科	胥某某	数据整理、汇总

四、P 阶段 C 步骤——明确现状，明确目标

经过查阅大量文献，结合了解到的目前国内大型三甲医院的状况及学习到的经验，组织了第 1 次 CQI 小组会议，小组着重分析了造成我院目前痰标本合格率低的各种原因，并且群策群力，积极寻找解决方案。

五、P 阶段 U 步骤——问题的根本原因分析

根因分析鱼骨图：CQI 小组成员展开头脑风暴，从标本采集前处理不当、患者自身因素、条码和化验单错误及标本转运过程中的错误几方面共同分析了各种因素的影响（图 4-3-23）。

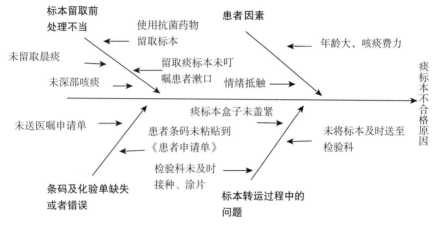

图 4-3-23　痰标本不合格原因分析——鱼骨图

根因分析柏拉图：根据鱼骨图中列出的原因，各位 CQI 小组成员总结出几个重要原因，包括取痰标本前未能够漱口、未深部咳痰、标本溢洒等几个方面，并进行投票，评分结果如下（表 4-3-19，图 4-3-24）。

表 4-3-19　痰标本不合格原因评分及占比

痰标本合格率低的原因	评分	累计百分比
取痰之前未漱口	35	32%
未能深部咳痰	35	64%
医嘱申请单缺失或者条码缺失	20	82%
年龄大，咳痰费力	12	93%
痰标本溢洒	8	100%
合计	110	100%

注：按照 5 分（最重要）、3 分（一般重要）、1 分（不重要）。

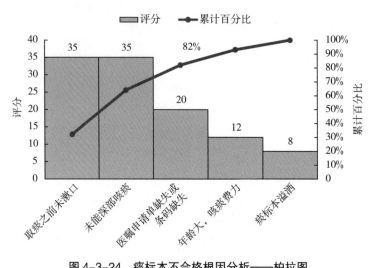

图 4-3-24　痰标本不合格根因分析——柏拉图

经过柏拉图分析：根据二八法则，可以在图中看出影响痰标本合格率的主要原因是：①取痰之前未漱口；②未能深部咳痰；③医嘱申请单缺失或者条码错误。3 种原因占所有原因的比重达到 80% 以上。

六、P 阶段 S 步骤——选择改进方案

CQI 小组根据根因分析结果，开会定制以下方案（表 4-3-20）：①由检验科起草编制《北京电力医院痰标本采集规范》并且公布于院内网，将痰标本采集及运输规范化、制度化；②与护理部联合举办多期痰标本采集运输的专题讲座，并且要求护士全员参加；③深入临床，对痰标本合格率较低的科室进行指导监督。

表 4-3-20　改善痰标本合格率方案——5W1H

What 主题	Why 主要原因	How 对策拟定	When 日期	Who 负责人	Where 地点
提高痰标本合格率	取痰之前未漱口	由检验科起草编制《北京电力医院痰标本采集规范》并且公布于院内网，将痰标本采集及运输规范化、制度化	2016 年 4 月	赵某	北京电力医院检验科
	未能深部咳痰				
	医嘱申请单缺失或者条码缺失	与护理部联合举办多期痰标本采集运输的专题讲座，并且要求护士全员参加	2016 年 4 月	王某某、胥某某	北京电力医院医技楼二层会议室

七、P阶段P步骤——制订计划

改进时间表：利用甘特图绘制工作计划表（图4-3-25）。

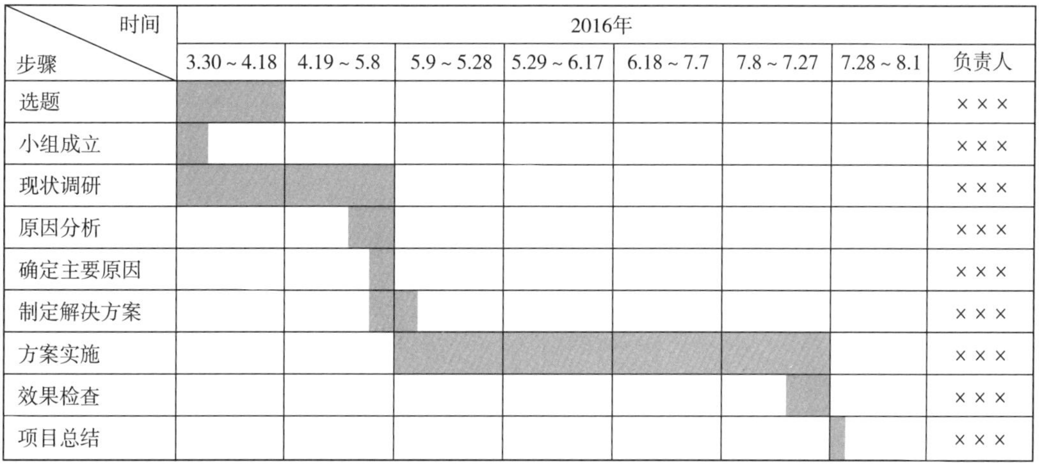

时间 步骤	2016年							负责人
	3.30~4.18	4.19~5.8	5.9~5.28	5.29~6.17	6.18~7.7	7.8~7.27	7.28~8.1	
选题	▨							×××
小组成立	▨							×××
现状调研	▨	▨						×××
原因分析		▨						×××
确定主要原因		▨						×××
制定解决方案			▨					×××
方案实施			▨	▨	▨	▨		×××
效果检查						▨		×××
项目总结							▨	×××

图4-3-25 工作计划表——甘特图

八、D阶段——实施计划

1.检验科编制《北京电力医院痰标本采集规范》，并且将该规范公布于院内网，将痰标本的采集及运输标准化、程序化。

2.与护理部联合共同举办了"临床检验前分析质量控制"的专题讲座，通过该讲座，检验科工作人员与临床护士及护士长就痰标本采集及运输过程中出现的问题面对面共同商讨并且积极寻求解决方案。

3.重点科室重点关注，针对ICU、呼吸科等痰标本送检率比较高，而痰标本合格率较低的科室进行临床基层指导。

4.在检验科内部，对于接收到的不合格标本，一律退回临床，并且及时反馈不合格信息。

九、C阶段——检查验收

经过3个月的不断改进，我们利用信息化手段调取了痰标本的合格率信息：2016年5月至7月，检验科共收到痰标本总数为1475份，其中合格痰标本数为402份，痰标本合格率为27.3%，合格率较同年1月至3月有了非常大的提高，痰标本合格率差异有统计学意义（$\chi^2 = 177.67$，$P < 0.01$）（表4-3-21）。

表 4-3-21　2016 年 1 ~ 7 月痰标本合格率统计

月份	1	2	3	5	6	7
总标本数	397	403	455	494	506	475
合格标本数	29	31	37	119	141	142
标本合格率	7.3%	7.7%	8.1%	24.1%	27.9%	29.9%

十、A 阶段——处理问题

通过运用 PDCA 循环管理，切实提高了临床痰标本的送检合格率，在整个 PDCA 循环过程中，ICU 和呼吸内科由于受到重点关注，得到及时的临床指导，痰标本合格率提升较为明显，其他科室痰标本合格率提升不明显（表 4-3-22）。

在下阶段的 PDCA 工作中我们将要进行的工作如下：①继续深入临床，对于痰标本合格率改善不明显的科室进行现场指导宣传，提高临床护士对于痰标本的重视程度；②联合医院感染管理中心将痰标本合格率纳入到科室绩效考核，通过考核的方式让临床各科室能够将痰标本的采集、运输过程规范化、标准化。

表 4-3-22　改善前后重点科室痰标本合格率比较

科室	改善后痰标本合格数	改善后痰标本不合格数	改善后痰标本合格率	改善前痰标本合格率
ICU	358	215	60.06%	12.00%
呼吸科	435	135	31.03%	8.00%
干部病房	235	35	14.89%	15.00%
神经内科	135	13	9.63%	7.80%
心内科	125	11	8.80%	6.00%
其他	187	10	5.35%	5.00%

（北京电力医院检验科　胥俊越　赵锐）

案例5　运用PDCA循环实现医院检查申请单无纸化

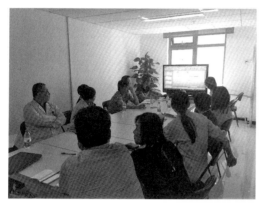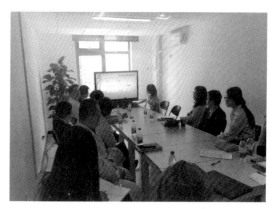

张宗华：灵活运用 PDCA 工具，是提高医院信息化管理水平的重要手段。

贺　飞：借助 PDCA 循环工具，能够让工作有更加明确的标准，它是一套很好的实践方法，能够有效
　　　　进行需求和问题管理，大大提升了科室的精细化管理水平。

于　洋：检查预约系统让放射科管理更加规范，患者检查排队更加有序，排队等待时间明显减少。

苏　毅：这次医院放射科应用 PDCA 解决问题，是学习实践的好机会，让我们掌握了一套行之有效的
　　　　管理方法。

一、选题背景

1. 检查申请单无纸化的价值与意义。申请单的主要作用是用于临床科室与医技科室间的信息交流，包括患者信息、检查项目、病史等信息，但在实际应用过程中，纸质申请单在医技科室内部又承担了很多其他的功能，包括患者识别、预约通知、注意事项告知、检查结果记录、排队叫号、检查工作列表等。大量纸质申请单的使用，容易造成科室管理上的混乱、患者排队秩序紊乱，增加医务工作者的工作量及患者检查等待时间。借助现代化信息网络技术，以信息系统为载体，通过系统间集成，打通医师、患者、技师、设备的全链接，实现检查申请单的电子化流转及闭环管理，可以加快信息的传送速度，提高效率，能较大程度提升医院管理水平，方便数据查询及维护，同时也节约了纸张及打印、装订等相关费用，又符合国家提倡的绿色环保政策要求。

2. 医院检查申请单现状。目前，北京电力医院（以下简称医院）检查申请单基本采用纸质方式进行流转，纸质申请单的作用如表4-3-23所示。医师开具申请单后，由患者或护士携带纸质申请单到相应医技科室进行检查登记预约，登记员手工填写登记，按照纸质申请单递交顺序，进行预约时间分配，技师根据纸质申请单开展对应检查。

表 4-3-23　纸质申请单的作用

科室名称	申请单检查条目	申请单作用						
		申请信息	患者识别	预约通知	注意事项	记录结果	排队叫号	检查列表
放射科	X-ray	Y	Y	N	Y	N	Y	Y
	CT（特殊要求、增强）	Y	Y	Y	Y	N	Y	Y
	MRI（平扫、增强）	Y	Y	Y	Y	N	Y	Y
	胃肠造影	Y	Y	Y	Y	N	Y	Y
	床旁	Y	Y	N	N	N	N	Y

3. 现状分析。初步统计医院近几年纸质申请单使用情况（表 4-3-24），可以发现，随着医院业务量逐年增长，医院纸质申请单的使用量以每年 20% 左右增幅不断增加。随着纸质申请单越来越多，登记员在对患者提交的申请单进行排序时，更容易产生混乱，不便于科室的管理，对于患者来讲，可能也会增加不必要的到检等待时间，由此而产生一系列的问题，都是取消纸质申请单所需要解决的。

表 4-3-24　近 3 年申请单使用量

年份	2014 年	2015 年	2016 年
使用量	79 666	92 149	100 689

二、P 阶段 F 步骤——发现问题

通过初步调研，了解到目前未能完全无纸化的原因在于信息系统不具备电子申请单传输功能，以及医院未明确要求使用电子申请单。通过对系统进行实际考察，发现 HIS、PACS 等系统之间没有进行电子申请单集成，系统中电子申请单不规范，需要完善电子申请单信息及对系统间电子申请单传输进行集成。

三、P 阶段 O 步骤——成立 CQI 小组

结合检验、检查申请单涉及的科室，成立了由信息通讯部牵头，医疗事务部、放射科、骨科、呼吸科等多部门共同组成的持续质量改进小组，如表 4-3-25 所示，小组成员包含医师、技师和登记员等。

表 4-3-25　CQI 小组

	科室	成员	职责
组长	信息通讯部	张××	统筹负责
秘书	信息通讯部	贺×	总体把控、工作推进
组员	信息通讯部	伏××、甄××	数据分析、措施制定、系统实施
组员	信息通讯部	苏×	厂商协调、协同制定电子申请单流程
组员	医疗事务部	李×	对电子申请单流程进行确认
组员	骨科	蒋××	对医师端电子申请单需求进行确认
组员	呼吸科	唐××	对医师端电子申请单需求进行确认
组员	放射科	于×、周×	对电子申请单和预约通知单进行打印、电子申请单显示需求进行确认

四、P 阶段 C 步骤——明确现状

CQI 小组成立后，组织召开了小组工作会议，通过讨论，梳理了目前医院检查相关业务流程，其中包括放射科目前主要开展的检查项目、对应的设备、目前的登记方式，以及 HIS、PACS、RIS 等系统间关系。通过梳理，明确了实现检查申请单无纸化需要解决的问题，一是实现申请单电话化传输；二是开发检查预约系统；三是完善检查项目字典。

五、P 阶段 U 步骤——问题的根本原因分析

1. 根因分析——鱼骨图。为深入了解放射科检查申请单无纸化存在的问题，全面搜集存在的问题，通过组织 CQI 成员进行头脑风暴并结合科室调研，明确了目前存在的问题，结合问题，按照人、机、料、法、环原则绘制鱼骨图（图 4-3-26）。

2. 根因分析——柏拉图。参照鱼骨图所列举的多项原因，CQI 小组根据经验总结出主要原因：预约管理无信息系统支撑，HIS 系统电子申请单不完善，电子申请单未集成，检查项目字典不完善，医师填写申请单信息不全、有待规范等几个方面。全体 CQI 小组成员对主要原因进行投票。通过集中讨论，确定了存在问题的影响频次及累计百分比（表 4-3-26）。建立柏拉图，按照二八法则，确定了预约管理系统无信息系统支撑、HIS 系统电子申请单不完善、电子申请单未集成、检查项目字典不完善四项为主要影响因素（图 4-3-27）。

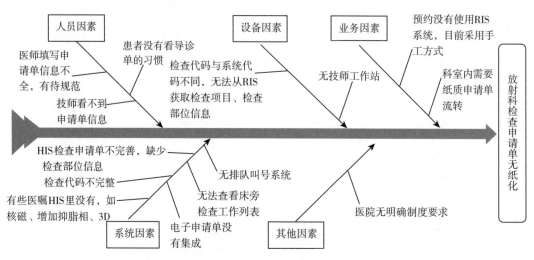

图 4-3-26　放射科未实现无纸化原因分析——鱼骨图

表 4-3-26　不同因素对放射科检查申请单无纸化的影响次数与累计百分比

序号	项目	影响次数	累计百分比
1	预约管理无信息系统支撑	14	27%
2	HIS 系统电子申请单不完善	11	49%
3	电子申请单未集成	10	69%
4	检查项目字典不完善	8	84%
5	医师填写申请单信息不全	2	88%
6	无排队叫号系统	2	92%
7	无技师工作站	1	94%
8	医院无明确制度要求	1	96%
9	患者没有看导诊单的习惯	1	98%
10	其他	1	100%

六、P 阶段 S 步骤——选择改进方案

CQI 小组根据根因分析结果，开会讨论制定以下改进方案：①开发检查预约管理信息系统；②召开厂商集成工作会议，制订 HIS、PACS、检查预约系统间集成工作计划；③完善电子申请单信息；④完善检查项目字典。

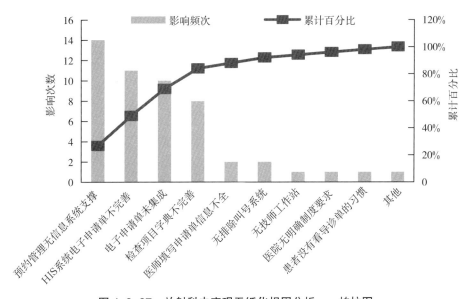

图 4-3-27　放射科未实现无纸化根因分析——柏拉图

七、P 阶段 P 步骤——计划阶段

针对主要的 4 项影响因素，采用分层法及 5W1H 法，通过分析，明确了问题产生的原因（Why）、如何解决（How）、在什么地方解决（Where）、什么时候解决（When）和谁来解决（Who）（表 4-3-27）。制订时间表，利用甘特图绘制工作计划（图 4-3-28）。

表 4-3-27　放射科检查申请单无纸化原因分层对策表——5W1H

What	Why	How	Where	When	Who
预约管理无信息系统支撑	放射科无预约检查信息系统，科室未提明确需求	制定预约登记流程，开发检查预约系统	北京电力医院	7 月 20 日	贺 ×甄 × ×于 ×
HIS 系统电子申请单不完善	HIS 系统中检查申请单不完善，缺少患者病史等信息	在 HIS 系统中完善电子申请单信息	北京电力医院	6 月 15 日	熊 × ×
电子申请单未集成	电子申请单未与 RIS、预约系统进行集成	协同 HIS、RIS 厂商开展系统集成	北京电力医院	7 月 31 日	张 ×甄 × ×熊 × ×
检查项目字典不完善	HIS 系统与 RIS 系统中对应的设备检查项目不匹配，部分项目系统中没有	逐条核对检查字典、完善检查代码信息。补充缺失项，建立统一字典标准	北京电力医院	7 月 15 日	伏 × ×孙 × ×于 ×

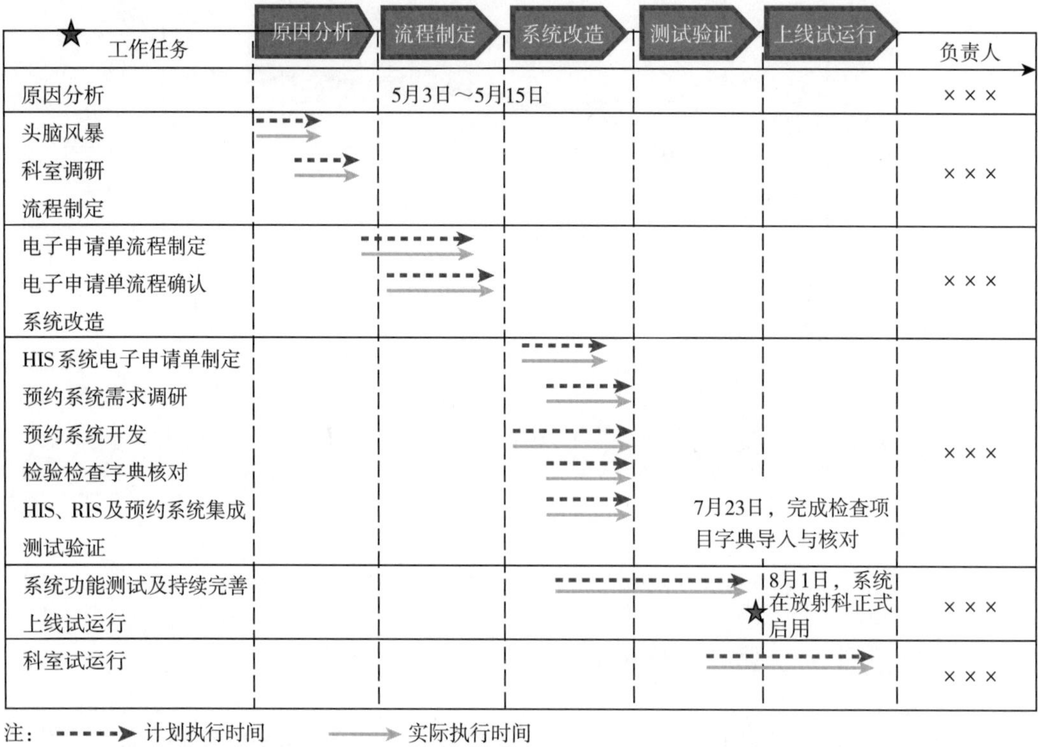

工作任务
原因分析
流程制定
系统改造
测试验证
上线试运行
负责人
原因分析
5月3日～5月15日
×××
头脑风暴
科室调研
流程制定
×××
电子申请单流程制定
电子申请单流程确认
系统改造
×××
HIS系统电子申请单制定
预约系统需求调研
预约系统开发
检验检查字典核对
HIS、RIS及预约系统集成
测试验证
7月23日，完成检查项目字典导入与核对
×××
系统功能测试及持续完善
上线试运行
8月1日，系统在放射科正式启用
×××
科室试运行
×××
注：
计划执行时间
实际执行时间

图 4-3-28　工作计划——甘特图

八、D 阶段——实施阶段

在放射科的大力支持与配合下，历时一个半月左右，信息通讯部完成检查预约系统的全部开发与功能测试工作，完成 132 条检查项目字典逐条导入与核对，系统上线后，使用情况较好。现在，患者可以直接携带医保卡或者就诊卡到登记台进行检查登记预约，基本可以无须再使用纸质申请单（图 4-3-29，图 4-3-30），分别为无纸化后采用的检查流程及检查预约平台使用情况。

患者持医保卡或就诊卡到登记台
患者按照系统预约时间持预约通知单到检
电子申请单
预约登记
进行检查
状态反馈
否
进行预约取消操作

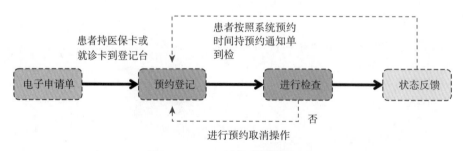

图 4-3-29　无纸化后的检查流程

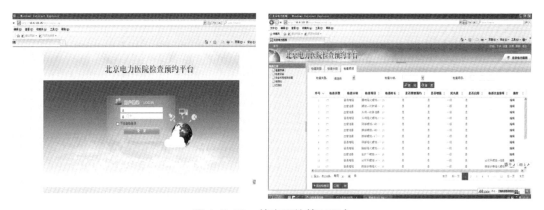

图 4-3-30   检查预约管理平台

九、C 阶段——检查阶段

系统在开发完成之后，与放射科进行了系统功能确认，系统功能基本满足科室需求后，在科室进行了上线试运行。试运行期间，系统采用并轨运行方式，即原有的纸质申请单方式与电子申请单并轨运行，经过一段时间的磨合，电子申请单已经基本具备了完全替代纸质申请单的功能。图 4-3-31 为实施无纸化之后，检查预约平台的实时数据情况。

在实施无纸化之后，设定纸质申请单减少量目标值为 80%，患者到检等待时间减少量目标值为 10%，预约登记使用时间减少量目标值为 85%。以 9 ～ 11 月实行无纸化之后的情况为样本，在医院正式推行无纸化后，对比 6 ～ 8 月（改善前）与 9 ～ 11 月（改善后）的情况，通过表 4-3-28 及图 4-3-32 可以看出，纸质申请单使用量及患者到检等待时间大幅减少，患者到检秩序大幅改善，明显提升了医院放射科管理水平。

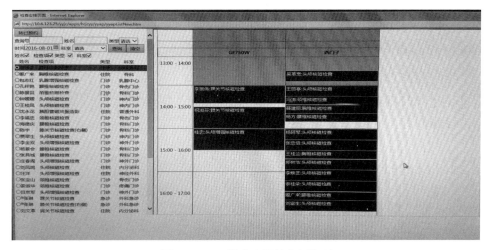

图 4-3-31   检查实际的应用情况

235

表 4-3-28　放射科检查申请单无纸化改进后检查结果统计表

测量值	6～8 月	目标	9～11 月
纸质申请单使用减少量	1%	70%	60%
患者到检等待时间减少量	10%	80%	85%
预约登记使用时间减少量	3%	85%	65%

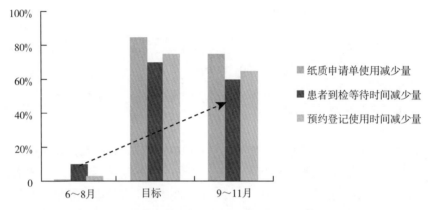

图 4-3-32　改善前后效果与目标值间的对比（彩图见彩插 20）

十、A 阶段——处理问题

系统自正式上线试运行之后，信息通讯部安排专人针对系统进行专门培训，并现场督导使用一周，目前放射科登记员已经熟练掌握系统操作，且能熟练使用。上线试运行期间，电子申请单与原有的纸质申请单同步使用，并且在使用的过程中逐步弱化纸质申请单的作用。计划试运行 3 个月之后，将在全院取消纸质申请单。

针对放射科申请单无纸化的问题，一是定期做好用户培训，加强督导，让预约登记员能灵活使用系统。二是持续进行改进完善，不断完善和优化系统，持续提升用户体验。通过建立统一检查项目字典标准、申请单无纸化制度、医师电子申请单填写规范，达到持续改进提升的目的。

针对其他科室无纸化问题，将在现有成果的基础上，在下一个 PDCA 循环中实现。

（北京电力医院信息通信部　贺飞　张宗华）

┌─ 第五章 ─┐

石家庄市妇产医院案例

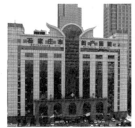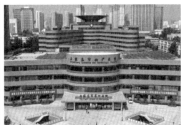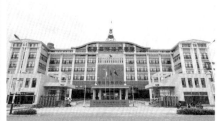

第一节　石家庄市妇产医院简介

　　石家庄市妇产医院（石家庄市第四医院）始建于 1956 年，是河北省唯一一所以妇科、产科、产前诊断、生殖医学、新生儿科、乳腺外科、中医科等为医疗专长，集医疗、教学、科研、预防、保健为一体的三级甲等妇产专科医院，是河北医科大学附属医院、河北中医学院附属医院，建有河北省院士工作站、博士后创新实践基地；还是河北省产科质控中心，石家庄市妇产科、新生儿科质控中心主任委员单位。目前有谈固院区、中山院区、高新院区 3 个院区在运行，编制床位 1496 张，2019 年开放床位 930 张，门诊量 115.6 万人次，出院 4.8 万人次，住院手术 1.7 万人次，年分娩量 3.7 万例，医院分娩量位列全国医疗机构前列。

　　截至 2019 年底，医院共有职工 2246 人，高级职称人员 221 名，硕士、博士研究生学历人员 411 人（博士研究生学历 22 人）；拥有省管优秀专家、河北省三三三人才、市管拔尖人才、市突出贡献中青年专家、十百千人才、市政府特殊津贴专家、河北省青年拔尖人才、人才绿卡（B 卡）等高层次专业技术人员 34 名。设有妇科、产科、新生儿科、乳腺外科、急诊科、中医科、麻醉科、医学影像科、检验科、输血科、病理科、药剂科、手术室、消毒供应室等医疗医技科室。

经过 64 年的发展，医院专科特色鲜明，拥有河北省产前诊断分中心、石家庄市生殖医学中心、重症孕产妇救治中心、妇科内镜诊疗中心、围产医学中心、妇女健康体检中心、危重新生儿救治中心、眼病防治中心、母胎医学中心等 9 个医学中心，其中母胎医学中心为河北省首个、也是唯一一个母胎医学中心；产前诊断、产科、妇科、生殖医学、新生儿、产前超声诊断、妇产科病理、助产学、医学检验、妇幼营养、妇产科麻醉、乳腺外科 12 个省市医学重点（发展）学科，其中产前诊断专业为河北省唯一一个重点学科；产科、妇科、中医妇科、麻醉科 4 个省市临床重点（培育）专科，妇产科、医学遗传学、医学检验和病理学 4 个专业省级规培基地。

近年来，医院建成全国产科麻醉培训基地、国家妇科内镜与微创培训基地、全国妇幼保健中医适宜技术培训基地、全国盆底功能障碍性疾病康复培训中心、全国注册营养师实践教学基地等培训基地（中心），拥有石家庄市优生优育研究所、生殖健康与不孕不育研究所。先后荣获全国卫生系统先进集体、全国优质护理服务考核优秀医院、全国模范爱婴医院、全国母婴友好医院、国家分娩镇痛试点医院、国家促进自然分娩示范医院、全国流产后关爱项目区域示范医院、全国创建专科医院中医药工作示范单位、全国推广产科管理服务新模式示范项目先进单位、全国孕期营养课堂示范单位、全国三八红旗集体、全国巾帼文明岗、国家卫生健康委"改革创新奖"、全国百姓放心示范医院、全国群众满意的医疗机构等多个国家级荣誉称号。

第二节　石家庄市妇产医院PDCA制度

质量管理办公室工作制度

1. 按照《三级妇产医院评审标准（2011版）实施细则》要求，结合医院工作实际，制定切实可行的全面质量管理与持续改进方案。

2. 建立健全院科两级质量管理体系，协调督导各质量管理组织落实质量管理计划，定期开展质量管理活动，保持质量管理体系持续有效运行。

3. 制定完善医院质量管理指标、质量评价标准以及配套的考核方案或管理措施，每半年对医院质量管理指标完成情况进行分析评价，按时完成年度质量报告。

4. 每季度对全院质量管理活动进行监管，加强质量安全关键环节、重点部门和重要岗位的管理，确保医院质量安全。

5. 每年组织全院质量安全教育、培训和考核，提高员工的质量安全意识和管理水平。

6. 做好全院医疗安全（不良）事件管理工作，运用PDCA循环理论和质量管理工具对典型不良事件进行调查分析，持续改进医疗服务质量。

7. 督导各科室全面落实《三级妇产医院评审标准（2011版）实施细则》，定期组织科室自评、院内审核，将等级医院评审工作纳入常态化工作机制。

质量安全监管制度

1. 在院长、主管院长指导下，制定医院质量安全管理工作计划与目标。

2. 按照《委员会管理章程》对各质量相关委员会进行监管，每半年对委员会开展工作情况进行检查，督导各委员会按时上报工作计划和工作报告。

3. 督促各职能部门建立健全各类质量管理标准、制度、流程，并督促其履行指导、检查、考核、评价、反馈和监控职能，实现质量管理的持续改进。

4. 对医疗医技科室医疗、护理、院感、设备等方面的工作质量进行督导检查，协助相关部门查找质量安全隐患，制定整改措施，督促落实整改方案，跟踪整改进程。

5. 督导科室质量安全管理小组定期开展质量管理活动，对科室质控指标完成情况进行统计分析，运用质量管理方法与工具持续改进质量。

6. 针对不良事件及各类监管活动中发现的质量安全问题，运用PDCA管理方法和工具进行原因分析，确定责任部门，制定整改措施并组织实施，对改进效果进行追踪、评价、验证。

科室质量管理小组工作制度

1. 贯彻执行医疗质量管理相关的法律、法规、规章、规范性文件和本科室医疗质量管理制度。

2. 制定并实施本科室年度质量安全管理与持续改进方案。

3. 制订本科室医疗质量持续改进计划和具体落实措施。

4. 每月对科室质量与安全管理工作进行全面检查，包括：医疗、护理、感控、药事、设备等，做好检查记录，对存在的问题进行讨论，提出整改措施并组织实施。

5. 每月对科室质控指标进行考核，对各项指标完成情况进行统计分析，并按照有关要求报送本科室医疗质量管理相关信息。

6. 每月召开一次科室质控会，对科室质量安全管理工作及科室质控指标完成情况运用管理工具进行分析评价，形成质控报告，体现持续改进。

7. 定期对本科室医务人员进行医疗质量管理相关法律、法规、规章制度、技术规范、标准、诊疗常规及指南的培训和宣传教育。

8. 每年运用 PDCA 质量管理改进的方法与质量管理工具开展质量持续改进活动，形成持续改进案例。

第三节　石家庄市妇产医院 PDCA 案例

案例 1　运用 PDCA 循环减少中央性前置胎盘手术患者难治性出血

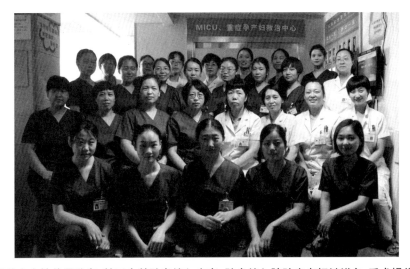

张靖霄：目前中央性前置胎盘，甚至合并胎盘植入患者、胎盘植入膀胱患者相继增多，手术操作难度增加，
　　　　产后出血患者概率亦增加。因此，运用 PDCA 方法减少中央性前置胎盘手术患者难治性出血
　　　　是我们工作的重点。
马二玲：勤实践，善总结，科学管理好高危孕妇，保障医疗安全性的同时促进科室综合水平的提高。
刘爱民：用心、尽心、精心做好中央性前置胎盘手术患者难治性出血的防治工作。
张志敏：加强孕期管理，注重手术细节，降低产后出血，打造医院品牌。

一、选题背景

随着我国二胎政策的全面放开，二胎患者及高龄产妇逐渐增多，瘢痕子宫、中央性
前置胎盘患者也逐渐增多。我院作为三级甲等妇产专科医院，负责全市急危重症患者的
抢救，甚至河北省内城市向我院转诊重症患者均有所增多，而我科为重症产科，因此中
央性前置胎盘，甚至合并胎盘植入患者、胎盘植入膀胱患者相继增多，手术操作难度增加，
产后出血患者概率亦增加，为我们的医疗技术水平提出了新的挑战。

二、现状调查

2015 年 7～12 月回顾性调查了我科中央性前置胎盘手术患者出血量情况（表 5-3-1）。

表 5-3-1　2015 年 7～12 月手术患者出血情况

月份	中央性前置胎盘手术人数	产后出血人数	输血人数	平均产后出血量（mL）	产后出血发生率（%）	输血发生率（%）
7 月	4	1	1	1033	25	25
8 月	4	2	2	1800	50	50
9 月	7	4	4	1092	57.1	57.1
10 月	8	2	2	700	25	25
11 月	6	1	2	867	16.7	33.3
12 月	2	0	0	571	0	0

三、成立 CQI 小组

为减少中央性前置胎盘手术患者难治性出血，科室成立了 CQI 小组。由科主任任组长，护士长任副组长，科室医师及护士任组员（表 5-3-2）。

表 5-3-2　持续改进小组成员

姓名	职务职称	小组分工	姓名	职务职称	小组分工
张靖霄	主任	项目总负责	亢志慧	主治医师	查找原因，拟定计划
刘爱民	护士长	临床调研考察	邵莉进	主治医师	落实计划，实施对策
马二玲	副主任	项目实施	张佳佳	主治医师	落实计划，实施对策
强　者	副护士长	配合项目实施	荣　赟	总住院医师	落实计划，实施对策
张志敏	副主任医师 / 质控秘书	数据统计、项目总结	王　菁	住院医师	落实计划，实施对策
董　伟	护师 / 质控护士	数据统计	张　治	主管护师	临床调研考察
杨蓉娟	副主任医师	查找原因，拟定计划	赵峰肖	主管护师	照片采集

四、设定目标值

目前尚无确切的手术患者难治性出血及输血率的参考值，我科希望通过 PDCA 循环减少产后出血量，降低输血率。

五、拟定计划

计划用 34 周时间完成预期工作（图 5-3-1）。其中 P 阶段计划用时 7 周、D 阶段用时 17 周、C 阶段用时 6 周、A 阶段用时 4 周，最后计算出每个阶段用时率：P 阶段 21%，D 阶段 50%，C 阶段 18%，A 阶段 11%（阶段用时率 = 每个阶段用时 / 总计划时间）。

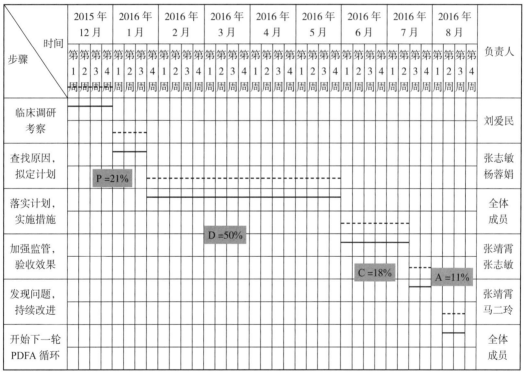

注：----- 计划执行时间　　——— 实际执行时间

图 5-3-1　运用 PDCA 循环降低中央性前置胎盘手术患者难治性出血发生率实施计划——甘特图

六、分析原因

CQI 小组成员进行头脑风暴，从患者因素、病理因素、管理因素及医护因素等四大方面分析原因，绘制鱼骨图（图 5-3-2）。通过问卷调查和统计分析，按照出现频次计算出每个主要原因所占累计百分比，绘制柏拉图（图 5-3-3），按照二八法则，将前 3 项确定为中央性前置胎盘手术患者难治性出血发生率增加的主要原因（表 5-3-3）。

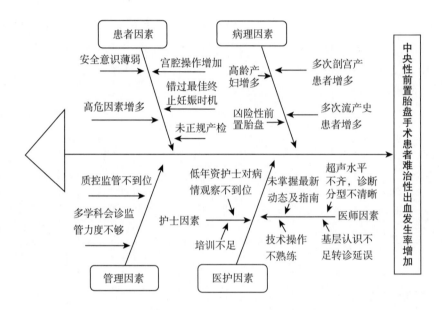

图 5-3-2 中央性前置胎盘手术患者难治性出血发生率增加原因分析——鱼骨图

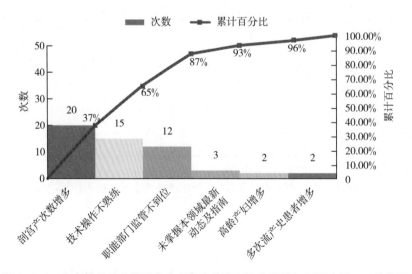

图 5-3-3 中央性前置胎盘手术患者难治性出血发生率增加根因分析——柏拉图

表 5-3-3　中央性前置胎盘手术患者难治性出血发生率增加要因分析统计表

原因	次数	累计百分比
剖宫产次数增多	20	37%
技术操作不熟练	15	65%
职能部门监管不到位	12	87%
未掌握本领域最新动态及指南	3	93%
高龄产妇增多	2	96%
多次流产史患者增多	2	100%

七、制定对策

运用 5W1H 分层法拟订对策（表 5-3-4）。针对患者因素中多次剖宫产患者增多的问题：一是首次妊娠患者加强孕期管理，降低剖宫产率，减少前置胎盘发生率；二是孕期定期产检，对前置胎盘患者加强孕期宣传。针对医师因素中技术操作不熟练问题：一是对医护人员进行相关理论及技术培训；二是改进手术操作方式，减少手术出血量。针对管理因素中职能部门监管不到位问题：一是规范前置胎盘患者收治标准，制定相关规章制度，加强对多学科会诊的监管；二是对医护人员工作质量加强监管。

表 5-3-4　制定对策——5W1H

What 主题	Why 重要原因	How 对策	Who 责任部门	when 实施时间	Where 地点
减少中央性前置胎盘手术患者难治性出血	患者因素：剖宫产次数增多	1. 首次妊娠患者加强孕期管理，降低剖宫产率，减少前置胎盘发生率 2. 孕期定期产检，对前置胎盘患者加强孕期宣传	产科	2016 年 1 月	产科门诊
	医护因素：技术操作不熟练	1. 对医护人员进行相关理论及技术培训 2. 改进手术操作方式，减少手术出血量	产科	2016 年 2 月	各产科
	管理因素：职能部门监管不到位	1. 规范前置胎盘患者收治标准，制定相关规章制度，加强对多学科会诊制度的监管	医务处	2016 年 1 月	各产科
		2. 对医护人员工作质量加强监管	医务处质管办	2016 年 2 月	

八、执行阶段

（一）加强患者宣传教育

1. 首次妊娠患者加强孕期管理，降低剖宫产率，减少前置胎盘发生率。

2. 孕期定期产检，对已患有前置胎盘患者加强孕期宣传，使其能够认识到病情的严重程度，不要错过最佳手术时机。

（二）教育及培训

1. 组织科室全体医护人员学习《2015 年胎盘植入诊治指南》，积极参加相关培训，掌握本领域最新学术动态（图 5-3-4）。

2. 改进手术操作方式，减少手术出血量（图 5-3-5）。

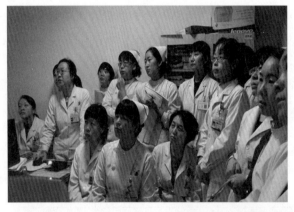
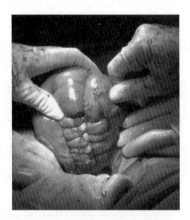

图 5-3-4　科室组织学习

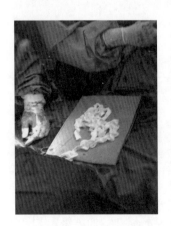
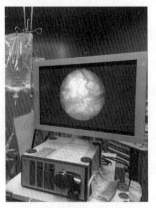
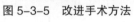
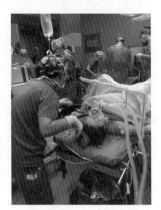

图 5-3-5　改进手术方法

3.定期到周围基层医院义诊，提高基层医院对疾病的认识水平，掌握最佳手术时机，提前转诊，使患者的诊疗过程做到个体化、精细化。

4.加强对护士的培训，了解复杂手术患者术后护理要点及观察点，加强急救培训，如产后出血、心肺复苏等（图5-3-6）。

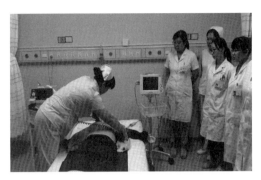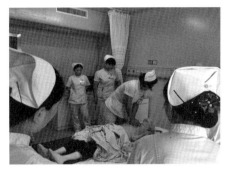

图 5-3-6　加强护士培训

（三）管理监督

1.医务处规范前置胎盘患者收治标准，制定相关规章制度，加强对多学科会诊制度的监管（图5-3-7）。

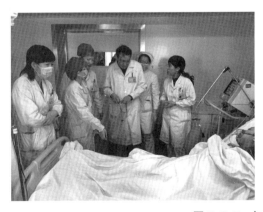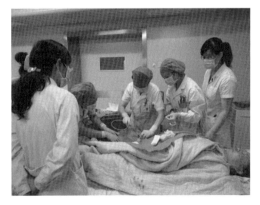

图 5-3-7　加强多学科会诊

2.对每个月的前置胎盘病例进行质控分析，查找不足及原因，定期召开质控会，不断提高医疗技术水平。

3.职能部门对医护人员以定期考核和不定期抽查相结合的方式进行工作流程及工作质量的监管。

（四）品牌宣传

加强宣传，打响医院"品牌效应"，使周边地区医疗机构能尽早转诊患者，为患者做到精准医疗，适时终止妊娠，减少产后出血的发生。

九、检查阶段

1. 2016 年 1～6 月对我科中央性前置胎盘手术患者出血量情况进行了统计（表 5-3-5，图 5-3-8）。

2. 改进前后手术方式对比（图 5-3-9）。

3. 改进前后手术输血率对比。2016 年上半年手术患者的输血率较 2015 年下半年有明显降低，且有 4 个月无手术输血患者，仅 4 月份因危重患者较多，输血率有所增加（图 5-3-10）。

表 5-3-5　2016 年 1～6 月中央性前置胎盘手术患者出血量

月份	中央性前置胎盘手术人次	产后出血人数	输血人数	平均产后出血量（mL）	产后出血发生率（%）	输血发生率（%）
1 月	1	0	0	500	0	0
2 月	2	0	0	400	0	0
3 月	5	2	1	800	40	20
4 月	8	4	5	925	50	62.5
5 月	5	2	0	800	40	0
6 月	7	0	0	450	0	0

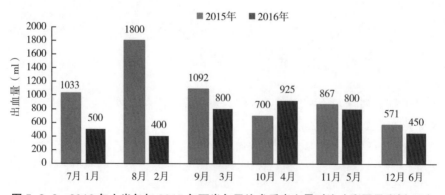

图 5-3-8　2016 年上半年与 2015 年下半年平均术后出血量对比（彩图见彩插 21）

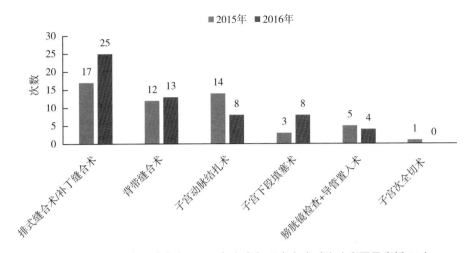

图 5-3-9　2015 年下半年与 2016 年上半年手术方式对比（彩图见彩插 22）

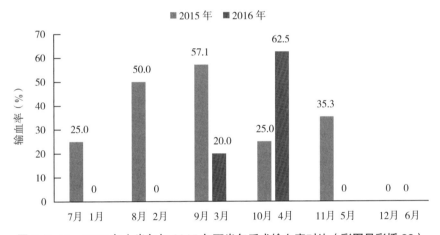

图 5-3-10　2016 年上半年与 2015 年下半年手术输血率对比（彩图见彩插 23）

十、总结阶段

经过 1 个周期的 PDCA 循环，我们加强了术前多学科会诊，在手术过程中顺利开展了膀胱镜检查术 + 双侧输尿管导管 / 支架置入术，同时开展多种压迫性缝合术式，如子宫下段排式缝合术、补丁缝合术、背带缝合术、宫腔填塞术、Hayman 缝合术、子宫动脉结扎术等，大大减少了中央性前置胎盘手术患者难治性出血量。

由于医疗技术水平局限性，建议进一步加强多学科会诊，开展子宫动脉造影术 + 双侧子宫动脉栓塞术及宫腔球囊填塞术，提高胎盘植入及产后出血救治的成功率。

（石家庄市妇产医院产七科　张志敏　张靖霄　亢志慧　刘凯义）

案例 2　运用 PDCA 循环降低中转剖宫产率

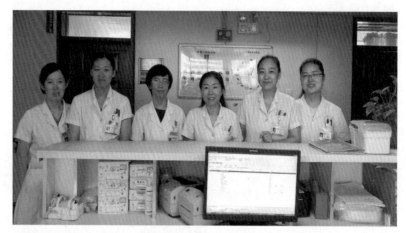

高英芳：降低中转剖宫产率，为母婴安康保驾护航，从细节抓起。

陈　晓：运用 PDCA 科学管理方法，深入分析如何降低中转剖宫产率，有计划、有步骤地逐步改进、提高。

赵　青：提高人员技能水平，加强科室综合管理，诚信厚德，情系母婴。

一、选题背景

目前世界公认，剖宫产率的高低是衡量一个国家和地区卫生水平和人口素质高低的重要指标，剖宫产较阴道分娩更易引起出血、感染、脏器粘连及新生儿并发症等近远期影响，而临产后的剖宫产更会带来不良的后果。因此采取积极有效的措施降低中转剖宫产率，提高医疗质量刻不容缓。

我科中转剖宫产率波动于 3.06% ~ 8.70% 之间，总中转剖宫产率 5.57%，未达到三级妇产医院需控制在 5% 以内的标准。为此，我科成立持续改进小组，旨在降低中转剖宫产率。

二、现状调查

结果显示中转剖宫产率波动于 3.06% ~ 8.70% 之间，总中转剖宫产率 5.57%（表 5-3-6，图 5-3-11）。

表 5-3-6　2015 年上半年分娩方式构成表

月份	分娩总数	剖宫产例数	剖宫产率	阴道分娩例数	中转剖宫产例数	中转剖宫产率
2015 年 1 月	216	71	32.87%	145	10	6.90%
2015 年 2 月	172	62	36.05%	110	8	7.27%
2015 年 3 月	151	57	37.74%	94	3	3.19%
2015 年 4 月	149	51	34.22%	98	3	3.06%
2015 年 5 月	133	44	33.08%	89	3	3.37%
2015 年 6 月	135	43	31.85%	92	8	8.70%

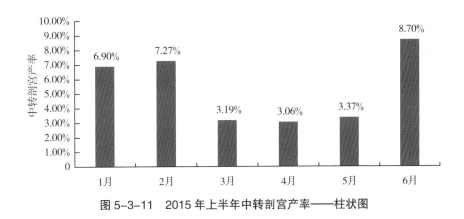

图 5-3-11　2015 年上半年中转剖宫产率——柱状图

三、成立 CQI 小组

成立了由产科、手术室、产房、孕妇学校医护人员组成的 CQI 小组，小组成员分工明确，互相协作（表 5-3-7）。

表 5-3-7　CQI 小组成员及分工

姓名	职称	小组分工
高英芳	主任医师	组长
张英辉	副主任医师	目标设定
张静茹	副主任医师	对策实施
邵莉进	主治医师	对策实施
李霞	副主任护师	数据统计

续表

姓名	职称	小组分工
荣赟	主治医师	数据统计
郑翠霞	主管护师	对策实施
赵青	主管护师	总结
陈晓	主治医师	联络员

四、设定目标值

根据三级妇产医院评审标准，中转剖宫产率需控制在 5% 以内。

五、拟定计划

计划用 35 周时间完成预期工作（图 5-3-12），其中 P 阶段计划用时 10 周、D 阶段用时 15 周、C 阶段用时 7 周、A 阶段用时 3 周，最后计算出每个阶段用时率：P 阶段 26%，D 阶段 44%，C 阶段 21%，A 阶段 9%（阶段用时率＝每个阶段用时／总计划时间）。

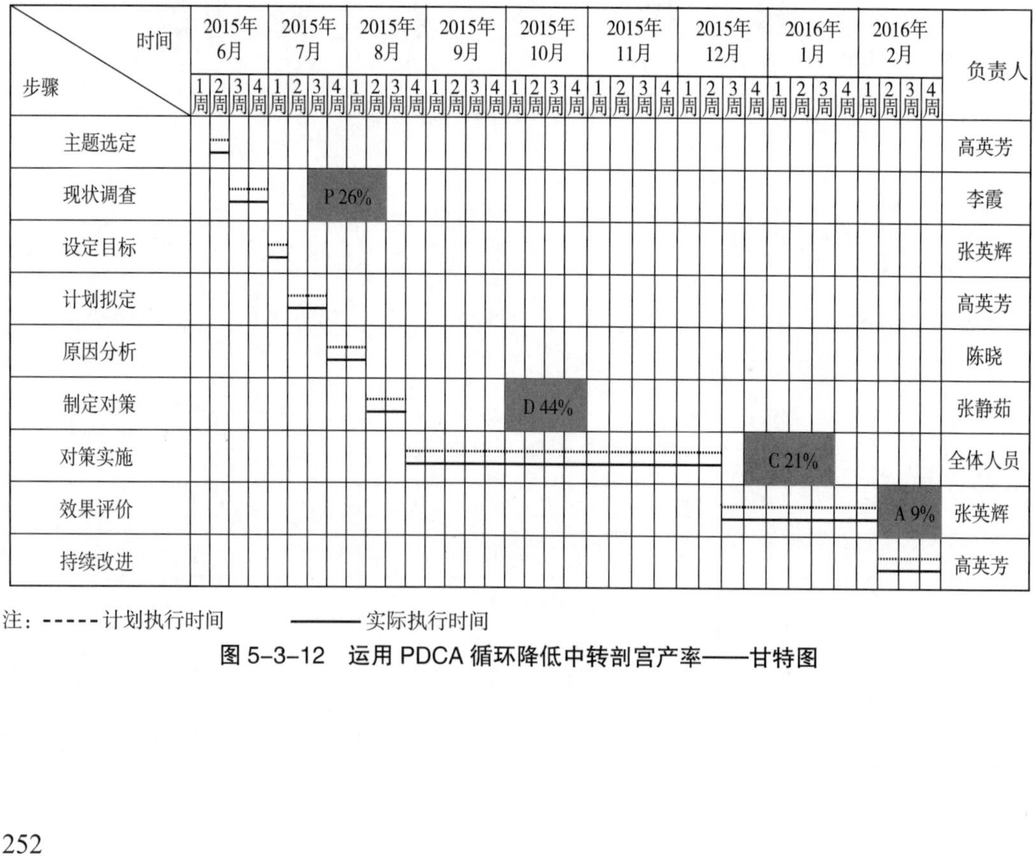

注：----- 计划执行时间　——— 实际执行时间

图 5-3-12　运用 PDCA 循环降低中转剖宫产率——甘特图

六、分析原因

绘制鱼骨图（图5-3-13），从病理因素、医疗水平因素、患者心理因素、社会因素、制度因素、医师心理因素6个方面进行头脑风暴分析，认为问题主要原因集中于7个方面：一是相对头盆不称；二是助产水平低；三是患者害怕疼痛；四是制度不明确；五是患者家属挑选分娩时刻；六是医师观察产程麻烦；七是未与绩效挂钩。按照频次计算出每个原因所占累计百分比，绘制了柏拉图（图5-3-14）。按照二八法则，将相对头盆不称、助产水平低、患者害怕疼痛、制度不明确4项确定为要整改的主要因素（表5-3-8）。

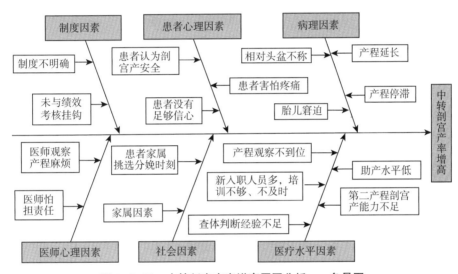

图 5-3-13 中转剖宫产率增高原因分析——鱼骨图

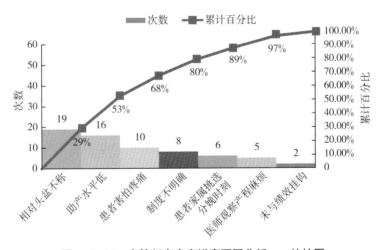

图 5-3-14 中转剖宫产率增高要因分析——柏拉图

表 5-3-8　中转剖宫产率增高要因分析统计表

原因	次数	百分比	累计百分比
相对头盆不称	19	29%	29%
助产水平低	16	24%	53%
患者害怕疼痛	10	15%	68%
制度不明确	8	12%	80%
患者家属挑选分娩时刻	6	9%	89%
医师观察产程麻烦	5	8%	97%
未与绩效挂钩	2	3%	100%

七、制定对策

运用 5W1H 制定了改进对策，各责任部门分工明确，改进措施得当，可操作性强，限期完成（表 5-3-9）。

表 5-3-9　具体改进措施——5W1H

What 主题	Why 重要原因	How 对策	Who 责任人	when 实施时间	Where 地点
降低中转剖宫产率	相对头盆不称	1. 制订对孕妇的营养指导计划	高英芳	2015 年 7 月	产科门诊
		2. 对产妇进行营养及孕期活动指导；加强孕期监测及妊娠期糖尿病孕妇的血糖管理，使胎儿体重控制于正常范围	郑翠霞	正常门诊期间	产科门诊 孕妇学校
	助产水平低	1. 制订培训计划 2. 加强监管力度 3. 有针对性开展助产培训活动 4. 加强第二产程剖宫产的带教及总结，迅速提高困难剖宫产的驾驭能力 5. 对产程观察进行实例培训	高英芳 李霞	2015 年 7～9 月	产科产房
	患者害怕疼痛	1. 制定宣教方案 2. 对住院待产孕妇进行入院待产宣教，并印制书面资料	赵青	2015 年 8 月	产科病房
		3. 为孕妇提供咨询、导乐、分娩镇痛等切实可行的服务及措施，降低中转剖宫产率	李霞 赵青		产房
	制度不明确	制定《关于阴道分娩中转剖宫产的规定》	医务处	2015 年 8 月	医务处

八、执行阶段

1. 对产妇进行孕期宣教和营养指导；加强孕期监测，控制妊娠期糖尿病、妊娠期高血压，减少妊娠合并症，使胎儿体重控制于正常范围（图 5-3-15，图 5-3-16）。

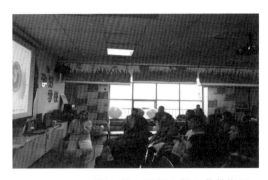

图 5-3-15　对孕妇进行孕期宣教和营养指导

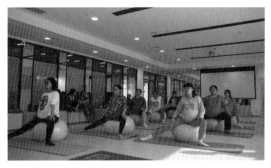

图 5-3-16　孕妇体操

2. 制订培训计划，每月对相关医护人员进行培训。

3. 有针对性开展助产培训活动，加强第二产程剖宫产的带教及总结，对出现问题的医务人员综合分析原因，提出整改计划及可行方案。

4. 每周周会时进行本周中转剖宫产病例总结及分析讨论（图 5-3-17，图 5-3-18）。

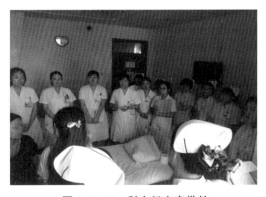

图 5-3-17　科主任查房带教

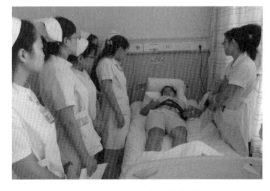

图 5-3-18　产程观察与处理

5. 全面开展无痛分娩技术，并邀请国际分娩镇痛领域尖端专家亲临指导，该项技术国内领先，省内第一，无痛分娩率达到 68%，缓解了孕产妇害怕疼痛的焦虑心理，有效降低了中转剖宫产率。

6. 医务处制定《关于阴道分娩中转剖宫产的规定》（图 5-3-19）。

文件编码	YWC2015	生效日期	2015.08.25
版本	第一版	发文日期	2015.08.25

关于阴道分娩转行剖宫产的相关规定

各科（处）室：

为保障医疗安全，提高产科质量，根据《三级妇产医院评审标准实施细则（2011 年版）》，结合我院实际，现对阴道分娩转行剖宫产流程制度规定如下，请遵照执行。

1. 术前评估审批制度

（1）产房医师要严格按照规范进行产程观察。

（2）如需转行剖宫产，需报由副主任医师以上人员决定手术。

（3）相关评估及决定应在病历中记录。

2. 知情告知制度

（1）医师决定实施阴道分娩转行剖宫产术后，应对孕妇或其授权委托人进行知情告知。

（2）知情告知由术者进行告知并签字。

医务处
二〇一五年八月二十五日

图 5-3-19 关于阴道分娩中转剖宫产的规定

九、检查阶段

所有项目实施后，2015 年下半年，通过数据统计分析，显示中转剖宫产率明显下降，达到了预期目标（表 5-3-10，图 5-3-20）。

表 5-3-10 改善前后中转剖宫产率对比表

改善前		改善后	
2015 年 1 月	6.90%	2015 年 7 月	4.96%
2015 年 2 月	7.27%	2015 年 8 月	2.94%
2015 年 3 月	3.19%	2015 年 9 月	4.11%
2015 年 4 月	3.06%	2015 年 10 月	4.05%
2015 年 5 月	3.37%	2015 年 11 月	2.56%
2015 年 6 月	8.70%	2015 年 12 月	4.29%
2015 年上半年	5.57%	2015 年下半年	3.93%

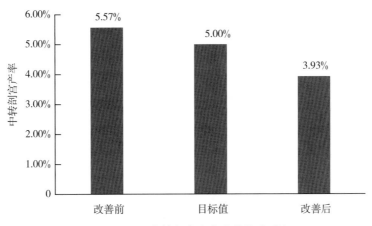

图 5-3-20　中转剖宫产率改善前后对比

十、总结阶段

通过多项措施，取得了一定成效，中转剖宫产率明显降低，我们将在维持目前成绩的基础上，持续改进，巩固措施如下。

1. 规范产程观察及助产培训，持续改进培训形式，使我院中转剖宫产率的监督及考核常态化。

2. 明确中转剖宫产指征并应由副高级以上职称人员决定是否手术，进一步完善相关制度。

3. 加强监管督查力度，与绩效挂钩，根据检查情况定期调整考核指标，持续改进。

（石家庄市妇产医院产八科　高英芳　陈晓　陈娇）

案例 3　运用 PDCA 循环提高门诊医师准时出诊率

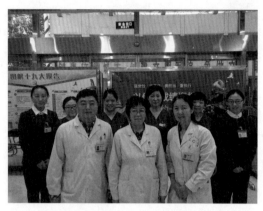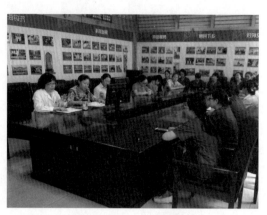

梁　珊：运用 PDCA 的方法持续改进医师准时出诊工作，为患者打造优质的门诊诊疗服务。
权会丽：医师的准时出诊率关乎患者对门诊诊疗服务的满意程度，是医院形象的一种具象体现。
张　静：提高团队协作能力，让工作效率有质的飞跃。
王　义：重实践，讲方法，稳步提高医师准时出诊率。
门诊医务人员：人心齐，泰山移。

一、选题背景

门诊医师准时出诊关系到门诊医疗服务的质量以及患者的就医感受，无论是在妇产医院等级评审中，还是在门诊质量管理中，门诊医师准时出诊率都是一项重要考核标准。

门诊部对门诊的各项服务进行了系统调研，通过调查统计发现门诊医师准时出诊率仅达 63.5%。为此，决定运用 PDCA 方法改进门诊医师准时出诊率，进一步提高门诊医疗服务质量。

二、现状调查

2015 年 3 月，门诊部开展了门诊满意度调查工作，立足患者角度发现问题，持续改进门诊工作（图 5-3-21）。通过对 50 名患者的调查，整理出 15 份患者意见（图 5-3-22，图 5-3-23）。根据患者提出的意见，门诊部对 4 月份门诊医师出诊的情况进行了追踪调查（表 5-3-11），调查统计门诊医师准时出诊率仅达 63.5%，尤其是病区出门诊医师准时出诊率普遍偏低，需要改进。

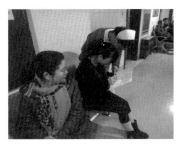 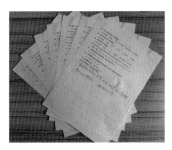 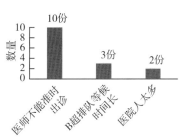

图 5-3-21　护士现场发放问卷　　图 5-3-22　反馈的调查问卷　　图 5-3-23　患者意见反馈统计

表 5-3-11　4 月份门诊医师出诊情况

科室	准时出诊（次）	延迟出诊（次）	抽查次数（次）	准时出诊率
产一科	23	23	46	50%
产二科	27	10	37	73%
产三科	16	21	37	43%
产五科	20	13	33	61%
产七科	25	7	32	76%
产八科	21	16	37	57%
产九科	13	17	30	43%
妇一科	18	31	49	36%
妇二科	15	22	37	40%
妇三科	15	25	40	38%
产科门诊	7	1	8	88%
妇科门诊	110	6	116	95%
专家门诊	24	0	24	100%
合计	334	192	526	63.5%

三、成立 CQI 小组

为解决门诊医师准时出诊率低的问题，我院组织门诊部、妇产科及门诊医务人员成立 CQI 小组（表 5-3-12）。

表 5-3-12　CQI 小组人员及分工

序号	人员组成	所属科室	小组职务	职责及分工
1	梁珊	门诊部	组长	负责该项目的组织协调、管理、监督审查
2	权会丽	门诊部	副组长	对涉及相关工作协同管理、监督审查
3	张静	门诊部	副组长	协调门诊护士参与相关工作、监督审核
4	王义	门诊部	组员	协助组长、副组长进行协调、管理、数据调查及统计分析
5	师翠玲、张玉红	门诊部 - 妇科分诊台	组员	调查妇科门诊医师出诊情况并登记
6	张春燕、吕义青	门诊部 - 产科分诊台	组员	调查产科门诊医师出诊情况并登记
7	宋慧英	妇二科	组员	参与项目实施
8	李海英	产五科	组员	参与项目实施
9	沈雪艳	产三科	组员	参与项目实施
10	梁云泰	产八科	组员	参与项目实施
11	崔丽君	产七科	组员	参与项目实施
12	张素娥	产七科	组员	参与项目实施

四、设定目标值

参照《三级妇产医院评审标准》对准时出诊率的要求并结合门诊质控目标，将门诊医师准时出诊率确定为 95% 以上（图 5-3-24）。

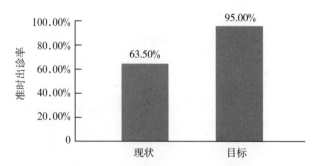

图 5-3-24　门诊医师准时出诊率现状与目标

五、拟定计划

计划用 16 周时间完成预期的工作（图 5-3-25）。其中 P 阶段计划用时 5 周、D 阶段用时 9 周、C 阶段和 A 阶段各用 1 周，最后计算出每个阶段用时率（阶段用时率 = 每个阶段用时 / 总计划时间）。

任务名称	2015 年																责任人
	4 月				5 月				6 月				7 月				
	第一周	第二周	第三周	第四周	第一周	第二周	第三周	第四周	第一周	第二周	第三周	第四周	第一周	第二周	第三周	第四周	
主题选定	■																梁珊
活动计划拟定		P 31.2%															权会丽
现状把握	■	■	■	■													王义
原因分析					■				D 52.25%								全体 CQI 成员
目标设定					■												权会丽
制定对策					■												张静
对策实施					■	■	■	■	■	■			C 6.25%				王义
效果确认														■			王义
持续改进															■		全体 CQI 成员
总结													A 6.25%				张静

图 5-3-25　运用 PDCA 循环提高门诊医师准时出诊率实施计划——甘特图

六、分析原因

门诊部对妇产科门诊医师进行问卷调查（图 5-3-26），并组织召开多部门协调会议，运用头脑风暴法进行原因分析，根据问卷调查的结果及头脑风暴的原因分析，运用鱼骨图（图 5-3-27）、柏拉图（图 5-3-28）等管理工具，最终确定了制度不完善、无绩效考核机制和奖惩措施以及监管不到位是造成门诊医师不能按时出诊的主要原因（表 5-3-13）。

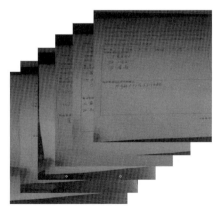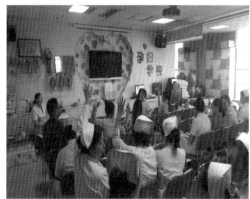

图 5-3-26　调查问卷、头脑风暴现场

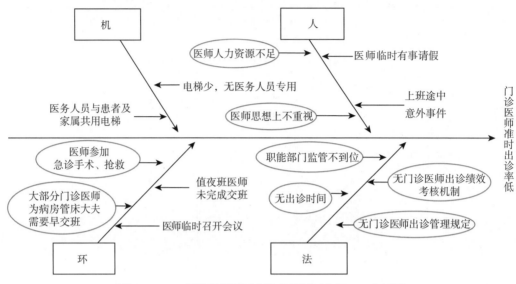

图 5-3-27　门诊医师准时出诊率低原因分析——鱼骨图

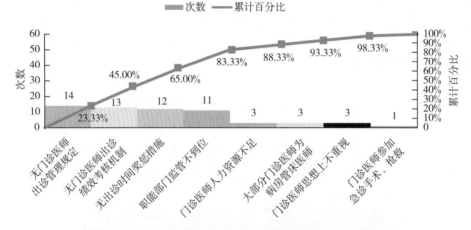

图 5-3-28　门诊医师准时出诊率低根因分析——柏拉图

表 5-3-13　门诊医师准时出诊率低要因分析统计

原因	次数	比例	累计百分比
无门诊医师出诊管理规定	14	23.33%	23.33%
无门诊医师出诊绩效考核机制	13	21.67%	45.00%
无出诊时间奖惩措施	12	20.00%	65.00%
职能部门监管不到位	11	18.33%	83.33%
门诊医师人力资源不足	3	5.00%	88.33%

续表

原因	次数	比例	累计百分比
大部分门诊医师为病房管床大夫需要早交班、早查房	3	5.00%	93.33%
门诊医师思想上不重视	3	5.00%	98.33%
门诊医师参加急诊手术、抢救	1	1.67%	100.00%

七、制定对策

运用5W1H制定持续改进对策，针对制度不完善：制定《石家庄市第四医院门诊医师出诊管理规定》，规范门诊医师出诊及停替诊流程，明确门诊出诊时间考核机制与奖惩措施。针对监管不到位：一是制作《门诊医师出诊情况摸排表》，由各楼层分诊护士记录门诊医师出诊时间；二是增设专人对门诊医师出诊进行监督，每月一总结，对准时出诊率低的科室及门诊医师进行公示并纳入绩效考核（表5-3-14）。

表5-3-14　提高门诊医师准时出诊率整改措施——5W1H

What 主题	Why 重要原因	How 对策	Who 责任部门	When 实施时间	Where 地点
门诊医师准时出诊率低	无门诊医师出诊管理规定	协同医务处出台《石家庄市第四医院门诊医师出诊管理规定》，规范门诊医师出诊及停替诊流程，明确门诊出诊时间考核机制与奖惩措施。	医务处 门诊部	2015.5	产科门诊 妇科门诊
	无医师出诊绩效考核机制				
	无出诊时间奖惩措施				
	职能部门监管不到位	制作《门诊医师出诊情况摸排表》，由各楼层分诊护士记录医师出诊时间，增设专人对门诊医师出诊进行监督，每月一总结，对准时出诊率低的科室及医师进行公示并纳入绩效考核。	门诊部		

八、执行阶段

1. 出台《石家庄市第四医院门诊医师出诊管理规定》。针对准时出诊情况采用科间反馈、暗访或不定期检查等方式进行检查，迟到、早退、脱岗者每次扣2分，如因上述因素导致患者投诉扣除15分（图5-3-29）。

门诊医师出诊管理规定（试行）

为进一步规范门诊医师出诊服务行为，严格劳动纪律，畅通诊疗流程，保障诊疗效果和患者安全，根据有关管理规定和医院等级评审要求，结合我院实际，制定本规定。

一、出诊医师资质

1、医师取得医师资格证和执业证，注册在我院执业，且取得处方权后，才可独立门诊出诊。

2、专科门诊医师需取得主治以上技术职称，普通门诊医师必须在病房工作一年以上，能够独立处理本专业的常见病和多发病，并经过本科室主任同意、医务处备案后才可以独立门诊出诊。

3、医师在独立出门诊之前应当跟随上级医师出门诊，并在上级医师指导下开具门诊处方，处理病人。

4、专家门诊按照院医字〔2011〕30号《专家门诊管理制度》执行。

5、外请专家出诊应符合国家相关管理规定。

二、出诊时间

（一）按照医院要求的作息时间执行。科室主任应妥善安排科室值班、早交班、周会传达、院内会诊、手术等工作，保证出诊时间。

（二）出诊医师排班相对固定，每期至少三个月，以保证病人诊治的连续性。

三、停、替诊管理

1、门诊各级医师必须按"门诊出诊时间排班表"按时出诊，不得擅自替诊或停诊；停诊不超过30分钟的，应主动向待诊患

- 1 -

附件（二）

门诊工作质量考核标准

门诊工作质量考核标准：

项目	考核内容	分值	考核标准
门诊工作质量考核	1、对首诊负责制内容及落实情况进行检查。	15	每月抽查每现发一人对内容掌握不全面者扣2分，每发现一例未落实首诊负责制者扣5分。
	2、门诊病历书写符合医疗文书书写规范、字迹清楚、记录完整、格式等符合要求。	15	不书写病历者每次扣2分；门诊病历应专人专用，检查发现如有两人共用一个病历本者扣3分；按照《河北省病历书写规范》检查，减分合格率（小于75分）扣2分。
	3、各类申请单书写符合医疗文书书写规范、字迹清楚、签字完整、记录内容、格式等符合要求。	15	各类申请单书写优秀者每例加2分；医师未签字或签名潦草模糊扣3分，内容填写不全扣2分。
	4、停替诊上报流程规范。	15	按照《门诊医生出诊管理规定》上报，每出现一次不按规定上报扣2分，停替诊停率每季度超过25%扣5分，私自换班者每次扣2分；由于停替诊引发患人投诉者此项不得分。
	5、准时开诊、严禁脱岗。	15	采用间反馈、错诊或不定期检查等方式进行检查，迟到、早退、脱岗者每次扣2分，如因上述原因引发病人投诉扣此项不得分。
	6、满意度调查。	10	随机征求患者意见，被患者评分有最满意的患者人员加2分，每出现一例不满意经复诊者扣2分。
	7、诊断证明书书写规范。	15	按照医院规定执行，未签字者应盖章并具有明细证明者此项不得分，并承担相应的责任。

- 5 -

图 5-3-29　门诊医师出诊管理规定

2. 制作《门诊医师出诊情况摸排表》（图 5-3-30）。

门诊医生出诊巡视表（产科）
年　月　日至　年　月　日

日期	科室	诊室	出诊医生	实际出诊医生	出诊时间（上午）	出诊时间（下午）	备注
周一	产八科		高英芳				
	产五科		梁云泰				
	产三科		张仰如				
	产二科		祖文华				
	产三科		张靖茜				
	产一科		张海娟				
	产十科		沈雪艳				
周二	产十科		张宜				
	产四科		刘风君				
	产三科		张国华				
	产五科		李惠敏				
	产八科		睢碧云				
	产一科		焦瑞芬				
	产七科		杨春丽				
周三	产五科		梁云泰				
	产三科		张敬茹				
	产七科		张靖茜				
	产四科		沈雪艳				
	产一科		张红				
	产三科		张海娟				
	产二科		张素芬				
周四	产十科		谷素彦				
	产四科		刘风芳				
	产八科		高英芳				
	产二科		张国华				
	产五科		李惠敏				
	产一科		崔文华				
	产七科		曹聪影				

门诊医生巡查表（妇科）
年　月　日至　年　月　日

日期	科室	诊室	出诊医生	实际出诊医生	出诊时间（上午）	出诊时间（下午）	备注
周一	妇一科		陈丽丽				
	门诊部		王运端				
	妇三科		张真				
	妇科门诊		宋慧英				
	妇二科		白凤楼				
	门诊部		梁珊				
	妇二科		赵冬燕				
	妇一科		金鑫				
周二	妇三科		杨柳莉				
	门诊部		阙娜				
	妇二科		陈新磊				
	妇一科		赵丽芹				
	妇三科		李清芳				
	妇二科		张真				
周三	门诊部		王运端				
	门诊部		梁珊				
	妇二科		陈新磊				
	妇一科		郝国荣				
	妇三科		白凤楼				
	妇一科		杨柳莉				
	妇三科		花红伟				
周四	门诊部		王运端				
	妇二科		陈新磊				
	妇三科		赵丽芹				
	妇二科		杨柳莉				
	妇一科		陈丽丽				
	妇三科		宋慧英				
周五	门诊部		王运端				
	门诊部		梁珊				
	妇二科		陈新磊				
	妇三科		赵丽芹				
	妇一科		白凤楼				
	妇二科		宋慧英				
	妇一科		杨玉梅				
	妇三科		吴东燕				

背面续周六、日

图 5-3-30　门诊医师出诊情况摸排表

3.在医疗医技沟通会上公示监督检查结果（图5-3-31）。

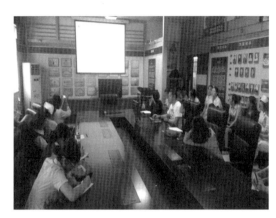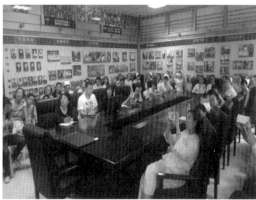

图 5-3-31　医疗医技沟通会公示医师出诊情况

九、检查阶段

1.整改措施执行之后，门诊部对2015年5～7月门诊医师出诊情况进行了追踪检查（图5-3-32）。

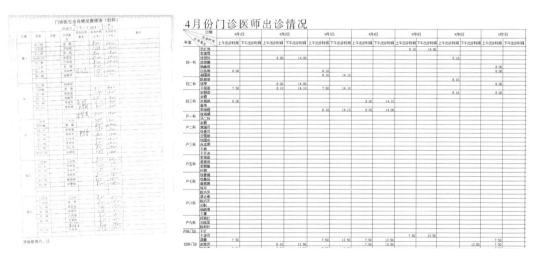

图 5-3-32　门诊医师出诊及停替诊登记

2.统计2015年5～7月医师准时出诊情况（表5-3-15）。

表 5-3-15　2015 年 5～7 月门诊医师准时出诊情况统计表

科室	总抽查次数	平均准时出诊率	科室	总抽查次数	平均准时出诊率	科室	总抽查次数	平均准时出诊率
妇一科	16	69.00%	妇一科	23	82.60%	妇一科	23	92.60%
妇二科	10	90.00%	妇二科	21	95.20%	妇二科	21	96.00%
妇三科	12	67.00%	妇三科	22	91.00%	妇三科	22	95.00%
产一科	26	100.00%	产一科	22	100.00%	产一科	22	100.00%
产二科	12	100.00%	产二科	22	100.00%	产二科	22	100.00%
产三科	15	87.00%	产三科	22	95.40%	产三科	22	97.00%
产五科	15	100.00%	产五科	24	100.00%	产五科	24	100.00%
产七科	12	92.00%	产七科	27	96.30%	产七科	27	98.00%
产八科	15	93.00%	产八科	23	96.00%	产八科	23	96.00%
产九科	15	100.00%	产九科	24	100.00%	产九科	24	100.00%
产科门诊	15	100.00%	产科门诊	20	100.00%	产科门诊	20	100.00%
宫颈疾病科	20	100.00%	宫颈疾病科	17	100.00%	宫颈疾病科	17	100.00%
妇科门诊	50	98.00%	妇科门诊	31	100.00%	妇科门诊	31	100.00%
妇科专家	60	100.00%	妇科专家	45	100.00%	妇科专家	45	100.00%
5 月份平均准时出诊率：94.88%			6 月份平均准时出诊率：96.99%			7 月份平均准时出诊率：98.2%		

3. 对比整改前后准时出诊率及目标完成情况（实现预期目标≥95%）（图 5-3-33）。

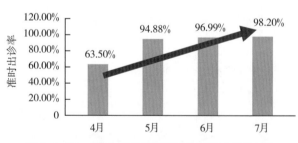

图 5-3-33　整改前后门诊医师准时出诊情况对比

十、总结阶段

在此次 PDCA 循环中，我院出台了《门诊医师出诊管理规定》，建立了医疗医技沟通会制度，定期公示监督结果，并将结果纳入绩效考核，实现了门诊医师出诊规范化管理，门诊医师准时出诊率明显提高，迟到情况控制良好，达到预期目标。

本项持续改进工作虽然取得了显著成效，但门诊出诊与病房值班及手术排班冲突等问题仍未完全消失，我们将引入下一轮 PDCA 循环，持续改进门诊服务质量，为患者提供更加满意的就医体验。

（石家庄市妇产医院门诊部　梁珊　张静　王义）

案例 4　运用 PDCA 循环加强药品效期管理

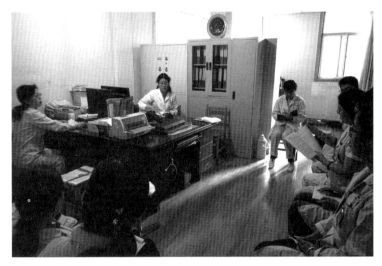

冯梅梅：药品效期是药品质量管理的重要环节，药品效期管理不当将会直接影响患者用药安全，运用
　　　　PDCA 方法加强药品效期管理，保证患者用药安全。

郭奎志：运用科学的质量管理工具，加强临床科室药品管理，保证临床用药安全。

戎慧娟：联合药剂科对护理人员进行药品效期管理的培训，要求护理人员对抢救车药品、备用基数药
　　　　品班班交接，并定期自查，增强责任心，保证患者用药安全。

张　静：联合药剂科做好门诊科室抢救车药品的管理，每月定期检查、督导、反馈，不断提升药品管
　　　　理水平。

贺　克：抓住药品细节管理，持续改进，药师责任心明显增强。

刘丽华：运用 PDCA 方法加强药品效期管理，保证药品质量，降低发药风险。

王　焱：用心、尽心地做好门诊药房药品质量管理工作，用我的细心保障每位患者用药安全。

顾丽亚：做好本科室和临床科室药品质量管理，找出问题，持续改进，全院药品效期管理得到了很
　　　　大提升。

武妙璇：运用 PDCA 科学管理工具，直击问题中心，针对最主要问题做出改进，事半功倍。

一、选题背景

　　药品效期管理是医院药事管理重中之重，是保证药品质量、确保临床用药安全、避免药品资源浪费的重要前提。近效期药品是指距离有效期不足 6 个月的药品，如何尽可能减少近效期药品的产生，降低发药风险，是药学人员需要严格关注并持续改进的重要问题。通过 PDCA 循环法，可以有针对性的解决问题，达到保证患者用药安全的目的。

二、现状调查

调查各药房及药库 2015 年 6 ~ 8 月近效期药品，发现有洛贝林注射液、酚磺乙胺注射液及甲氧氯普胺注射液等 35 种近效期药品，近效期药品占比 3.04%。

三、成立 CQI 小组

为加强近效期药品有效管理，我院成立了由科主任担任组长，医务处处长、护理部主任、门诊部主任、各班组组长、药品采购、药库管理员担住组员的 CQI 小组，各成员都有明确的分工（表 5-3-16）。

表 5-3-16　加强近效期药品管理 CQI 小组成员及分工表

序号	姓名	科室	职务	组内分工
1	冯梅梅	药剂科	科主任	组长：主题、目标设定
2	郭奎志	医务处	处长	项目实施、督导
3	戎慧娟	护理部	主任	项目实施、督导
4	张静	门诊部	副主任	分析原因、拟定对策
5	贺克	药剂科	副主任	分析原因、拟定对策
6	刘丽华	药剂科	班组组长	对策实施
7	王焱	药剂科	班组组长	对策实施
8	王然	药剂科	药品采购	对策实施
9	刘素君	药剂科	药库管理员	对策实施
10	顾丽亚	药剂科	班组组长	联络员
11	武妙璇	药剂科	科员	效果确认、总结

四、设定目标值

近效期药品占比 ≤ 1%。

五、拟定计划

计划用 14 个月的时间来完成预期的工作（图 5-3-34）。其中 P 阶段计划用时 5 个月、D 阶段用时 5 个月、C 阶段用时 3 个月、A 阶段用时 1 个月，最后计算出每个阶段用时率（阶段用时率 = 每个阶段用时 / 总计划时间）。

月份周期 / 活动项目	2015 年							2016 年							负责人
	6月	7月	8月	9月	10月	11月	12月	1月	2月	3月	4月	5月	6月	7月	
主题选定	-----														冯梅梅
活动计划拟定	-----														郭奎志
明确现状		-----	P 35%												戎慧娟
目标设定			-----												张静
原因分析				-----											贺克
对策拟定					-----				D 35%						刘丽华
对策实施						━━━	━━━								王焱
对策检讨									━━━	C 21%					王然
效果确认											-----	A 8%			刘素君
标准化													━━━		顾丽亚
总结														━━━	武妙璇

注：----- 计划执行时间　　━━━ 实际执行时间

图 5-3-34　加强近效期药品管理持续改进计划——甘特图

六、分析原因

对近效期药品出现的原因进行分析，绘制鱼骨图（图 5-3-35）。CQI 小组成员从人员、

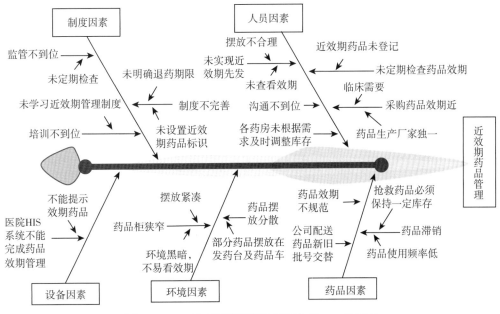

图 5-3-35　出现近效期药品原因分析——鱼骨图

药品、设备、制度、环境 5 个方面进行头脑风暴分析，认为问题主要原因集中于 8 个方面：
一是药品滞销；二是未实现近效期药品先发出；三是未定期检查药品效期；四是制度不
完善；五是采购药品效期近；六是培训不到位；七是药品效期不规范；八是药品柜狭窄。
通过问卷调查和统计分析，按照出现频次计算出每个主要原因所占累计百分比，绘制柏
拉图（图 5-3-36），按照二八法则，将前 4 项确定为近效期药品管理不完善的主要原因
（表 5-3-17）。

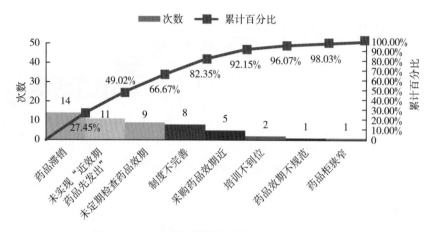

图 5-3-36　出现近效期药品根因分析——柏拉图

表 5-3-17　出现近效期药品要因分析统计表

原因	次数	累计百分比
药品滞销	14	27.45%
未实现近效期药品先发出	11	49.02%
未定期检查药品效期	9	66.67%
制度不完善	8	82.35%
采购药品效期近	5	92.15%
培训不到位	2	96.07%
药品效期不规范	1	98.03%
药品柜狭窄	1	100.00%

七、制定对策

使用质量管理工具——分层法，进行对策拟定（表 5-3-18）。运用 5W1H 制定了
持续改进具体措施，针对药品滞销：①对药品库存进行精细化管理；②药房之间及时调

配使用；③科室备用药定期监管。针对未实现近效期药品先发出：一是对药学人员进行药品摆放培训，二是定期检查药品效期。针对未定期检查药品效期：一是制定药品标签集中摆放药品，二是药品管理责任到人。针对制度不完善：修订近效期药品管理制度。

表 5-3-18　近效期药品管理持续改进具体措施——5W1H

What 主题	Why 原因	How 对策	Who 责任人	When 时间	Where 地点
加强药品效期管理	药品滞销	1. 对药品库存进行精细化管理，做到"以销定购""以销定领" 2. 对于滞销药品，先查看药房之间是否能调配使用，不能使用的提前与公司进行沟通并处理 3. 对于临床备用基数药，医务处、药剂科和护理部定期检查，督促整改	王　然 刘素君 顾丽亚 郭奎志 戎慧娟 张　静	2015 年 9～12 月	药剂科
加强药品效期管理	未实现近效期药品先发出	1. 对全体药学人员进行培训，要求在验收药品时根据效期远近调整药品摆放位置，实行近期先用的原则 2. 定期检查药品效期，并进行登记，同时放置近效期药品标志	冯梅梅 贺　克 刘丽华 王　焱	2015 年 10 月	药剂科
	未定期检查药品效期	1. 按照药品标签集中摆放药品 2. 药品效期管理责任到人，定期检查登记，并有奖惩措施	冯梅梅 贺　克 刘丽华 王　焱	2015 年 9 月～2016 年 3 月	药剂科
	制度不完善	修订药品近效期管理制度，明确退库的时间期限	冯梅梅 刘素君 王　然	2016 年 2 月	药剂科

八、执行阶段

（一）完善管理制度及流程

1. 修订完善药品近效期管理制度。修改内容包括：距离药品效期 7 个月时开始登记，距离药品效期 3 个月时退库（除公司无货但临床必需外）。

2. 完善流程：要求药学部门及病区药品专人管理，确定责任人；药品质量监督与管理小组每月对药剂科各部门进行药品效期检查；医务处、药剂科、护理部每月到病区检查药品管理情况。

（二）加强培训

科室内对药品效期管理制度进行培训，并对临床科室药品管理人员进行培训，要求药品分类摆放，近期先用，养成良好的工作习惯。

（三）加强采购、药库、药房及临床科室管理

1. 采购

①对于效期小于 6 个月的药品，一般不应购入，如临床必需，应由临床科主任提出申请，药剂科采购。

②精细化制订药品采购计划，做到"以销定购""以销定领"，最大可能保证药品不断货，且不积压。

③汇总各药房的近效期药品登记表，及时与公司沟通，并将距离效期 3 个月的药品退回公司。

2. 药库

①药品入库时库管员严格检查药品效期，出库时将效期较近的药品通知各药房。

②效期小于 6 个月的药品，拒绝入库。

③药库将集中退回的近效期药品存放于不合格药品区，并及时联系公司退回。

④与公司沟通，尽量做到按照药品效期远近配送。

3. 药房

①滞销药品在药房之间调配使用。

②药师在药品上架时应重点检查药品效期，按照效期远近合理摆放；发放药品时坚持"近期先用、先进先出"的原则。

③近效期药品及时登记，并放置标识牌。

④药品效期管理责任到人，定期检查药品效期。

4. 临床科室

熟悉备用基数药的管理制度，定期对备用基数药进行自查。

九、检查阶段

药剂科质控小组每月对药库和药房进行检查，医务处、药剂科、护理部每月对临床各用基数药进行检查，发现问题立即整改，规范药品效期管理。对检查中发现的问题进行追踪检查，不断总结经验与教训。

经过一轮的整改，调查各药房及药库 2016 年 5～7 月近效期药品，发现有近效期药品 11 种，近效期药品占比 1.38%，较整改前的 3.04% 有明显改善，但距离目标值 1%

仍有差距，仍需持续改进（图 5-3-37）。

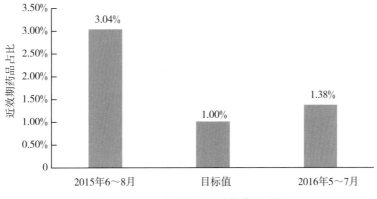

图 5-3-37   改善前后近效期药品对比

十、总结阶段

固化流程：修订了药品近效期管理制度，明确退库的时间期限；建立了药品库存精细化管理规定，做到"以销定购""以销定领"；建立了不能使用的滞销药品提前与公司进行沟通并处理的有关规定；建立了药剂科定期检查临床备用基数药的制度。药学部门与病区定期自查，医务处、药剂科、护理部定期联查，将全院药品效期管理问题进行反馈，持续改进，提升管理水平。

运用 PDCA 循环可以促进医院效期药品管理更加规范、科学，从而杜绝过期失效药品出现，保障患者用药安全，减少药品资源浪费。本项持续改进工作虽然取得了显著成效，但仍未达到近效期药品占比≤1% 的目标值，我们将引入下一轮 PDCA 循环，持续改进。

（石家庄市妇产医院药剂科   冯梅梅   武妙璇   顾丽亚）

案例 5　运用 PDCA 循环降低会阴侧切率

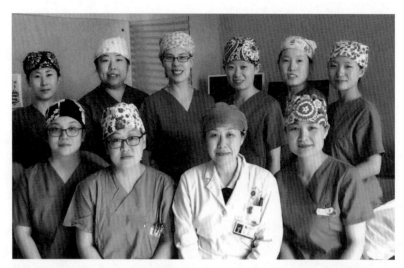

葛　军：运用 PDCA 持续改进见成效，抓精细化管理，抓环节管理，保障母婴安康。
李　霞：没有指征的会阴侧切直接影响到产妇的分娩体验，运用 PDCA 不断提高分娩质量。
张　泳：有计划、有步骤、有方法，科学地掌握会阴切开的指征，合理地进行会阴切开，保障母婴安全。
李现英：用心、尽力、精心地做好患者照护，严格掌握会阴切开指征，确保母婴安全。
罗　伟：把握好侧切指征，管好自己的侧切剪。

一、选题背景

会阴切开术是 20 世纪 70 年代在初产妇中常规使用的，旨在减少会阴阻力、避免会阴阴道严重裂伤及保护盆底功能的外科手术。现有证据并不支持常规会阴切开术在避免严重会阴阴道裂伤及保护盆底功能方面优于限制性会阴切开术，不推荐行无指征的会阴切开术。Cochrane 系统评价指出限制性会阴切开组严重会阴阴道裂伤发生率、会阴阴道壁裂伤发生率、手术修补率和愈合后并发症发生率（7 天内）均低于常规会阴切开组，限制性会阴切开不会增加产后疼痛、尿失禁及性交困难的发生率。

我院作为河北省唯一一所三级甲等妇产专科医院，一直以促进自然分娩、减少患者损伤为目标，努力降低侧切率，近年来我院下大力降低会阴侧切率，但 2015 年 10 ～ 12 月侧切率 12.65%，未能达到理想值，为此，我科运用 PDCA 方法，就"降低会阴侧切率"进行分析、评价和整改，进行了持续改进。

二、现状调查

2016 年 1 月，回顾性调查了 2015 年 10 ~ 12 月在我院本院区产房分娩的产妇及会阴侧切的产妇，并对会阴侧切的原因进行了统计（表 5-3-19）。共分娩 1692 例，其中行会阴切开 214 例，侧切率 12.65%，其中预防性会阴切开 116 例，占 54%，阴道助产 98 例（产钳 74 例，胎头吸引 23 例，臀位助产 1 例），占 46%。

表 5-3-19 2015 年 10 ~ 12 月会阴侧切查检汇总表（n=214）

会阴侧切原因	预防性会阴切开	阴道助产								
		胎儿窘迫	继发性宫缩乏力	瘢痕子宫	产前发热	持续性枕后位	重度子痫前期	双子宫双宫颈双阴道	妊娠期高血压	窦性心动过速
例数	116	45	29	10	5	3	1	1	3	1
占比（%）	54	21	13.6	4.7	2.4	1.4	0.5	0.5	1.4	0.5

三、成立 CQI 小组

为降低会阴侧切率，我院成立了由主管副院长总负责，医务处、护理部参与，产房主任、护士长担任组长，科室质控小组负责人担任成员的 CQI 小组，各成员都有明确的分工（表 5-3-20）。

表 5-3-20 CQI 小组人员及分工

序号	姓名	科室	职务	组内分工
1	葛军	医院办公室	副院长	项目总负责
2	张国华	医务处	处长、产科主任	项目实施、督导
3	戎惠娟	护理部	主任	项目督导
4	张宣	产房	主任	组长
5	李霞	产房	科护士长	组长 / 目标设定
6	张泳	产房	科副护士长	联络员
7	许焕芝	产房	科质控小组组长	对策实施
8	李现英	产房	科质控小组副组长	对策实施
9	赵莲	产房	助产士	数据统计
10	罗伟	产房	助产士	数据统计
11	范永霞	产房	助产士	照片采集
12	刘婕	产房	助产士	总结

四、设定目标值

1996 年，美国爱母分娩行动得到 WHO 及 UNICEF 的支持，倡导会阴切开率≤ 20%，争取≤ 5%。我院一直积极响应号召，降低会阴侧切率，也取得了一些成效，2015 年 10 ～ 12 月我院侧切率为 12.65%，距离国际标准还有一定的差距，我们运用 PDCA 方式降低侧切率，力争达到≤ 10% 的目标。

五、拟定计划

计划用 28 周的时间来完成预期的工作（图 5-3-38）。其中 P 阶段计划用 13 周、D 阶段用时 6 周、C 阶段和 A 阶段共用 9 周，最后计算出每个阶段用时率（阶段用时率 = 每个阶段用时 / 总计划时间）。

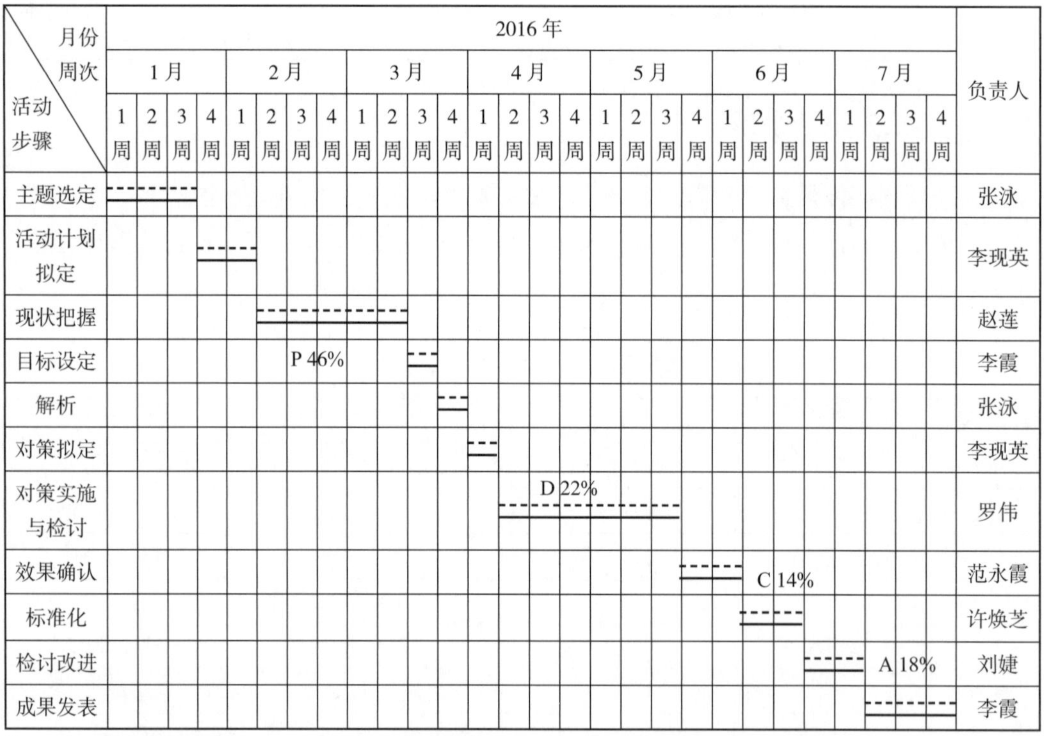

月份周次 活动步骤	2016年																												负责人
	1月				2月				3月				4月				5月				6月				7月				
	1周	2周	3周	4周	1周	2周	3周	4周	1周	2周	3周	4周	1周	2周	3周	4周	1周	2周	3周	4周	1周	2周	3周	4周	1周	2周	3周	4周	
主题选定	----																												张泳
活动计划拟定				----																									李现英
现状把握						----																							赵莲
目标设定							P 46%			----																			李霞
解析									----																				张泳
对策拟定											----																		李现英
对策实施与检讨													D 22%																罗伟
效果确认																	----	C 14%											范永霞
标准化																					----								许焕芝
检讨改进																							----	A 18%					刘婕
成果发表																									----				李霞

注：……… 计划执行时间　——— 实际执行时间

图 5-3-38　运用 PDCA 循环降低会阴侧切率实施计划——甘特图

六、分析原因

1. 造成会阴侧切率较高的原因众多。包括环境因素、助产士因素、产妇本人因素及助产方法等，其中有些是不可抗拒的，也是无法改变的，而有些是可以通过干预得到改进的，利用鱼骨图的方法进行根本原因分析（图5-3-39）。

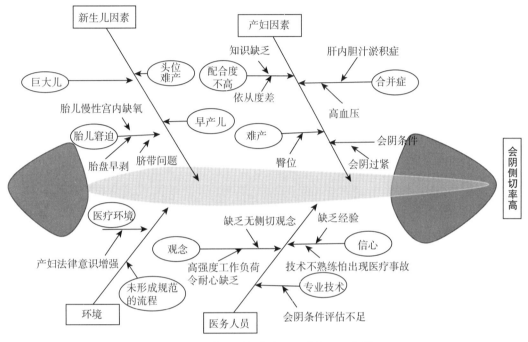

图 5-3-39　会阴侧切率高原因分析——鱼骨图

2. 组织医师、助产士及相关人员对影响会阴侧切率的诸多因素进行分析，确定要因（表5-3-21，图5-3-40）。

表 5-3-21　会阴侧切率高要因分析统计表

原因	次数	百分比	累计百分比
评估不到位	38	32.76%	32.76%
技术不熟练	35	30.17%	62.93%
医护人员观念落后	20	17.24%	80.17%
产妇会阴条件差	9	7.76%	87.93%
产妇合并症	6	5.17%	93.10%
胎儿窘迫	4	3.45%	96.55%
产妇知识缺乏	3	2.59%	99.14%
社会环境	1	0.86%	100.00%

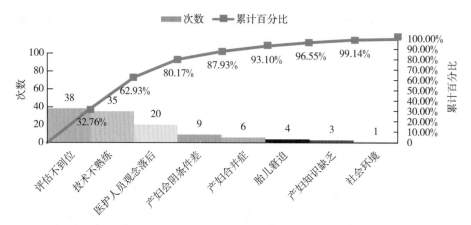

图 5-3-40　会阴侧切率高根因分析——柏拉图

七、制定对策（表 5-3-22）

表 5-3-22　降低会阴侧切率整改措施——5W1H

What	Why	How	Who	When	Where
会阴侧切率高	评估不到位	1. 制定《会阴条件评估表》，并对助产士进行培训。 2. 要求低年资助产士（工作 3 年以内）上台接产时，先根据会阴条件评估表进行自评，如有把握可以不做侧切，则自行完成接产工作。如无把握，则请本班组长共同评估会阴条件。如需要侧切，则在本班组长的指导下完成接产。 3. 在每月质控分析会中进行分析讨论。	李　霞 张　泳 李现英	2016 年 1 月	产房
会阴侧切率高	技术不熟练	1. 与医务处沟通制定新的产房医师轮转方案，由之前全部医师轮岗转变为每半年轮换时，只有一半医师轮换，另一半医师仍留在产房，保证产房工作质量。 2. 轮转来产房的医师在来产房前一周进行产房相关技能集中培训后方可上岗。 3. 进入产房后，由产房主任及上一批次未轮岗的医师共同进行再培训，并严格把关，掌握阴道助产指征和助产技巧。	张国华 张　宣 李　霞	2016 年 4～6 月	医务处产房
会阴侧切率高	医护人员观念落后	1. 全员转变观念，并作为一把手院长亲自督导的项目进行全力推进。 2. 寻找相关循证医学依据，查找大量的国内外文献，让助产士更深刻地认识到限制性会阴切开较常规会阴切开术能获得更多益处。 3. 纳入科室质量评价指标范畴，实施质控小组组长负责制，促进持续改进。	张宣 李霞	2016 年 2 月	产房

278

八、执行阶段

1. 制定了会阴条件评估量表（表5-3-23）。

表 5-3-23　会阴条件评估量表

项目	0分	1分	3分	5分	20分	计分
年龄（周岁）	20～29	16～19	30～35	＞35或＜16		
既往产次	足月≥1	未足月≥1	0			
孕周（周）	37～42			＞42	＜37	
产妇接生配合度	佳		一般	差		
会阴体长度（cm）	3～4		4～7	＜3或＞7		
会阴弹性	好	一般	差			
会阴阴道瘢痕、水肿、炎症、裂伤等病变	无			有1项局部病变	有≥2项局部病变	
妊娠合并症或并发症	无		轻度	中度	重度	
胎儿宫内窘迫	胎心监护正常		有减速，恢复快		明显宫内窘迫	
胎儿估计大小（g）	2500～2999	3000～3499	3500～3999	≥4000	＜2500	
第二产程时间（min）初产妇	30～59	60～89	90～120	＜30	＞120	
经产妇					＞60	

2. 制定新的产房医师轮转方案（图5-3-41）。

文件编码	YXC201630	生效日期	2016.04.21
版本	第一版	发文日期	2016.04.21
关于产科医师轮转的规定			

  我院本部产房医师属于轮转制，每半年轮转一次，每次轮转时，只有一半医师离开产房，另一半医师仍留在产房，以便于更好的保证患者安全。

图 5-3-41　产房医师轮转方案

3. 对全体助产士进行培训，转变观念（图 5-3-42）。

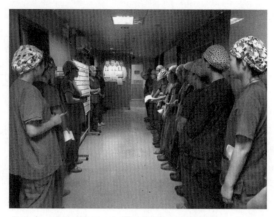

图 5-3-42　培训全体助产士

九、检查阶段

1. 2016 年 1 ～ 7 月院本部阴道分娩产妇会阴切开率统计结果（图 5-3-43）。

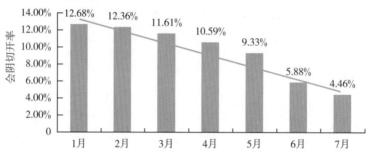

图 5-3-43　2016 年 1 ～ 7 月改善后院本部阴道分娩产妇会阴切开率

2. 改善前后会阴侧切率比较（图 5-3-44，图 5-3-45）。

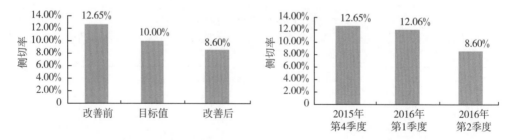

图 5-3-44　改善前后会阴侧切率比较　　图 5-3-45　侧切率改善前后效果比较

十、总结阶段

CQI 小组成员在项目实施的每个阶段认真分析、总结，了解进度，主动提出问题，保证该项目的顺利进行。改进过程中不断收集侧切病例，分析原因，找出要因，从而制定相应的对策，掌握实施的重点，按照实施方法去做，保证改善效果。

在项目实施过程中梳理、修订了产科医师轮转的规定，并且在工作中得到了落实；制定了会阴条件评估表，各级助产士严格按照此评估表进行会阴条件的评估，以确定是否需进行会阴侧切，取得了良好的效果。通过近一年的持续改进，会阴侧切率控制良好，达到目标。

本项持续改进工作虽然取得了显著成效，但是在降低侧切率的过程中也出现了个别严重会阴撕伤的案例，如何更好地在减少患者损伤的情况下降低侧切率，我们将继续努力，拟定下一轮 PDCA 循环改进目标，持续改进，在保证母婴安全的前提下减少不必要的会阴侧切，控制会阴侧切率。

（石家庄市妇产医院产房　李霞　张泳　罗伟）

案例 6　运用 PDCA 循环降低接台手术延迟率

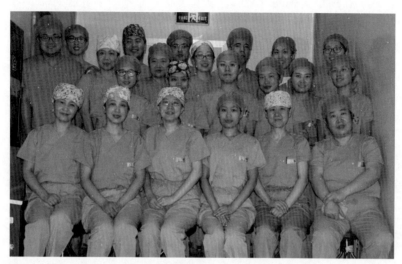

戒惠娟：运用 PDCA 方法打破行政壁垒，与医务处、麻醉科及手术科室的医师一起缩短接台手术时间，规范流程，加强管理，保证患者安全，提高医疗护理质量。

杨会义：运用 PDCA 循环缩短接台手术时间，降低接台手术延迟率，提高手术室工作效率，降低医院成本。

刘雯爽：规范接送患者流程，缩短患者家属等候时间，提高患者满意度。

毛慧敏：头脑风暴，找出延误原因，规范流程，医师护士共同努力，提高工作效率。

一、项目背景

近年来，随着手术量的不断增加，接台手术也越来越多。缩短接台手术时间，降低接台手术延迟率，是提升患者就医体验、提高手术室工作效率、降低医院成本的重要举措。

接台手术时间：是指上一台手术伤口包扎完毕至下一台手术皮肤切开的时间。全国最快接台手术时间为北医三院 30 分钟，邵逸夫医院为 50 分钟。数据来源：①《品管圈在缩短手术接台时间中的探析》（朱晓芳，《医药界》，2014 年第 11 期）；②《品管圈在缩短手术接台时间的应用》（童珺霞，《医药前沿》，2013 年第 9 期）。我们以接台手术时间超过 50 分钟为接台手术时间延迟。经调查发现，我院手术科室存在接台手术时间长、衔接不紧凑的现象，影响了手术台的使用效率。为此，我们运用 PDCA 循环方法加以改进。

二、现状调查

2015 年 3 ~ 5 月，对我院东院区 4 个手术科室接台手术情况做了调查统计，从下表可以看出，2015 年 3 ~ 5 月，接台手术数总数 375 台，延迟手术总数 159 台；接台手术平均延迟率达 43%（表 5-3-24）。

表 5-3-24　2015 年 3 ~ 5 月东院区 4 个手术科室接台手术情况统计

日期	东产一				东产二				东产三				妇瘤科				接台手术总数	延迟手术总数	平均延迟率（%）
	总手术台数	接台手术台数	延迟手术台数	延迟率（%）	总手术台数	接台手术台数	延迟手术台数	延迟率（%）	总手术台数	接台手术台数	延迟手术台数	延迟率（%）	总手术台数	接台手术台数	延迟手术台数	延迟率（%）			
2015 年 3 月	56	42	17	40	44	32	13	41	34	24	9	38	61	40	17	43	138	56	41
2015 年 4 月	32	21	9	43	44	30	13	43	38	26	11	42	59	36	16	44	113	49	43
2015 年 5 月	43	23	10	43	54	34	15	44	40	29	12	41	63	38	17	45	124	54	44
合计	131	86	36	42	142	96	41	43	112	79	32	40	183	114	50	44	375	159	43

三、成立 CQI 小组

为提高工作效率，我院成立了由护理部主任、医务处主任、手术室护士长及相关手术科室主任组成的 CQI 小组，各成员都有明确的分工（表 5-3-25）。

表 5-3-25　CQI 小组成员及分工

姓名	科室	职（务）称	分工
戎惠娟	护理部	主任	督导
张国华	医务处	主任	督导
杨会义	手术室	护士长	组长
毛慧敏	麻醉科	主任	负责召集会议、项目的推进

续表

姓名	科室	职（务）称	分工
刘雯爽	手术室	教学组长	数据统计分析、案例总结
杨玉秀	产科	主任	参与项目调研讨论和实施
刘雪芹	产科	主任	参与项目实施
刘荣霞	妇科	主任	参与项目实施
王虹	手术室	主管护师	收集资料
刘静	手术室	主管护师	参与项目调研讨论和改进
张少萍	手术室	主管护师	收集资料
李锦旭	手术室	护师	照片采集

四、设定目标值

设立适合我院情况的目标值：经过 PDCA 循环，将接台手术延迟率控制在 20% 以下（图 5-3-46）。

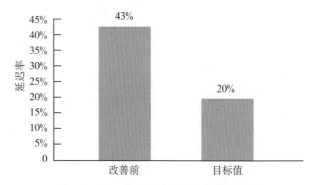

图 5-3-46　接台手术延迟率现状与目标

五、拟定计划

计划用 10 个月的时间来完成预期的工作（图 5-3-47）。其中 P 阶段计划用 4 个月、D 阶段用时 4 个月、C 阶段和 A 阶段各用 1 个月，最后计算出每个阶段用时率（阶段用时率 = 每个阶段用时 / 总计划时间）。

六、分析原因

绘制鱼骨图（图 5-3-48），从人员、硬件设施、制度、环境 4 个方面进行头脑风暴分析，认为问题主要原因集中于 9 个方面：①制度监管机制不完善；②手术大夫不能及时到达；③术前准备不充分；④临时停手术或更改手术；⑤术前宣教不到位；⑥手术室内辅助人员缺乏；⑦无手术专用电梯；⑧麻醉准备不充分；⑨医嘱系统不完善。按照频次计算出每个主要原因所占累计百分比，绘制了柏拉图；按照二八法则，将制度监管机制不完善、手术大夫不能及时到达、术前准备不充分、临时停手术或更改手术、术前宣教不到位五项原因确定为要整改的要因（表 5-3-26，图 5-3-49）。

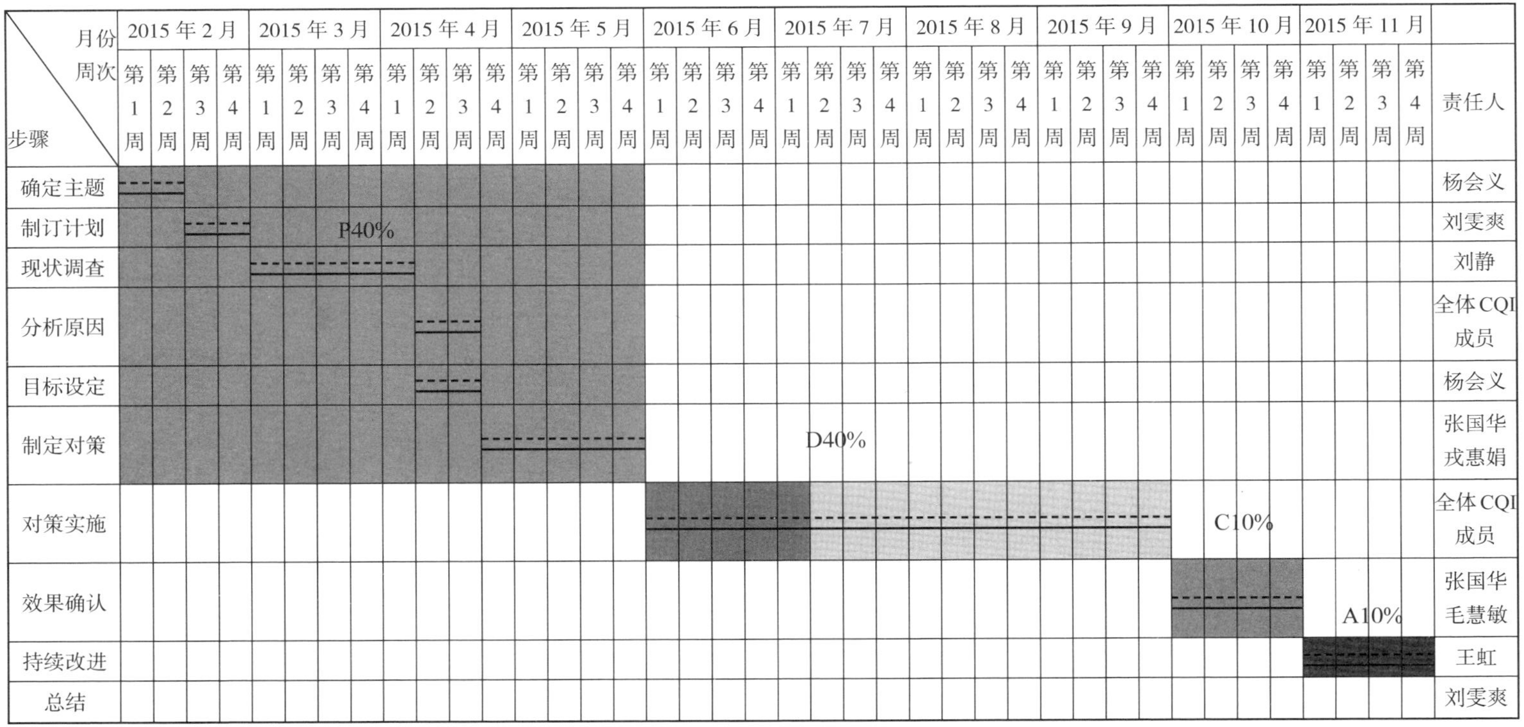

月份 步骤	2015 年 2 月 第1周	第2周	2015 年 3 月 第1周 第2周 第3周 第4周	2015 年 4 月 第1周 第2周 第3周 第4周	2015 年 5 月 第1周 第2周 第3周 第4周	2015 年 6 月 第1周 第2周 第3周 第4周	2015 年 7 月 第1周 第2周 第3周 第4周	2015 年 8 月 第1周 第2周 第3周 第4周	2015 年 9 月 第1周 第2周 第3周 第4周	2015 年 10 月 第1周 第2周 第3周 第4周	2015 年 11 月 第1周 第2周 第3周 第4周	责任人
确定主题												杨会义
制订计划			P40%									刘雯爽
现状调查												刘静
分析原因												全体CQI成员
目标设定												杨会义
制定对策					D40%							张国华 戎慧娟
对策实施												全体CQI成员
效果确认									C10%			张国华
											A10%	毛慧敏
持续改进												王虹
总结												刘雯爽

注：------ 计划执行时间　　　── 实际执行时间

图 5-3-47　运用 PDCA 循环降低手术延迟率实施计划——甘特图

285

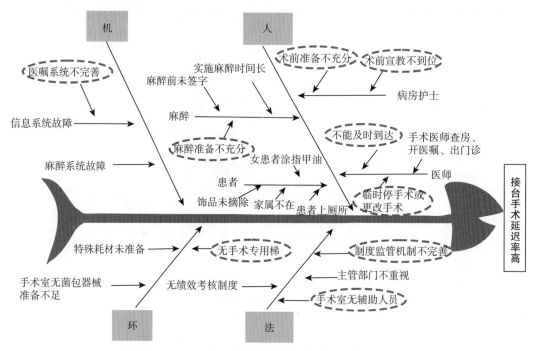

图 5-3-48　接台手术延迟率高原因分析——鱼骨图

表 5-3-26　接台手术延迟率高要因分析统计表

原因	次数	比例	累计百分比
制度监管机制不完善	43	27.04%	27.04%
手术人员不能及时到位	26	16.35%	43.39%
术前准备不充分	23	14.47%	57.86%
临时停手术或更改手术	18	11.32%	69.18%
术前宣教不到位	17	10.69%	79.87%
手术室辅助人员缺乏	16	10.06%	89.93%
无手术专用电梯	9	5.66%	95.59%
麻醉准备不充分	5	3.15%	98.74%
医嘱系统不完善	2	1.26%	100.00%

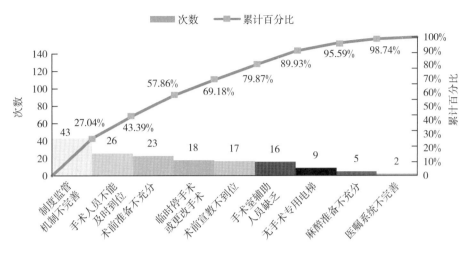

图 5-3-49　接台手术延迟率高根因分析——柏拉图

七、制定对策

运用 5W1H 制定持续改进对策（表 5-3-27）。①针对制度监管机制不完善：明确医务处为监管部门，出台《接台手术工作管理规定》；②针对手术大夫不能及时到达：建立绩效考核机制，对医务人员进行培训监督；③针对术前准备不充分：医师、护师、麻醉师及时沟通，择期手术严格按手术安排，及时做好术前准备；④针对临时停手术或更改手术：完善手术化验，做好术前评估，不随意停手术或更改手术顺序；⑤针对术前宣教不到位：规范患者住院流程，及时做好术前宣教，缓解患者紧张心理。

表 5-3-27　降低接台手术延迟率整改措施——5W1H

What 主题	Why 原因	How 对策	Who 责任人	When 时间	Where 地点
降低接台手术延迟率	制度监管机制不完善	医务处出台《接台手术工作管理规定》，培训到位，不定期到手麻科巡视手术接台情况	医务处	2015 年 6 月	医务处手麻科
	手术人员不能及时到达	组织临床医务人员培训，增强责任意识；建立绩效考核制度，医务处加强监管，保证医师准时到位	医务处	2015 年 7 月	医务处手麻科
	术前准备不充分	医护及时沟通，择期手术严格按手术顺序，做好术前准备	临床科室	2015 年 6 月	临床科室
	临时停手术或更改手术	完善手术化验，做好术前评估，不随意停手术或更改手术顺序	医务处	2015 年 6 月	临床科室手麻科
	术前宣教不到位	规范患者入院流程，做好术前宣教，缓解患者紧张心理	医务处护理部	2015 年 7 月	临床科室

八、执行阶段

1. 医务处制定了《接台手术工作管理规定》，派专人在手术室定点督查，定期检查接台手术患者的转接、麻醉准备及手术开台情况，手术室配合（图 5-3-50，图 5-3-51）。

2. 加强团队协作，提高医护人员责任意识。手麻科与手术科室之间及时沟通协调，合理安排人力资源，保证手术人员及时到位（图 5-3-52）。

3. 手术医师按手术排序及时正确录入手术信息，通知护士及时转抄、执行；在信息系统手术信息栏备注术中所需特殊仪器设备，便于手术室及时备齐用物；手麻科提前访视患者，了解手术患者情况，根据手术信息备齐用物。

4. 合理安排手术患者入院时间，完善术前化验，提高医护人员对患者的病情评估能力，做好术前宣教，提高患者的依从性（图 5-3-53）。

5. 手术室合理安排手术顺序：先清洁再感染，合理安排感染手术的接台。

6. 建立绩效考核机制，制定考核标准，手麻科对接台手术患者入室时间、术者到达时间、麻醉开始时间、开皮时间，做详细记录。在医疗医技沟通会上公示监督检查结果（图 5-3-54）。

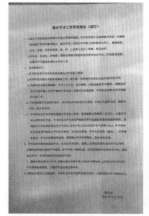 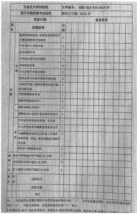

图 5-3-50　接台手术工作管理规定　　图 5-3-51　围手术期质量考核标准

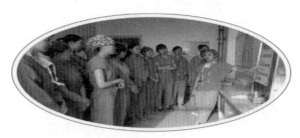

图 5-3-52　晨交班核对手术信息，合理安排手术

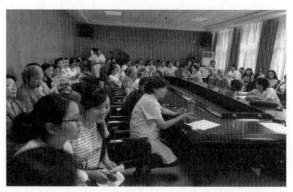

图 5-3-53　医疗医技沟通会上通报监督检查结果

九、检查阶段

逐项落实上述措施后,再次对2015年7~9月接台手术情况进行资料收集,统计分析。接台手术延迟率下降到23%,取得明显效果(图5-3-55,表5-3-28)。

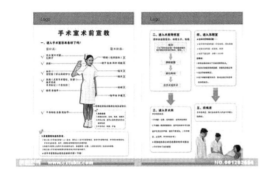
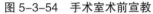

图 5-3-54　手术室术前宣教

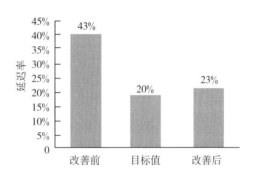

图 5-3-55　接台手术延迟率改善前后对比

表 5-3-28　2015 年 7 ~ 9 月接台手术情况统计

日期	东产一				东产二				东产三				妇瘤科				接台手术总数	延迟手术总数	平均延迟率(%)
	总手术台数	接台手术台数	延迟手术台数	延迟率(%)	总手术台数	接台手术台数	延迟手术台数	延迟率(%)	总手术台数	接台手术台数	延迟手术台数	延迟率(%)	总手术台数	接台手术台数	延迟手术台数	延迟率(%)			
2015 年 7 月	42	29	7	24	46	32	7	22	41	28	6	21	83	60	14	23	149	34	23
2015 年 8 月	55	39	9	23	46	30	6	20	52	36	8	22	78	54	12	22	159	35	23
2015 年 9 月	49	34	7	21	32	21	5	24	43	29	6	21	81	55	14	25	139	32	23
合计	146	102	23	23	124	83	18	22	136	93	20	22	242	169	40	23	447	101	23

十、总结

经过 10 个月的整改,接台手术延迟率下降到 23%,但仍未达到 20% 的预期目标,今后将进一步优化接送患者流程,建立绩效考核制度,保证医师准时到位,同时计划申请设立手术辅助人员或义务岗位。

(石家庄市妇产医院手术室　刘雯爽　刘朝霞　杨会义)

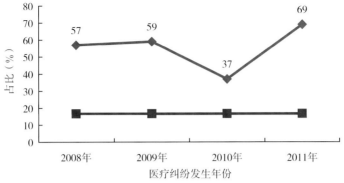

彩插 1　2008—2011 年暑期（7 ～ 8 月）医疗纠纷发生情况——趋势图（见正文第 21 页）

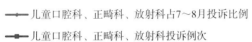

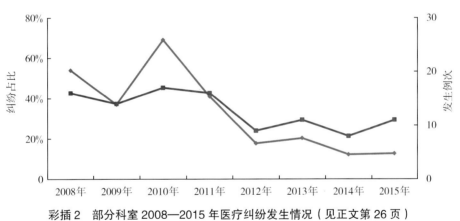

彩插 2　部分科室 2008—2015 年医疗纠纷发生情况（见正文第 26 页）

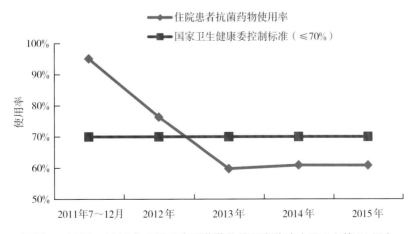

彩插 3　2011—2015 年住院患者抗菌药物使用率统计（见正文第 34 页）

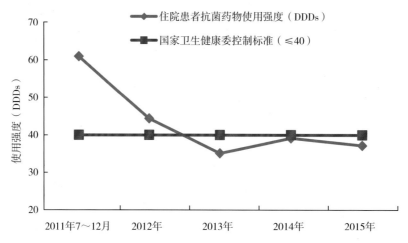

彩插 4　2011—2015 年住院患者抗菌药物使用强度统计（见正文第 35 页）

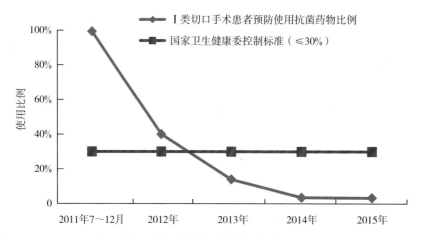

彩插 5　2011—2015 年 I 类切口手术患者预防使用抗菌药物比例统计（见正文第 35 页）

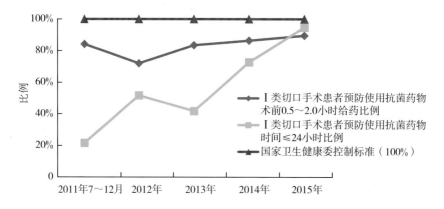

彩插 6　2011—2015 年 I 类切口手术患者预防用药时机和疗程统计（见正文第 35 页）

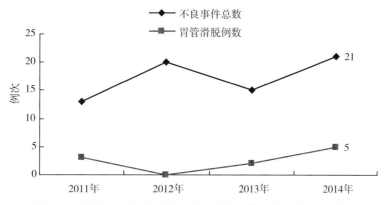

彩插 7　年度非计划拔除胃管占不良事件比例（见正文第 45 页）

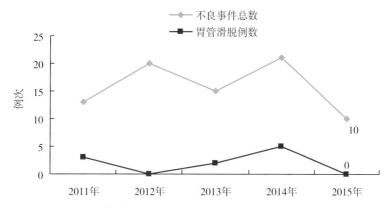

彩插 8　非计划拔除胃管占不良事件比例（见正文第 51 页）

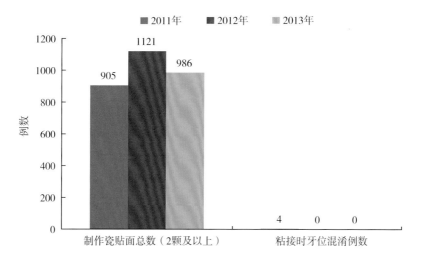

彩插 9　2011—2013 年瓷贴面制作数量及粘接中牙位混淆发生例数（见正文第 61 页）

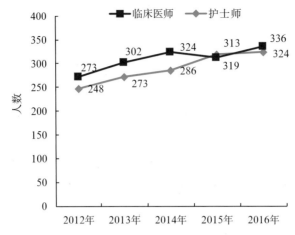

彩插 10　2012-2016 年口腔门诊医师、护士变化趋势（见正文第 70 页）

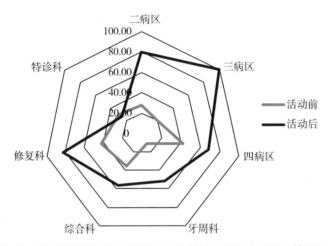

彩插 11　部分科室活动前后手卫生依从性效果确认（见正文第 78 页）

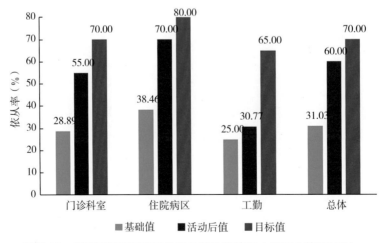

彩插 12　我院不同部门手卫生依从性改善情况（见正文第 79 页）

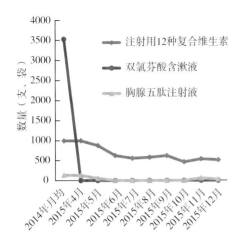

彩插 13　2015 年 4 ~ 12 月 3 种辅助性药物的月度使用数量（见正文第 92 页）

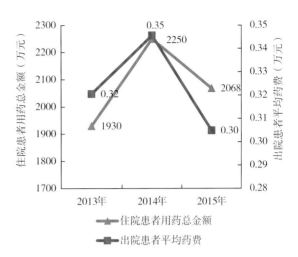

彩插 14　2013—2015 年住院患者用药总金额及出院患者平均药费（见正文第 92 页）

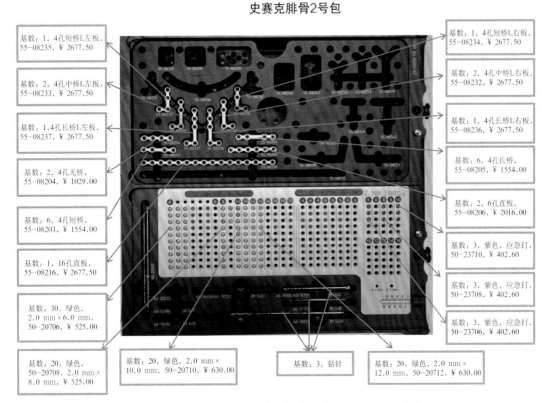

彩插 15　颅颌面内固定系统材料培训（见正文第 101 页）

劳伦茨Mini工具盒

Mini4 孔长桥 01－9205

Mini6 孔弧形板 01－9226

Mini 直 6 孔板 01－9206

Mini4 孔短桥 01－9288

Mini4 孔无桥 01－9204

Mini直 16 孔板 01－9216

Mini螺丝刀头

Mini左 L长桥 01－8055

Mini右 L长桥 01－8054

Mini左 L短桥 01－8016

Mini右 L短桥 01－8015

黄色，2.0 mm× 9.0 mm， 95－2009

黄色，2.0 mm× 11.0 mm， 95－2011

Mini钻针

黄色，2.0 mm× 15.0 mm， 95－2015

黄色，2.0 mm× 17.0 mm， 95－2017

黄色，2.0 mm× 7.0 mm，95－2007

黄色，2.0 mm× 5.0 mm，95－2005

粉色，2.3 mm× 7.0 mm，应急钉， 20－2307

粉色，2.3 mm× 9.0 mm，应急钉， 20－2309

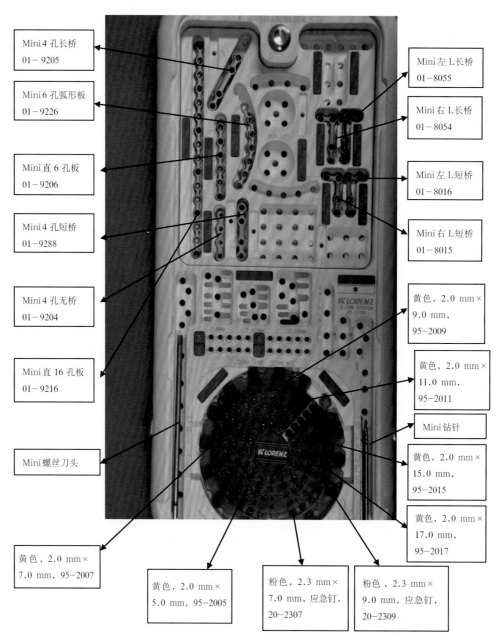

彩插 16　颅颌面内固定系统材料培训（见正文第 102 页）

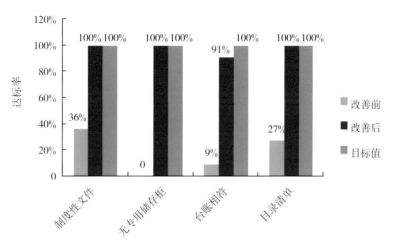

彩插 17　危险化学品管理达标率改善前后对比图（见正文第 124 页）

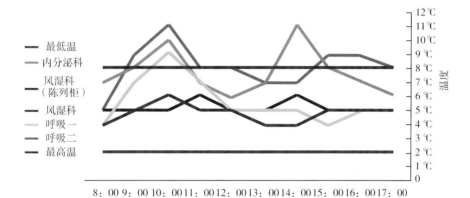

彩插 18　临床科室存储设备温度折线图（见正文第 141 页）

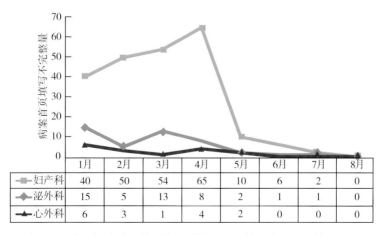

	1月	2月	3月	4月	5月	6月	7月	8月
妇产科	40	50	54	65	10	6	2	0
泌外科	15	5	13	8	2	1	1	0
心外科	6	3	1	4	2	0	0	0

彩插 19　抽取部分科室首页填写质量改进趋势图（见正文第 211 页）

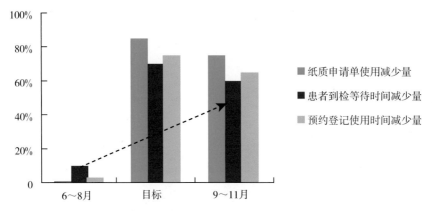

彩插 20　改善前后效果与目标值间的对比（见正文第 236 页）

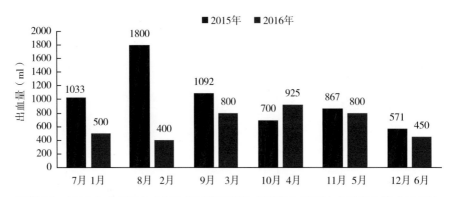

彩插 21　2016 年上半年与 2015 年下半年平均术后出血量对比（见正文第 248 页）

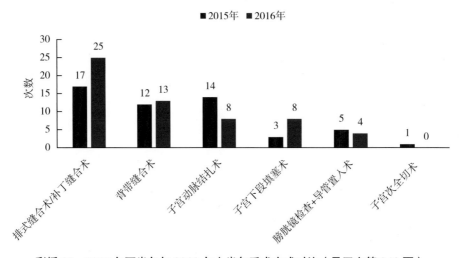

彩插 22　2015 年下半年与 2016 年上半年手术方式对比（见正文第 249 页）

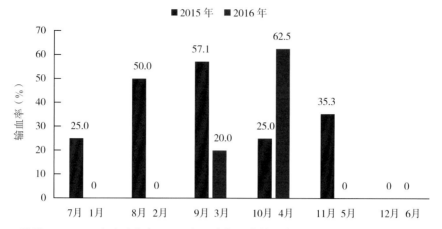

彩插 23　2016 年上半年与 2015 年下半年手术输血率对比（见正文第 249 页）